高职高专药学类专业系列教材

供药学、中药学、药品生产技术、生物制药技术、药物制剂技术、化学制药技术、中药生产与加工、药品质量与安全、药品经营与管理等专业用

药物学基础

◎ 主编　王 博

重庆大学出版社

内容提要

本书参考了近期出版的各类药物学相关教材和书籍,认真吸取它们的优点,编写时进一步融合了药物治疗学的相关内容,同时对收录的药物和编排形式进行了适当的调整,突出教材的实用性、新颖性以及基础性。

本书还通过"难点释疑""知识链接""课堂活动""案例分析"和"点滴积累"等栏目的设置,帮助学生更好地理解基本概念、归纳记忆知识以及提高实际应用能力。

本书介绍的药物尽可能包含了以下内容:药物的基础知识,药物的通用名,药物的药理作用、临床应用、主要不良反应及剂型规格,药物的相互作用,常见疾病的用药指导等。

本书可作为高职高专院校药品类、药学类、制药类等专业的教学用书,也可供相关从业者参考,还可作为医药企业职工培训用书。

图书在版编目(CIP)数据

药物学基础 / 王博主编. -- 重庆:重庆大学出版社,2021.7

高职高专药学类专业系列教材

ISBN 978-7-5689-2820-5

Ⅰ.①药… Ⅱ.①王… Ⅲ.①药物学—高等职业教育—教材 Ⅳ.①R9

中国版本图书馆 CIP 数据核字(2021)第 130273 号

药物学基础
YAOWUXUE JICHU

主 编 王 博
策划编辑:袁文华
特约编辑:邓桂华

责任编辑:谭 敏　　版式设计:袁文华
责任校对:谢 芳　　责任印制:赵 晟

*

重庆大学出版社出版发行
出版人:饶帮华
社址:重庆市沙坪坝区大学城西路 21 号
邮编:401331
电话:(023) 88617190　88617185(中小学)
传真:(023) 88617186　88617166
网址:http://www.cqup.com.cn
邮箱:fxk@ cqup.com.cn(营销中心)
全国新华书店经销
重庆市正前方彩色印刷有限公司印刷

*

开本:787mm×1092mm　1/16　印张:16.25　字数:397 千
2021 年 7 月第 1 版　　2021 年 7 月第 1 次印刷
印数:1—2 000
ISBN 978-7-5689-2820-5　定价:45.00 元

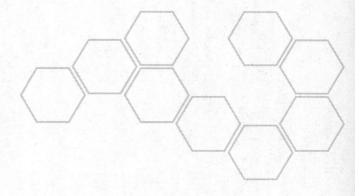

编委会

BIANWEIHUI

前　言

　　本书紧扣高职高专院校药学、药品经营和管理、化学制药技术、药物制剂技术、生物制药技术等专业工学结合的培养目标和"药物学基础"教学大纲，密切联系后续专业课程，是一本既可作为教学、辅修也可以作为医药企业职工培训的药物学专业用书。

　　本书参考了近期出版的各类药物学相关教材，认真吸取它们的优点，编写时进一步融合了药物治疗学的相关内容，同时对收录的药物和编排形式进行了适当的调整，突出教材的实用性、新颖性及基础性。

　　此外，本书还通过"难点释疑""知识链接""课堂活动""案例分析"和"点滴积累"等栏目的设置，帮助学生更好地理解基本概念、归纳记忆知识以及提高实际应用能力。

　　本书介绍的药物尽可能包含：药物的基础知识，药物的通用名，药物的药理作用、临床应用、主要不良反应及剂型规格，药物的相互作用，常见疾病的用药指导等。本书中介绍的药物主要选自现行的《国家基本药物目录》以及《中华人民共和国药典》（2020年版）。编写上分为典型药物和一般药物两大类，按详略不同分别介绍。中文药名统一采用中国通用药品名称，英文药名全部采用国际非专利药名。

　　本书由王博担任主编，廖红担任副主编，黄妍卓、王爽、仲继燕、林丽、曾雪、刘淑英、黄淋、官敬禹和郝大勇参与了编写。在编写过程中，特别感谢重庆大学出版社的支持和指导，以及各位编者的辛勤工作和积极配合。

　　在编写过程中，编者尽可能地将较新的资料收入本书，但由于种种原因仍难万全。因此，在应用这些资料时，仍需遵循有关法规、标准以及国家颁布的药品说明书。欢迎读者给本书提出宝贵意见，以便再版时得以改正和完善。

编　者

2021 年 5 月

目录 CONTENTS

第一章　总　论

　　药物学基础是一门研究药物的化学组成、理化性质、构效关系以及药物与机体相互作用及其作用规律的学科。它以有机化学、生理学等学科为基础，有机地融合了传统的药物化学和药理学的相关内容，与药剂学、药物分析等学科密不可分，是药学领域的一门重要学科。

　　药物学基础不仅阐述药物的名称、结构、一般性、化学性质，还阐述药物的药理作用、作用机制、临床应用、不良反应及药物的相互作用。学生应对药物的知识有较为全面的理解和掌握，为药物的生产、检验和应用奠定基础。

　　药物学基础课程的主要任务：以药物的化学结构为主线，以与药物的稳定性和鉴别有关的化学性质为重点，以药物的临床应用为目的，学习和掌握有关药物的基础知识，满足药物制剂和药物分析等学科对药物的基本性质与基本应用的需要。

第一节　药物基本知识

一、药物的基本概念及分类

　　药物是指可以改变或查明机体的生理功能及病理状态，用以预防、诊断及治疗疾病的化学物质。药品是指用于预防、治疗、诊断人的疾病，有目的地调节人体生理功能并规定有适应证或者功能主治、用法和用量的物质，包括中药材、中药饮片、中成药、化学原料药及其制剂、抗生素、生化药品、放射性药品、血清、疫苗、血液制品和诊断药品等。药品与药物最大的区别是规定了适应证及用法与用量，并有一定规格和剂型的制剂，更强调其商品性。

　　根据不同的来源，药物可分为天然药物、化学合成药物和生物药物。

　　药物学所研究的对象是既具有切实的功效，又有确切化学组成与结构的药物，也称为化学药物。化学药物包括从天然矿物、动植物中提取的有效成分以及经化学合成或生物工程合成制得的药物。目前，临床上应用的绝大多数药物是化学药物。

　　思考：食物、药物、毒物的区别是什么？

1

二、药物的命名

药物名称是药物的标志,每种药物都有其特定的名称。药物名称通常包括 3 种类型,即通用名、化学名和商品名。

通用名即世界卫生组织推荐使用的国际非专利药名(international nonproprietary names,INN),是药物的正式名称,通常由国家或国际命名委员会命名,在世界范围内通用,不能取得专利和行政保护。INN 是药品说明书中标明的有效成分的名称,在复方制剂中只能用它作为复方组分的使用名称。在 INN 中,具有相似药理作用的药物都有共同的词干、词头或词尾,表明它们是同类药物,便于使用和记忆。在 INN 的基础上,我国国家药典委员会编写了《中国药品通用名称(CADN)》作为中国药品命名的依据,收载药品 7 500 余个,并规定中国药品通用名的命名原则,其中药物的中文译名是根据英文名称、药品性质和化学结构及药理作用等特点,采用音译、意译和音译合译的方法,由 INN 翻译而成,一般以音译为主,尽量在读音上与英文名称对应,见表 1-1。药品名称应科学、明确、简短,避免采用可能给患者以暗示的有关药理学、解剖学、生理学、病理学或治疗学的药品名称,并不得用代号命名。词干已确定的译名应尽量采用,使同类药物具有系统性、相关性。

表 1-1　INN 使用的部分词干、代表药物及中文译名

词　干		药物举例		药物类别
英　文	中　文	INN	通用名	
-azepam	-西泮	diazepam	地西泮	镇静催眠药
-caine	-卡因	procaine	普鲁卡因	局部麻醉药
cef-	头孢-	cefalexin	头孢氨苄	抗生素
-cillin	-西林	amoxicillin	阿莫西林	抗生素
-dipine	-地平	nifedipine	硝苯地平	钙通道阻滞药
-olol	-洛尔	propranolol	普萘洛尔	β 受体阻断药
-oxacin	-沙星	ofloxacin	氧氟沙星	喹诺酮类抗菌药
-sartan	-沙坦	losartan	氯沙坦	Ang II 受体阻断药
-tidine	-替丁	cimetidine	西咪替丁	H_2 受体阻断药
-vastatin	-伐他汀	lovastatin	洛伐他汀	调血脂药

药物的化学名由国际理论与应用化学联合会(IUPAC)和国际生物化学联合会(IUB)等国际机构联合整理公布,是对某个化合物化学组成的描述。英文化学名是国际通用的名称,以美国《化学文摘》(CA)为依据,中文化学名以最新版《中华人民共和国药典》(以

下简称《中国药典》)收载的药物化学名为依据,具有唯一性,反映了药物的化学组成,在新药报批和药物说明中都要用化学名。化学名命名的基本原则是确定药物化学结构的基本骨架(即母体),规定母体的位次编排,母体以外的部分均为其取代基和官能团。对手性化合物规定其立体结构或几何构型。例如,甲氧苄啶(trimethoprim),以嘧啶环为母体,以(3,4,5-三甲氧基苯胺基)甲基为取代基,其化学名为5-[(3,4,5-三甲氧基苯胺基)]-2,4-嘧啶二胺。

　　药品的商品名是药品制造企业为其上市的药品选定的名称,并通过注册得到行政和法律保护。商品名需经国家药品管理部门批准方可标注和使用。商品名作为制药企业为其产品注册的商标名称,不仅包含某种药物的主要活性成分,还包括辅料等其他成分,是药品制造企业用于特定物质的特定配方的商标。为了使自己的产品区别于其他企业的同类品种,从而占有更广阔的市场,获取更大的发展空间和利益,药品制造企业对药品的商品名命名进行精心的设计。一种药物可以由多个厂家生产多个品种,含有同一活性成分的药物只有一个通用名和化学名,但商品名可有多种,而且价格也有差别,体现了药品的商业属性。药品的商品名(包括英文名和中文名)不得用作药品通用名,药品的通用名及其专用词干的英文及中文译名均不作为商品名或用以组成商品名或用于商标注册。

难点释疑
药物的通用名、商品名、化学名的区别及用途

　　每一种药物都有至少3种类型的名称,各自的用途和使用场合不同。药物的通用名是药物的正式名称,在世界范围内通用。药物的化学名代表和反映药物的本质,是药物化学结构的表现,通常较冗长、复杂,不易理解记忆。通用名、化学名都具有唯一性。药物的商品名是药物的注册名称,体现了药物的商品属性,通常简短、易记、上口,不同的制药企业生产的同一药物可以有不同的商品名,但通用名、化学名是相同的。

三、药品的质量和质量标准

(一)药品的质量评定原则

药品作为维护人类健康的特殊商品,质量好坏直接关系着人类的身体健康和生命安危。药品在研制、生产、销售和使用的各个环节都受到相应法规的严格控制,以保证其质量。只有质量合格的药品才能供药用,不合格的药品一律不能使用。每一名药学工作者必须牢固树立药品质量第一的观念。控制药品质量的法定依据是药品质量标准,根据药品质量标准规定,控制药品的质量一般包括鉴别、检查与含量测定3个方面,必须全面考虑。随着药学事业的迅速发展,目前评定药品质量的标准逐步由体外稳定性及外观质量转向体内有效性与安全性方面。评定药品质量,应从以下两个方面考虑:

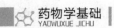
1.药品的疗效和不良反应

这是评价药品质量的重要指标。药品的基本属性是治疗疾病,药品的有效性至关重要,但是,不良反应直接关系药品的安全性,是影响药品疗效发挥的一个重要原因。质量好的药品应该是疗效确切、不良反应少,即高效低毒,这是药品质量的基本内涵。

2.药品的纯度

这是单位药品所含药品有效成分的数量(药品的有效成分的含量),又称为药用纯度或药用规格,是药物中杂质限度的体现。药品纯度可由药品的性状、物理常数、杂质限量、有效成分的含量、生物活性等多个方面的指标来体现,这些均能反映药品的质量。通常将药品以外的其他物质称为杂质。杂质的存在可能产生副作用和毒性而影响药品的疗效,质量好的药品必须达到一定的纯度标准。药品中的杂质含量越少越好,一般情况下,以不影响药品疗效和人体健康为前提,允许杂质存在一定的限量,从而保证用药安全有效。

药品中杂质来源有两个途径:①生产过程中引入或产生,如原料不纯、反应不完全、反应中产生的中间物或副产物、加入的试剂、所用的设备等。②储存过程中引入,如保存方法不当,药品受外界条件(如空气、日光、湿度、微生物、金属离子等)的影响,引起药物发生水解、氧化等化学反应,产生杂质。在生产过程中应避免引入或产生杂质的各种因素,或通过精制除去杂质;在储存过程中应根据具体药品的理化性质选择适宜的储存方法和条件,并严格规定在有效期内使用。

(二)药品的质量标准

为了保证药品安全有效,需要一个统一的质量标准,即药品质量标准,它是药品在生产、检验、供应和使用等方面必须遵循的法定依据。我国药品质量标准是《中国药典》,也称药典标准,自1985年开始,每5年修订再版一次,是国家级标准。由国家食品药品监督管理总局颁布的药品质量标准称为局颁标准,包括中药材局颁标准及蒙、藏、维药局颁标准等,作为药典标准的补充。标准中对药品的质量作了具体的规定,包括化学结构、化学名、分子式、分子量、含量标准、性状、鉴别、检查、含量测定、制剂规格等项目,以保证药品生产规范、使用安全有效。药品必须符合药品使用标准,否则不得生产、出厂、销售和使用。

🔖 知识链接

《中国药典》

1953年版《中国药典》是中华人民共和国成立后的第一部药典,共收载药品531种,其中,化学药215种,植物药与油脂类65种,动物药13种,抗生素2种,生物制品25种,各类制剂211种,但没有收载中药,是其最大的缺陷。

从1963年版《中国药典》开始,药典分为两部:一部收载中医常用的中药材446种和中药成方制剂197种;二部收载化学和生物药品。这是中华人民共和国成立后第一部收载中药的药典。

1988年10月,第一部英文版《中国药典》即1985年版《中国药典》正式出版。

从 2015 年版开始,《中国药典》分四部:药典一部收载中药材和中成药;药典二部收载化学药品;药典三部收载生物制品;药典四部收载通则。我国现用版本为 2020 版。

四、国家基本药物及其遴选原则

(一)国家基本药物

国家基本药物是经国家发改委、卫健委等 9 部委科学评价制订和公布的具有代表性的药物。其特点是疗效确切、不良反应小、质量稳定、价格合理、使用方便,经国家保证生产和供应。其来源有国家药品标准收载的品种、正式批准生产的新药、再评价后的进口药。国家按照安全、有效、必需、价廉的原则,制订基本药物目录;政府招标组织国家基本药物生产、采购和配送,并逐步规范同种药品的名称和价格,保证基本用药,严格使用管理,降低药品费用。制订和推行国家基本药物的主要目的是保障公众用药安全有效,提高药品的可获得性和负担能力,促进合理用药,促进国家药物政策的完善。

(二)制订和遴选国家基本药物的原则

国家基本药物包括防治、诊断各种疾病的药物,品种占现有药品的 40%~50%,且每两年调整一次。遴选国家基本药物的原则是临床必需、安全有效、价格合理、使用方便、中西药并重。

案例分析

患者,女,42 岁,发热、咳嗽近 1 个月,并伴有盗汗、乏力、消瘦,自行购买抗感冒药治疗两周,症状不见好转。你认为该患者用药是否正确? 应采取哪些措施?

分析:

该患者病程时间长、病情较重,自行诊断感冒后,应用非处方药治疗,病情不见好转,说明诊断有误、选药错误,应立即去医院进行检查、确诊,由医生开写处方,并遵医嘱用药。

五、处方药与非处方药

(一)药品分类管理及其意义

药品分类管理是根据药品品种、规格、适应证、剂量及给药途径等的不同,将药品分为处方药和非处方药,并作相应的管理规定。实施药品分类管理可以保证公众用药安全、有效及使用方便。分类管理的意义在于保证用药安全,推动医保制度的改革,提高自我保健意识,促进与国际接轨。

处方药与非处方药并不是药品本质的属性,而是一种管理的界定,是国际通行的药品

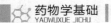
管理模式。我国《处方与非处方分类管理方法》自 2000 年 1 月 1 日起施行。

(二)处方药(Rx)与非处方药(OTC)的概念

1.处方药(Rx)

处方药(Rx)是必须凭执业医师或执业助理医师处方才可调配、购买和使用的药品。处方药主要包括以下几种情况:刚上市的新药,需要进一步观察其药理活性及不良反应;能够产生依赖性的药物,如吗啡类的镇痛药及某些催眠安定药物等;毒性较大的药物,如抗癌药等;必须由医生和实验室检查确诊的某些疾病,需医生处方并在医生指导下使用的药物,如治疗心脑血管疾病的药物等。

2.非处方药(OTC)

非处方药(OTC)是不需要执业医师或执业助理医师处方即可自行判断、购买和使用的药品,国外又称为"over the counter(可在柜台上买到的药物)",简称 OTC。非处方药的包装必须印有 OTC 标志,药品标签及说明书要符合规定,用语科学易懂、详细准确。非处方药大都用于多发病、常见病的自行诊治,如感冒、咳嗽、消化不良、头痛、发热等。主要包括解热镇痛药、镇咳药、抗感冒药、消化系统药、皮肤病用药、滋补药、维生素、微量元素及添加剂,多以口服、外用、吸入等剂型为主。根据药品的安全性,非处方药分为甲、乙两类,OTC 标志红底白字是甲类,绿底白字是乙类。甲、乙两类非处方药虽然都可以在药店销售,但乙类非处方药安全性更高,除了可以在药店出售外,还可以在经批准的超市、宾馆、百货商店等处销售。非处方药的遴选原则为应用安全、疗效确切、质量稳定、应用方便。

无论是处方药还是非处方药,都是经过国家药品食品监督管理部门批准,具有安全性和有效性保障的药物。

六、处方知识

处方是指由注册的执业医师或执业助理医师(以下简称医师)在诊疗活动中为患者开具的,由药学专业技术人员审核、调配、核对,并作为患者用药凭证的医疗文书。处方是医师针对患者开写的诊治疾病的药单,是请药剂人员调配药剂的书面通知单,又是指示患者如何用药的医嘱。处方是医师执行医疗工作的重要文件之一,具有法律、技术和经济方面的意义。

(一)处方的意义

处方的法律意义在于医生开具处方或药师调配处方出现差错造成医疗事故时,医师或药师要承担法律责任。处方的技术意义在于它写明了药品名称、规格、数量及用法用量,以及选药的合理性等。处方的经济意义在于它是统计调剂工作量、药品消耗数量及经济金额等的原始材料,可作为报销、预算和采购的依据。

(二)处方的结构

1.前记

前记包括医疗机构名称、费别、患者姓名、性别、年龄、门诊或住院病历号、科别、病区和床位号、临床诊断、处方日期等,可添加特殊要求的项目。麻醉药物和第一类精神药品处方还要包括患者身份证明编号,代办人姓名、代办人身份证明编号。

2.正文

正文以 Rp 或 R(拉丁文 Recipe"请取"的缩写)标示,分列药品名称、剂型、规格、数量、用法用量。一个处方中如有多种药物,一般依主药、辅药的次序排列。每种药物一般占用两行,药名、剂型和数量为一行,用法为一行。药物规格和用量应写明单个计量乘以总数,用法应包括每次用药的剂量、每日用药的次数和给药途径。

3.后记

后记包括医师签名和(或)加盖专用签章、药物金额以及审核、调配、核对、发药药师签名或加盖专用签章。

(三)处方书写规则

(1)每张处方限于一名患者的用药。

(2)书写处方时字迹要清楚,不得涂改,如需修改,应当在修改处签名并注明修改日期。

(3)患者一般情况、临床诊断应填写清晰、完整,并与病历记载一致;患者年龄应当填写实足年龄,新生儿、婴幼儿写日、月龄,必要时要注明体重。

(4)药品名称应当使用药品通用名称,并使用规范的中文名称书写,没有中文名称的可以使用规范的英文名称书写,医疗机构或者医师、药师不得自行编制药物的缩写名称或者使用代号;药物剂量、规格、数量必须写清楚,小数中的小数点及有效零不能省略;药物用量、用法应当按照药品说明书规定的常规用量、用法使用,特殊情况需要超剂量使用时应当注明原因并再次签名,药物用法可用规范的中文、英文、拉丁文或者缩写体书写,但不得使用"遵医嘱""自用"等含糊不清的字句。

(5)药物剂量与数量用阿拉伯数字书写。剂量应当使用法定计量单位:质量以克(g)、毫克(mg)、纳克(ng)为单位;容量以升(L)、毫升(mL)为单位;国际单位(IU)、单位(U);中药饮片以克(g)为单位。片剂、丸剂、胶囊剂、颗粒剂分别以片、丸、粒、袋为单位;溶液剂以支、瓶为单位;软膏及乳膏剂以支、盒为单位;注射剂以支、瓶为单位,应当注明含量。

(6)西药和中成药可以分别开具处方,也可以开具一张处方,每一种药物应当另起一行,每张处方不得超过 5 种药品。

(7)中药饮片应当单独开具处方,一般应当按照"君、臣、佐、使"的顺序排列;调剂、煎煮的特殊要求注明在药物右上方,并加括号,如包煎、先煎、后下等;对饮片的产地、炮制有特殊要求的,应当在药物名称之前写明。

(8)病情危重急需用药时,应在处方上方注明"急"字样,以示需立即配方发药。

(9)开写医用毒性药品、精神药品、麻醉药品时应使用专用处方笺。

(10)开具处方后的空白处画一斜线以示处方完毕。

(11)处方医师的签名式样和专用签章应当与医院内药学部门留样备查的式样一致,不得任意改动,否则应当重新登记留样备案,见表1-2。

表1-2　处方必须在专用处方签书写

处方种类	处方颜色	右上角标注
普通处方	白色	
急诊处方	淡黄	急诊
儿科处方	淡绿色	儿科
麻醉药品和第一类精神药品处方	淡红色	麻、精一
第二类精神药品处方	白色	精二

（四）处方格式

×××××医院
门诊处方

_____年_____月_____日　　　　　　　　No

_____科_____自费_____公费_____其他　　　门诊病历号：_____

姓名_____男____女____年龄_____　　　诊断：_____

R

医生_____

调配_____核对_____发药_____收讫章

金额

（五）处方调配

配方程序为收方、审方、计价、调配、包装、标示、核对、发药。

1. 收方

从患者处接收处方。

2. 审方

审方包括处方规范审核和用药安全审核。

（1）处方规范审核：开方医师的资质是否符合；不同的药品是否用规定的处方笺开写；处方内容是否完整；书写是否规范；字迹是否清晰。

（2）用药安全审核：①对规定必须作皮试的药物，处方医师是否注明过敏试验及结果的判定；②处方用药与临床诊断是否相符；③药品名称、剂量、用法是否正确；④选用的剂型与给药途径是否合理;⑤是否有重复给药现象;⑥是否有潜在的临床意义的药物相互作用和配伍禁忌。

审方后如认为存在用药安全性问题,应拒绝调配,并及时告知处方医师,但不得擅自更改或配发代用药品。

3.计价

自费药品先经患者同意,处方上注明"自费"字样。

4.调配处方

①仔细阅读处方,按处方药品顺序自上而下逐一调配;②取药完毕后应及时将处方药品的容器或包装归原位;③药品配齐后,与处方逐条自下而上核对药名、剂型、规格、数量和用法,调配的药品必须完全与处方相符;④调配好一张处方上的所有药品后再调配下一张处方,以免发生差错;⑤严禁用手直接接触药品;⑥配方人签名。

5.包装、标示

在处方药分装袋或分装容器上贴上或写上药名、规格、用法、用量、用药注意事项及有效期限。标注用法、用量及用药注意事项要明确易懂。

6.核对

调配处方必须做到"四查十对":查处方,对科别、姓名、年龄;查药品,对药名、剂型、规格、数量;查配伍禁忌,对药品性状、用法用量;查用药合理性,对临床诊断。在核对剂量时,对老年人和婴幼儿患者尤应仔细。核对人签名。

7.发药

①核对患者姓名,逐一核对药品与处方的相符性,检查规格、剂量、数量并签名;②详细交代每种药品的用法、用量、不良反应和用药注意事项,耐心回答患者的询问。

七、药学服务（PC）

药学服务(pharmaceutical care,PC)是药学人员利用药学专业知识和工具,向社会公众(包括医药护人员、患者及其家属、其他关心用药的群体等)提供直接的、负责任的、与药物使用有关的服务,以及提高药物治疗的安全性、有效性和经济性,实现改善和提高人类生命质量的理想目标。

1993年,美国医院药师协会对药学服务的统一定义是:"药师的使命是提供药学服务,药学服务是提供直接的、负责的与药物治疗有关的服务,目的是获得改善患者生活质量的确定结果。"这些结果包括治愈疾病、消除或减轻患者的症状、阻止或延缓疾病进程、预防疾病或症状的发生。

（一）药物服务的对象

药学服务的对象涉及面很广,但其服务中心是患者,是一种以患者为中心的主动服务。要求药物人员在药物治疗过程中,关心患者的心理、行为、环境、经济、生活方式、职业等影响药物治疗的各种社会因素。

（二）药学服务的目的

使患者得到安全、有效、经济、合理的治疗药物，实现改善患者生活质量的既定结果。这就要求药师的工作从以药品为中心转变为以患者为中心，药师不仅要提供安全有效的药物，还应提供安全有效的药物治疗，要在患者用药前、用药过程中和用药后提供全程的药学服务。药师要掌握药学的基本知识，熟悉基础医学和临床医学的知识，为患者制订个体化药物治疗方案，并对患者进行合理用药的指导。

点滴积累

1.药品的名称分为通用名、化学名和商品名 3 种。药品采取分类管理，分为处方药和非处方药两大类。

2.评价药品质量要从疗效、不良反应及药品纯度 3 个方面考虑。为了保证药品安全有效，必须遵循药品质量标准。我国药品质量标准是《中国药典》，也称为药典标准。

3.遴选国家基本药物的原则是临床必需、安全有效、价格合理、使用方便、中西药并重。国家按照安全、有效、必需、价廉的原则，制订基本药物目录。

4.处方是医师执行医疗工作的重要文件之一，具有法律、技术和经济方面的意义。

第二节 药物效应动力学

药物效应动力学是研究药物对机体（包括病原体）作用规律及作用机制的学科，简称药效学。它阐明药物作用于机体所引起的效应及机制、药物的量效关系、构效关系及药物相互作用，以保证药物的有效性及安全性。

一、药物作用的基本规律

药物作用是指药物与机体细胞间的初始作用，药理效应是药物作用的结果，是机体反应的表现。例如，肾上腺素与血管平滑肌上 α、β 受体结合并激动受体，是药物的作用，由此引起皮肤黏膜及内脏血管收缩、冠状动脉及骨骼肌血管扩张是其药理效应。严格地讲，两者有区别，前者是动因，后者是结果，但在一般情况下，两者常通用。

（一）药物的基本作用

药物种类繁多，作用各异，但基本作用是一致的，都是通过影响机体组织器官固有的生理、生化功能而产生作用。其表现多种多样，可归纳为两个方面：①使原有功能增强，称为兴奋作用，如肾上腺素升血压、呋塞米增多尿量等；②使原有功能减弱，为抑制作用，如胰岛素降血糖、阿司匹林退热、苯巴比妥催眠等。兴奋和抑制是药物的基本作用，在一定条件下可以相互转化。

(二)药物的作用方式及作用类型

1.作用方式

(1)直接作用:是药物对所接触的组织器官、细胞直接产生的作用。例如,硝酸甘油通过扩张血管平滑肌缓解心绞痛作用;口服抗酸药中和胃酸的作用等。

(2)间接作用:是由药物的某一作用引发的其他作用,常通过神经反射或体液调节引起。例如,硝酸甘油扩张血管,引起血压下降,可通过机体血压反射机制使心率加快。

2.作用类型

(1)局部作用:药物未吸收入血,在其应用部位发生作用,如消毒防腐药、抗酸药等。

(2)吸收作用:也称全身作用,药物吸收入血后,分布到机体各个部位而发挥作用,如阿托品解除平滑肌痉挛、缓解胃绞痛,对乙酰氨基酚退热等。

(三)药物作用的选择性

药物在适当剂量时只对某一组织或某一器官发生作用,而对其他组织或器官很少或几乎无作用,称为药物作用的选择性。药物作用的选择性决定了药物引起机体产生效应的范围。例如,治疗量强心苷选择性兴奋心脏,而对骨骼肌无影响;阿托品通过阻断 M 受体,对眼、腺体、内脏平滑肌、心脏等产生作用。选择性高的药物,针对性强,副作用少;选择性低的药物,针对性不强,作用范围广,应用时副作用多。药物作用的选择性是药物分类的基础,也是临床选药的依据。

(四)药物作用的双重性

药物作用与其他事物一样,具有双重性,既可产生对机体有利的治疗作用,也可产生对机体不利的不良反应。

1.治疗作用

药物所产生的符合用药目的的作用称为治疗作用,是有利于防病治病的作用。根据治疗效果的不同,治疗作用分为对因治疗和对症治疗。对因治疗是指消除原发致病因素的治疗,也称治本,如抗生素杀灭体内致病微生物。具有对因治疗的药物称为特效药。对症治疗是指改善症状的治疗,也称治标。对症治疗不能根除病因,但在某些危重急症如休克、惊厥、心力衰竭、高热、剧痛、哮喘时,对维持生命体征,为对因治疗争取时间至关重要。临床用药时,应根据患者的具体情况,遵循"急则治其标,缓则治其本,标本兼治"的原则,妥善处理对症治疗和对因治疗的关系。

课堂活动

患者,男,25 岁,突然寒战、高热、咳嗽、胸疼、咳铁锈色痰两天,实验室血常规检查白细胞计数增高,X 线表现为肺炎、叶实变。诊断:大叶性肺炎。医生给予青霉素静脉滴注、阿司匹林口服,并嘱患者卧床休息。用药前,护士遵医嘱进行了青霉素皮试,并嘱患者饭后服用阿司匹林。

课堂讨论:应用青霉素、阿司匹林的目的,是对症治疗还是对因治疗?护士采取的措施及药嘱咐的目的是什么?

2.不良反应

凡不符合用药目的,并给患者带来不适或者痛苦的反应统称为不良反应(adverse reaction,ADR)。任何药物都会有一定的不良反应,多数不良反应是药物固有效应的延伸,在一般情况下是可以预知的,但不一定可避免。少数较严重的不良反应较难恢复,所引起的疾病称为药源性疾病,如庆大霉素引起的耳聋、肼屈嗪引起的红斑性狼疮等。

(1)副作用:是指药物在治疗剂量时引起的与治疗目的无关的作用。副作用给患者带来不适或痛苦,但大多数是可以恢复的功能性变化。副作用是药物本身固有的作用,产生的原因是药物的选择性低、作用范围广,当其中一种效应被用作治疗目的时,其他效应则成为副作用。副作用一般可预知并可设法避免或减轻,如麻黄碱治疗哮喘时,可兴奋中枢引起失眠,同时给予镇静药可对抗其中枢兴奋作用。

(2)毒性反应:是指药物剂量过大或用药时间过长,药物在体内蓄积过多引起的危害性反应。毒性反应一般比较严重,可引起机体生理、生化功能紊乱和结构的病理变化。例如,强心苷过量引起的心律失常;水杨酸类过量可引起恶心、呕吐、耳鸣等水杨酸反应等。多数药物都有一定的毒性,是可预知的,剂量不当是毒性反应的首要原因。短期内过量用药引起的毒性称为急性毒性,多损害循环、呼吸及神经系统功能;长期用药,由药物在体内蓄积而发生的毒性称为慢性毒性,多损害肝、肾、骨髓、内分泌功能。药物的致畸、致癌、致突变作用属于慢性毒性中的特殊毒性。

(3)后遗效应:是指停药后血药浓度已降至阈浓度以下残存的药理效应,如服用巴比妥类催眠药,次晨有困倦、乏力现象。

(4)继发反应:是指药物产生治疗作用后的不良后果,又称治疗矛盾,如长期服用广谱抗生素引起菌群失调造成二重感染。

(5)停药反应:是指长期用药后突然停药出现原有疾病加剧的反应,又称反跳现象。例如,长期服用β受体阻断药普萘洛尔抗高血压,突然停药,出现血压骤升、心律失常,甚至出现急性心肌梗死或猝死。

(6)变态反应:是指机体受药物刺激后发生的病理性免疫反应,也称过敏反应。反应性质与药物固有的药理作用及剂量无关,是不能预知的特殊反应。多见于过敏体质患者,反应的程度差异很大,各种类型的免疫反应均可发生。停药后反应逐渐消失,再次用药可复发。致敏物质可能是药物本身或其代谢物,也可能是制剂中的杂质。

(7)特异质反应:少数特异体质患者对某些药物反应特别敏感,反应性质可能与常人不同,但与药物固有药理作用基本一致,反应严重程度与剂量成比例,它不是免疫反应。例如,先天性葡萄糖-6-磷酸脱氢酶缺乏的患者服用伯氨喹后易发生急性溶血性贫血和高铁血红蛋白血症。目前认为,特异质反应大多是由个体生化机制异常所致,多与遗传有关。

知识链接

药源性疾病

药源性疾病又称药物诱发性疾病,是人类在预防、诊断或治疗疾病用药中,因药物或药物之间的相互作用而引起的与治疗目的无关的不良反应,致使机体某(几)个器官或局部组织产生功能性或器质性损害而出现的一系列临床症状或体征。它不仅包括药物在正常用法用量情况下所产生的不良反应,还包括由超量、误服、错误应用以及不正常使用药物等情况引起的疾病。

二、药物的构效关系与量效关系

(一)药物的构效关系

构效关系是指药物的化学结构与药物效应的关系。药物根据其作用方式分为非特异性结构药物和特异性结构药物。前者的生物活性主要取决于药物分子的理化性质,与化学结构的关系不密切;后者的生物活性除与药物分子的理化性质有关外,还与药物的化学结构密切相关,化学结构直接影响药物效应,大多数药物属于后一类型。一般情况下,化学结构相似的药物可通过同一机制引起相似或相反的效应。

在构效关系研究中,将具有相同药理作用的药物的化学结构中相同或相似的部分称为基本结构。例如,二氢吡啶类钙拮抗剂代表药物硝苯地平,其结构中的 1,4-二氢吡啶母核为此类药物的基本结构,是发挥药理效应的必需结构,在基本结构上进行侧链的改造是新开发的重要途径之一。

药物产生药效强弱一方面取决于药物在作用部位的浓度,主要受药物代谢和转运的影响;另一方面取决于药物与特定靶位(受体、酶、载体等)相互作用的结果,与药物的特异性化学结构直接相关,决定了药物作用的特异性。例如,尿嘧啶本身无抗癌作用,引入了氟原子,成为氟尿嘧啶,就成为抗癌药。大多数情况下,药物与特异性靶位以离子键、氢键、范德华力等可逆性结合产生作用。有些药物结构相同,但光学异构体不同,则药理作用不同,如左旋咪唑、左旋多巴、氯霉素的左旋体有作用。多数情况下,左旋体具有药理活性,但也有少数右旋体药物有较强的药理作用,如氯苯那敏的右旋体对 H_1 受体的亲和力大约是其左旋体的 200 倍,研究对映体药物的药理作用是当前药物研究的重要方向之一。

(二)药物的量效关系

药物的剂量大小和药理效应强弱之间呈一定的关系,称为量效关系。在一定范围内,药物剂量增加,药物效应相应增强;药物剂量减少,药效减弱。

1.剂量

剂量即药物的用量。剂量不同,药物的效应也不同。按剂量大小与药效的关系,可将剂量分为:①最小有效量,引起药理效应的最小剂量。②半数有效量(ED_{50}),引起实验动物半数有效的剂量。③极量,能引起最大效应而不发生中毒的剂量,也称最大治疗量,是药典中规定允许使用的最大剂量。医生用药不得超过极量,否则可能引起医疗事故,医生对此应负法律责任。④常用量(治疗量),比最小有效量大,比极量小,疗效显著,是能保证药物作用的可靠性和安全性的剂量。⑤最小中毒量,引起中毒反应的最小剂量。⑥致死量,比中毒量大,是除能引起病理现象外,还可以引起死亡的剂量。⑦半数致死量(LD_{50}),引起50%实验动物死亡的剂量。⑧安全范围,是指药物的最小有效量与最小中毒量之间的范围,它表示药物的安全性,一般安全范围越大,用药越安全。剂量大小比较①<②<④<③<⑤<⑥<⑦。

药物安全性与LD_{50}的大小成正比,一般常将药物的LD_{50}与ED_{50}的比值称为治疗指数,用以评价药物的安全性,比值越大,安全性越大。也可用LD_1/ED_{99}的比值来衡量药物的安全性,LD_5与ED_{95}之间的距离表示药物的安全范围,其值越大越安全。

2. 效能与效价

当效应增强至最大效应时,再增加剂量或浓度,效应不再增强,反而会引起毒性反应,此时的效应为最大效应,又称效能。效能就是药物产生最大效应的能力。产生一定效应所需的药物剂量或浓度称为效价强度(简称效价)。效价用于作用性质相同的药物之间等效剂量的比较,达到相同效应时所用药物剂量与效价成反比。

效价与效能分别反映药物的不同性质,两者具有不同的临床意义。进行同类药物的比较时,同等效应时应用剂量越小,说明药物的效价越高。而效能是作用强度的比较,在量效曲线上看纵坐标的高低。根据效能的不同,药物分为强效、中效和弱效。临床上,药物的效价与效能可作为选择药物和确定药物剂量的依据。

以利尿剂的排钠量为效应指标进行比较,等效时,氢氯噻嗪所需的剂量较呋塞米小,说明其效价比呋塞米高。但从纵坐标观察,呋塞米的效能远大于氢氯噻嗪,重症水肿患者宜选用高效的呋塞米。利尿剂的效价与效能比较如图1-1所示。

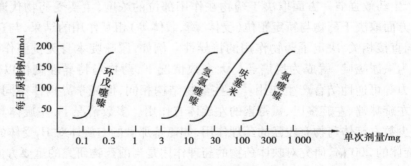

图1-1　利尿剂的效价与效能的比较

三、药物的作用机制

药物的作用机制是药效学研究的重要内容,是研究药物如何起作用、在何处起作用的问题。它不但有助于阐明药物治疗作用和不良反应的本质,从而有可能提高药物疗效,而且也能为设计新药和深入了解生命现象提供有益的资料。

药物是通过影响机体的生理、生化功能而发挥作用的。机体功能复杂,药物种类繁多、性质各异,药物的作用机制十分复杂。

1.改变细胞周围环境的理化性质

如抗酸药中和胃酸;甘露醇提高血浆渗透压治疗脑水肿等。

2.参与或干扰细胞代谢过程

许多药物直接影响核酸代谢而发挥作用。例如,抗癌药氟尿嘧啶通过阻断 DNA 的合成而抑制肿瘤细胞生长,达到抗肿瘤的目的;磺胺类抗菌药通过抑制细菌体内叶酸代谢而干扰核酸的合成,达到抑制敏感细菌生长的目的。

3.影响细胞膜离子通道

很多药物作用于细胞膜离子通道,影响了 Na^+、Ca^{2+}、K^+、Cl^- 等的跨膜运转而发挥作用。例如,硝苯地平通过阻滞细胞钙通道而发挥扩血管、抗高血压作用;抗心律失常药通过影响心肌细胞膜离子通道而发挥作用,如钠通道阻滞药奎尼丁。

4.对酶活性的影响

药物可通过对体内酶的激活、抑制、诱导或复活等作用而发挥作用。例如,卡托普利通过抑制血管紧张素转化酶而抗高血压;解磷定作为解救有机磷中毒的特效药,可使受抑制的胆碱酯酶复活。

5.作用于载体

有些药物通过对某种载体的抑制作用而产生效应。例如,利尿药呋塞米抑制肾小管钠、钾、氯离子共同运转载体,抑制了肾小管对 Na^+、K^+、Cl^- 的重吸收而产生利尿作用。

6.影响免疫功能

如环孢素抑制免疫功能,可用于抑制器官移植后的排异反应。免疫增强药多作为辅助治疗药,用于免疫缺陷性疾病如艾滋病等。

7.作用于受体

见药物作用的受体理论。

四、药物作用的受体理论

(一)受体的概念

受体是能识别生物活性物质并与之特异性结合,传递信息,引起效应的细胞成分。受体是细胞在长期进化过程中形成的蛋白质,大多数存在于细胞膜,少数存在于细胞内,在体内有特定的分布。体内存在着与受体特异性结合的生物活性物质,如神经递质、激素、自体活性物质等,称为内源性配体。外源性配体多指药物。

受体调节及临床意义

受体是遗传获得的固有蛋白质,其数目或反应性受周围的生物活性物质或药物作用而发生改变,这是机体适应内环境的自我调控,以保持内环境的稳态。

当受体周围活性物质浓度过高、作用过强或长期激动受体,可使受体数目下降,称为向下调节。当受体周围活性物质浓度过低或长期阻断受体,可使受体数目增多,称为向上调节。临床上治疗支气管哮喘的常用药物异丙肾上腺素,通过激动支气管平滑肌上的 β_2 受体使支气管扩张,缓解哮喘,但长期用药后出现药效下降,需增大剂量才能维持原有疗效,这是向下调节的实例。

(二)药物与受体相互作用

受体具有特异性、敏感性、饱和性、多样性及可逆性。现已发现越来越多的药物通过与受体结合,产生药理作用。药物与受体结合引起生理效应需具备两个条件:一是药物与受体结合的能力,即亲和力;二是药物产生效应的能力,即内在活性。根据内在活性不同,可将药物分为:

1.激动药

既有较强的亲和力又有较强内在活性的药物,能与受体结合并激动受体反应产生效应,如吗啡激动阿片受体,产生镇痛作用。

2.拮抗药

与受体有较强的亲和力但无内在活性的药物,能与受体结合但不激动受体,并能拮抗激动药的效应,称为完全拮抗药,如纳洛酮、普萘洛尔等。拮抗药依其与受体结合是否具有可逆性可分为竞争性拮抗药和非竞争性拮抗药。

(1)竞争性拮抗药:与激动药相互竞争相同的受体,其与受体结合是可逆的,与激动药合用时其效应取决于两者的浓度和亲和力。随着激动药的剂量增大,竞争性拮抗药能使激动药的量效曲线平行右移,但最大效应不变。

(2)非竞争性拮抗药:与受体结合牢固且不可逆,从而使激动药的亲和力和内在活性均降低,随着激动药的剂量增大,非竞争性拮抗药可使激动药的量效曲线平行右移,且最大效应逐渐降低。

1.药物的基本作用是兴奋和(或)抑制。

2.药物作用的选择性是临床选药的基础、药物分类的依据。

3.药物作用的双重性是指药物作用既有有利的一面,可产生治疗作用;也有不利的一面,可产生不良反应。

4.药物的不良反应包括副作用、毒性反应、变态反应、后遗作用、继发反应、停药反应、特异质反应等。

5.药物的量效关系是指在一定的范围内,药物剂量增加,药物效应相应增强;剂量减少,药效减弱。

第三节　药物代谢动力学

药物代谢动力学简称药动学,是研究机体对药物的处置过程,即药物在体内吸收、分布、代谢、排泄的过程,以及血药浓度随时间变化的规律。药动学用研究应用数学的方法定量地描述药物的体内过程及动态变化的规律,为临床制订合理的给药方案提供理论依据,从而提高药物的疗效。

一、药物的跨膜转运

药物的体内过程可归纳为药物的转运(吸收、分布、排泄)过程和药物的转化(代谢)过程,药物的体内转运是指药物通过各种生物膜的运动过程,又称跨膜转运。根据转运机制不同,可分为被动转运和主动转运两种方式。大多数药物的转运属于被动转运。

(一)被动转运

被动转运是指药物依赖于膜两侧的浓度差和电位差,顺浓度梯度或电化学梯度方向扩散转运的过程,又称顺浓度梯度转运,包括简单扩散、易化扩散和滤过3种情况。

1.简单扩散

其特点是不消耗能量,不需要载体,无饱和性,药物间无竞争性现象。大多数药物以这种方式转运。药物的脂溶性、解离度及分子量等因素影响药物的被动转运。凡分子量小、极性小、脂溶性大、非解离型的药物易通过生物膜转运,反之难跨膜转运。大多数药物为弱酸或弱碱性化合物,在体液中以解离型和非解离型两种形式存在。解离型药物极性高、脂溶性低,难以通过细胞膜;而非解离型的极性低、脂溶性高,易通过细胞膜。药物解离多少与药物所在溶液的 pH 值有关,弱酸性药物在酸性环境下解离少,极性小,脂溶性大,易跨膜转运;在碱性环境下解离多,极性大,脂溶性小,不易跨膜转运。弱碱性药物则相反。

2.易化扩散

又称载体转运,包括两种扩散方式:一种是通过细胞膜中的某些特异性蛋白质——通透酶的帮助,将分子或离子向着降浓度梯度或电化学梯度的方向扩散;另一种是膜上存在多种离子通道蛋白,可选择性地与 Na^+、K^+、Ca^{2+} 等离子组合,形成通道,允许相应的离子迅速地顺着浓度差或电化学梯度移动。易化扩散不消耗能量,但需要载体,有饱和性,各药物之间存在竞争性抑制现象。每一种通透酶只能转运一种分子、离子或与这种分子或离子相似的物质。当药物浓度很高时,载体可被饱和,转运率可达最大值。载体可被类似物质占领,表现竞争性抑制作用。各种离子通道蛋白可被特异性阻断药所抑制。

3.滤过

滤过即水溶扩散,如肾小球的滤过。相对分子质量小于100、不带电的极性小分子,如水、乙醇、尿素、类固醇等水溶性小分子药物以及 O_2、CO_2、N_2 等气体分子均可以通过水溶扩散跨膜转运。

(二)主动转运

主动转运是药物从低浓度侧向高浓度侧转运的过程,又称逆浓度梯度转运。该过程需特异性载体,消耗能量,有饱和性。当两种药物需相同载体转运时,可出现竞争性抑制现象。

二、药物的体内过程

药物的体内过程即吸收、分布、代谢、排泄与药物在体内形成和维持有效血药浓度密切相关,决定了药物起效的快慢、作用强弱及持续时间长短。

(一)吸收

吸收是指药物从给药部位进入血液循环的过程。药物吸收的速度要影响药物发生作用的快慢,而吸收的程度主要影响药物作用的强弱。影响吸收的因素有:

1.药物的理化性质及剂型

药物的理化性质对药物的吸收影响较大,分子量小、脂溶性大、极性小以及非解离型药物易吸收。同一药物不同剂型,吸收的速度及程度也有差异,注射剂或溶液剂的吸收较片剂、胶囊剂快,片剂的崩解度和胶囊剂的溶解速度是吸收的限速因素;油剂、混悬剂吸收慢,作用持久。同一药物剂量、不同厂家或同一厂家不同批号、生产工艺的差别也可导致吸收的差异。

2.给药途径

给药途径影响药物吸收的速度和程度。除静脉给药外,其他血管外给药途径都存在吸收过程。

(1)口服给药:主要在小肠内吸收。药物溶解速度、胃肠 pH 值、胃排空速度、食物、首过消除等因素影响药物吸收。某些药物口服后在进入体循环前经胃肠、肝脏时发生代谢,使进入体循环的药量减少,这种现象称为首关效应,也称首过效应、首过消除、首关消除、第一关卡效应。口服是最方便的给药途径,但不适用于对胃肠刺激大、首关效应多的药物(如硝酸甘油、利多卡因等首关效应明显,不能口服),也不适用于昏迷及婴儿等不能口服的患者。

(2)吸入给药:肺泡表面体积大,毛细血管丰富,气雾剂(如沙丁胺醇气雾剂)及挥发性药物(如全身麻醉药)极易吸收。

(3)舌下给药:舌下黏膜血管丰富,且不经门静脉,无首关效应,给药方便,吸收迅速,起效快。但吸收面积小,只用于脂溶性高、给药量小的药物,如硝酸甘油等。

(4)直肠给药:栓剂或溶液剂经肛门塞入或灌肠,药物从直肠黏膜吸收,起效快,且可避免首关效应。但给药不方便,主要用于不能口服或昏迷的患者。

(5)肌内注射及皮下注射:吸收迅速、完全,吸收速度取决于注射部位的血液循环及药物的脂溶性,水溶液吸收迅速,油剂、混悬液吸收慢,作用时间长。肌肉组织的血流量较皮下组织丰富,肌内注射较皮下注射吸收快。

(6)皮肤及黏膜给药:皮肤有角质层,吸收能力差,多数药物不易穿透,少数脂溶性大的药物可以缓慢通透,新型贴膜制剂可经皮肤吸收。

课堂活动

药物的给药途径不同,吸收的速度不同,从而影响药物发挥作用的时间。

以上不同给药途径吸收快慢顺序是怎样的?何种给药途径是最方便、最安全、最经济、最常用的给药途径?为什么?

3.吸收环境

吸收面积、血液循环、pH 值、胃排空、肠蠕动等吸收环境的因素可影响药物的吸收。

(二)分布

分布是指药物从血液循环向组织器官(包括靶组织、靶器官、细胞)转运的过程。大部分药物是被动转运,少数药物是主动转运。分布过程与药物在血浆或靶组织的浓度有关,与药物作用(治疗作用和不良反应)密切相关。分布过程使血浆药物浓度降低,分布是药物自血浆消除的方式之一。大多数药物在体内分布是不均匀的,影响分布的因素包括:

1.药物与血浆蛋白结合

大多数药物在血浆中不同程度地与血浆蛋白结合而成为结合型药物,结合程度用蛋白结合率表示。只有游离型药物才能进行转运,具有药理活性。结合型药物分子增大,不能跨膜转运,暂时失去药理活性,也不能被代谢和排泄,是药物的暂时储存形式。药物与血浆蛋白结合是可逆的,结合型药物与游离型药物处于动态平衡。血浆中白蛋白的量及与药物结合的部位有限,当两种蛋白结合率高的药物联合应用时,可发生竞争性置换,使被置换的游离型药物浓度增高,药物作用增强而引起不良反应。例如,抗凝血药双香豆素的血浆蛋白结合率为99%,如果同时服用结合率为98%的保泰松,可使结合型双香豆素被置换,导致血浆中游离型药物浓度增高,抗凝作用增强,甚至引起出血。

2.药物的理化性质和体液的 pH 值

药物分子量、脂溶性、极性及 pK_a 均影响药物的分布。脂溶性或水溶性小分子药物均易透过毛细血管进入组织,水溶性大分子或解离型药物难以透过血管进入组织,如右旋糖酐。各种体液的 pH 值不同,导致药物在体内分布不均匀,且处于动态平衡。细胞内液 pH 值(约为7)略低于细胞外液(约7.4),弱碱性药物在细胞内浓度略高,弱碱性药物在细胞外液浓度略高。根据这一原理,弱碱性药物苯巴妥中毒时用碳酸氢钠碱化血液及尿液可使脑细胞中药物向血浆转运,并加速药物自肾脏排泄,是重要的救治措施之一。

3.药物与组织的亲和力

药物对某些组织或细胞具有较高的亲和力,使药物分布具有一定的选择性。例如,碘集中分布在甲状腺组织,链霉素主要分布在细胞外液,克林霉素在骨髓中浓度高,四环素可与发育中的骨和牙齿中的钙结合。

4.器官血流量

人体各组织器官的血流量差别很大,其中,肝、肾、脑、肺、心等为高血流灌注器官,药物分布快且含量较高;脂肪、皮肤、肌肉等为低血流灌注器官,药物分布慢且含量较低,脂肪组织血流量不丰富,但总量很大,是脂溶性药物的储存库。例如,静脉注射硫喷妥钠,药物首先分布到血流量大的脑组织而产生麻醉作用,随后药物向血流量小的脂肪组织转移,导致麻醉作用迅速消失,此为药物的再分布。药物中毒时,肝、肾等高血流灌注的器官往往首先受累。

5.体内特殊屏障

体内特殊屏障包括血脑屏障和胎盘屏障。①血脑屏障由血-脑、血-脑髓液及脑脊液-脑3种屏障组成。脑是血流量较大的器官,但药物在脑组织浓度一般较低,这是由于血脑屏障可阻止许多分子量较大、水溶性或解离型药物进入脑组织,这是大脑的自我保护机制,有利于维持中枢神经系统内环境的相对稳定。脂溶性较高的游离型药物可通过血脑屏障,脑膜炎症时通透性增加。新生儿血脑屏障发育不全,易受药物影响。②胎盘屏障是胎盘绒毛与子宫血窦间的屏障,由于母亲与胎儿间交换营养成分与代谢废物的需要,其通透性与一般毛细血管无显著差别,几乎所有能通过生物膜的药物都能穿透胎盘屏障进入胚胎循环,因此在妊娠期间应禁用对胎儿发育有影响的药物。

(三)代谢

代谢是指药物在体内发生化学结构的变化,又称为生物转化,是药物在体内消除的重要途径。能吸收进入体内的药物多是极性低的脂溶性药物,在排泄过程中易被再吸收,不易消除。大多数脂溶性药物都要经历不同程度的化学结构改变,形成极性强、水溶性大的代谢产物,有利于从肾脏排出。药物经转化后,其药理活性发生变化:①大多数药物从活性药物转化为无活性药物,称为灭活;②某些无活性药物经代谢后生成具有药理性的代谢物,称为活化;③某些活性药物经代谢后生成活性代谢物,如曾经在临床使用过的解热镇痛药非那西丁代谢后生成具有明显药理活性的对乙酰氨基酚;④某些药物经代谢后生成具有毒性作用的代谢物,如抗结核药异烟肼转化为乙酰异烟肼。

药物在体内代谢的主要部位是肝脏,肝外组织如胃肠道、肾、肺等也可不同程度地代谢某些药物。药物代谢有赖于酶的催化,参与药物代谢的酶的系统主要是肝微粒体混合功能氧化酶系统,简称肝药酶,该系统主要的酶成分是细胞色素 P450,此外还包括还原型辅酶Ⅱ（NADPH）、黄素蛋白（FP）和非血红素铁蛋白（NHIP）等。肝药酶的特点：①专一性低，能代谢数百种药物；②个体差异大，肝药酶的活性、数量具有种属差异和个体差异，遗传、年龄、机体状态、营养等都可影响酶的活性；③酶活性易受药物影响，有些药物能增强肝药酶的活性，加速自身或其他药物的代谢，称为肝药酶诱导剂，如苯妥英钠、苯巴比妥、利福平、卡马西平、地塞米松、保泰松、灰黄霉素等。有些药物能抑制或减弱肝药酶活性，称为肝药酶抑制剂，如氯霉素、异烟肼、西咪替丁、对氨基水杨酸、奥美拉唑、酮康唑等。肝功能不全、新生儿及早产儿肝功能发育不全，转化药物的功能较弱，用药时应注意调整剂量。

药物在体内代谢的方式主要是氧化、还原或水解（Ⅰ相）和结合（Ⅱ相）。经代谢后使药物的极性增大、水溶性增加，易于排出体外。

（四）排泄

排泄是指药物原形或其代谢物通过排泄器官或分泌器官排出体外的过程，是药物在体内的最后过程。排泄的速度直接影响药物作用持续的时间，排泄与生物转化构成了药物的消除。排泄的主要器官是肾脏，其次还有肺、胆、腺体等。临床上需要根据药物排泄速度和程度，按一定间隔给予一定剂量的药物，以维持有效血药浓度。利用排泄的特点，可加速或延缓药物排泄。有药理活性的药物在排泄过程中可呈现药理作用或毒性。

1.肾脏排泄

大多数游离型药物及代谢物可通过肾小球滤过，进入肾小管的游离型药物可不同程度地被肾小管重吸收，而经过生物转化产生的极性高、水溶性大的代谢物不被重吸收而顺利排出。重吸收的量与药物本身的理化性质如极性、解离度、分子量等有关，也与尿液 pH 值等密切相关，pH 值决定药物的解离度。弱酸性药物中毒时，碱化尿液是重要的抢救措施。少数药物经肾小管主动分泌，若两种药物由同类载体转运，可发生竞争性抑制，从而影响药物的排泄，如丙磺舒抑制青霉素主动分泌，使后者排泄减慢，药效延长并增强。

2.胆道排泄

某些药物经肝脏转化后，随胆汁排入小肠，随粪便排出体外。少数药物经胆汁排入肠腔后，被小肠上皮细胞吸收，经肝脏重新进入血液循环，这种肝脏、胆汁、小肠间的循环称为肝肠循环。例如，洋地黄苷在体内可进行肝肠循环，使药物作用持续时间延长。此外，从胆汁排出的抗生素利福平、红霉素等可用于治疗胆道感染。

3.其他排泄途径

药物可自乳汁排出，对母乳喂养的婴儿产生影响。肺是某些挥发药物的主要排泄途径，检测呼出气中乙醇含量是判断酒后驾车的快速、简便的方法。药物也可自唾液及汗液排泄，但量很少。

三、血药浓度的动态变化及药代动力学参数

药物在体内吸收、分布、代谢和排泄的过程是一个连续的、同时发生的动态过程，由此产生了血药浓度随时间的动态变化，表现为药物效应的显现与消失的过程。

（一）时量关系

量效关系已在药效学中详述,加入时间因素就引出时量关系和时效关系。药物效应与剂量成正比,时效关系常用血药浓度随时间变化的过程,即时量关系表示,它反映了血药浓度随时间变化的动态过程,是药物学研究的中心问题。

给药后测定不同时间的血药浓度,以时间为横坐标,血药浓度为纵坐标作图,即得时量曲线(也称药时曲线)。一次口服给药后的时量曲线如图 1-2 所示,可分为潜伏期:用药后至开始出现药效的时间;高峰期:指血药浓度最高,出现最大效应的时间;持续期:药物维持最小有效浓度或维持最基本疗效的时间,取决于吸收及消除速度;残留期:血药浓度已降至最小有效浓度以下,但尚未自体内完全消除,反应药物在体内形成储库,此期血药浓度虽不高,但反复给药易蓄积中毒。

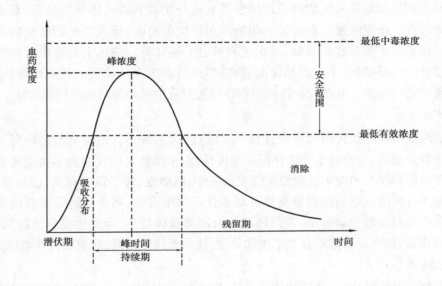

图 1-2　时量曲线

曲线的升段主要反映药物吸收的过程,吸收快的药物升段坡度陡;曲线的降段主要反映药物的消除过程,坡度反映消除的速度。曲线最高点为峰浓度($C_{\max}$),此时吸收速度与消除速度相等。达到峰浓度的时间为达峰时间($t_{\max}$)。从一次口服给药后的时量曲线,可反映血药浓度及药理效应的动态变化过程。曲线下面积(AUC)是指时量曲线和横坐标围成区域的面积,是血药浓度(C)随时间(t)变化的积分值。AUC 与吸收入体循环的药量成比例,反映进入体循环药物的相对量,是计算生物利用度的重要参数。

时量曲线实际上是药物吸收、分布、消除之间相互消长的反映。关于多次给药后的时量曲线及其特点,将在后面讨论。

药代动力学研究药物的体内过程及血药浓度随时间变化的规律。应用数学模型及时量曲线计算出药代动力学参数,从而量化地说明药物体内过程的动态规律,以指导临床制订和调整给药方案。

(二)生物利用度

生物利用度是指药物吸收进入体循环的速度和程度,用 F 表示。

$$F = \frac{A}{D} \times 100\%$$

式中,A 为体内药物总量;D 为用药剂量。反映生物利用的主要参数有 AUC(反映药物吸收的程度)、C_{max}、t_{peak}(反映药物吸收的速度)。

生物利用度可分为绝对生物利用度和相对生物利用度。通常将静脉注射药物的生物利用度作为 100%,血管外途径给药(ev)时的 AUC 与静脉注射(iv)时的 AUC 的比值称为绝对生物利用度。同一给药途径下不同制剂的 AUC 的比值为相对生物利用度。

$$F_{绝对} = \frac{AUC_{ev}}{AUC_{iv}} \times 100\%$$

$$F_{相对} = \frac{AUC_{受试}}{AUC_{标准}} \times 100\%$$

生物利用度是反映药物吸收的指标,可用于评价药物制剂的质量和生物等效性。相对生物利用度可用于评价不同剂型、不同药厂生产的相同剂型、同一药厂生产的同一品种的不同批号的吸收情况。绝对生物利用度可用于评价同一药物不同途径给药的吸收情况。

案例分析

在实际的临床用药过程中,往往会出现这种情况:不同厂家生产的同一种药品,剂型规格相同,但疗效却存在差异。

分析:

这是由不同厂家生产的同种药品的生物利用度不同造成的。在生产中,药物的制剂质量,如药物颗粒的大小、晶型、填充剂的紧密度、赋形剂的差异以及生产工艺的不同均可影响药物的生物利用度。制剂工艺的改变可加速或延长片剂的崩解与溶出的速率,也可影响生物利用度。例如,不同药厂生产的地高辛片,虽然每片主药含量相同,但血药浓度可差 4~7 倍,甚至同一药厂生产的不同批号的地高辛片也有这种现象。

(三)表观分布容积

表观分布容积是指药物吸收达到平衡或稳态时,按测得的血药浓度(C)推算体内药物总量(D)在理论上应占有的体液容积(单位 L 或 L/kg),用 V_d 表示。V_d 是一个理论值而非真实容积,但可反映药物在体内的分布情况。

$$V_d = \frac{D(体内药物总量,mg)}{C(血浆药物浓度,mg/L)}$$

每种药都有其固定的 V_d 值,V_d 值大的药物主要分布在血管外,血药浓度较低;V_d 值小的药物主要分布在血液,不能透过血管壁或有较高的血浆蛋白结合。

(四)半衰期

半衰期是指血浆药物浓度下降一半所需要的时间,用 $t_{1/2}$ 表示,是反映药物消除速度的指标。根据半衰期可确定适宜的给药间隔,可预计连续给药后达到稳态血药浓度的时间,也能估计停药后药物从体内完全消除的时间。每隔 1 个半衰期给药 1 次,约经 5 个半衰期达到稳态;一次用药,约 5 个半衰期体内药物基本消除,见表 1-3。

表 1-3　药物的半衰期与其在体内的蓄积量和排泄量的关系

半衰期数	一次用药经消除后药物在体内存留量	多次用药后药物在体内蓄积量
1	$100\% \times \left(\dfrac{1}{2}\right)^1 = 50\%$	50%
2	$100\% \times \left(\dfrac{1}{2}\right)^2 = 25\%$	75%
3	$100\% \times \left(\dfrac{1}{2}\right)^3 = 12.5\%$	87.5%
4	$100\% \times \left(\dfrac{1}{2}\right)^4 = 6.25\%$	93.5%
5	$100\% \times \left(\dfrac{1}{2}\right)^5 = 3.125\%$	96.5%
6	$100\% \times \left(\dfrac{1}{2}\right)^6 = 1.562\%$	98.5%
7	$100\% \times \left(\dfrac{1}{2}\right)^7 = 0.871\%$	99.22%

(五)稳态浓度

临床治疗常需连续给药以维持有效血药浓度,从而维持疗效。等量多次给药时,血药浓度先呈锯齿状上升,继而趋于平稳,不会无限上升。

1. 多次给药的药时曲线

多次恒量给药后的时量曲线如图 1-3 所示。

2. 稳态浓度

恒速恒量(静脉滴注或以半衰期为间隔多次口服)给药,约经 5 个半衰期后,药物的消除速度与吸收速度相等,血药浓度处于稳定水平,此时的血药浓度称为稳态血浓度,又称坪值,用 C_{ss} 表示。临床治疗中,多数药物是通过重复给药来达到有效治疗浓度,并维持一定水平,即达到稳态浓度,也是多次给药后的峰值浓度,或连续给药后的最高血药浓度。

3. 稳态浓度的影响因素及意义

稳态浓度的高低与给药总量成正比,单位时间内恒量给药时,稳态浓度的高低取决于连续给药的剂量,剂量大则稳态浓度高。稳态浓度的波动幅度与给药间隔成正比,单位时间内用药总量不变,延长或缩短给药间隔,可加大或减少血药浓度的波动幅度,对达到稳

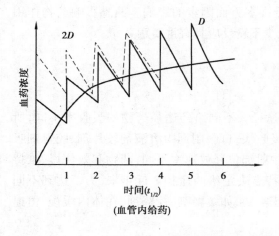
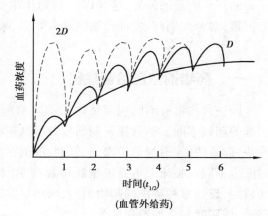

（血管内给药）　　　　　　　　　　　　　　　　　（血管外给药）

图 1-3　多次恒量给药后的时量曲线（虚线为首次加倍的时量曲线）

态浓度的时间及浓度水平均无影响。达到稳态浓度的时间与 $t_{1/2}$ 成正比，与剂量、给药间隔以及给药途径无关。约经 5 个半衰期，血药浓度达到稳态浓度的 95% 以上。临床上，如需尽快达到稳态浓度，可在首次给药时采用负荷量，即静脉滴注时首次可用给用量的 1.44倍静脉注射，口服药物时首次加倍，即可立即达到并维持稳态血药浓度，以后用维持量。

🏃 **点滴积累**

1.药物的体内过程包括吸收、分布、代谢及排泄，其中，吸收、分布、排泄又称为转运，代谢称为转化。药物的体内过程是机体对药物处置的过程，反映了血药浓度随时间变化的动态过程，也反映了药效的显现与消失的过程。

2.半衰期是指血药浓度下降一半所需的时间，反映药物在体内消除的速度。半衰期是确定给药间隔的重要参数，可预测给药后达到稳定浓度的时间，也可估计停药后药物从体内基本消除的时间。

3.稳态浓度是指恒速恒量给药，约经 5 个半衰期后，药物的消除速度与吸收速度相等，血药浓度处于稳定水平，此时的血药浓度称为稳态血药浓度，又称坪值。临床上，如需尽快达到稳态浓度，可在首次给药时采用负荷量，即静脉滴注时首次可用给药量的 1.44 倍静脉注射，口服药物时首次加倍，即可立即达到并维持稳态血药浓度。

第四节　影响药物作用的因素

药物产生药理作用及效应是药物与机体相互作用的结果，如果给药剂量、给药次数、给药途径适当，大多数患者可产生预期的药理效应，但对于具体患者来说，药物效应可有一定的甚至明显的差异,这是因为药物作用受许多方面因素的影响。熟悉影响药物作用的因素,对合理用药、发挥药物的最大效应、减少不良反应具有重要意义。

一、药物剂型及给药途径

同一药物可有不同剂型适用于不同给药途径。不同给药途径药物的吸收率不同,所引起的药效不同。通常注射制剂较口服制剂吸收快;口服制剂中溶液剂较片剂、胶囊剂吸收快、起效快;注射制剂中水剂、乳剂、油剂在注射部位释放速率不同,药物起效快慢、维持时间也不同。临床上主要依据病情和药学的特点决定给药途径。近年来,为了达到不同的目的,设计多种特殊的药物剂型,以满足临床需要,如缓释剂、控释剂,在体内缓慢、恒速释放,作用时间更加温和持久。

二、给药时间、次数及疗程

不同的药物有不同的用药时间规定。一般情况下,饭前给药吸收较好,发挥作用较快;饭后给药吸收较差,显效也较慢。易受胃酸影响的药物可饭前服用,对胃有刺激的药物宜饭后服用,催眠药应在临睡前服用,胰岛素应在餐前注射。用药的次数根据病情的需要,以及药物在体内消除速率而定。对半衰期短的药物,给药次数要相应增加。

给药间隔时间对维持稳定的血药浓度非常重要,通常按照一定时间内给药总剂量不变的原则,如给药间隔时间短,可减少血药浓度的波动,必须适当减少每次用药量,以免蓄积中毒;给药间隔时间长,则血药浓度波动大,必须注意波峰(血药最高浓度)是否超过最低中毒浓度和波谷(最低浓度)是否低于疗效浓度等问题。尤其是在应用抗菌药物治疗感染性疾病时更为重要,因为血药浓度在有效与无效之间的波动可导致细菌产生耐药性。

🗶 知识拓展

治疗药物监测

治疗药物监测(TDM)是临床药物治疗学研究的一项重要内容,它是结合药代动力学原理,采用先进测试技术测定血药浓度与疗效、毒性的关系,从而获得最佳治疗剂量,使用药方案个体化,以取得满意的疗效,减轻或避免药物不良反应的发生。TDM技术的应用减少了药物治疗的盲目性,为临床医师及时、准确、快速地制订和调整给药方案提供了依据,也为药物中毒的诊断和处理提供了有价值的实验室资料。

大多数药物每日给药3次,消除快的药物每日给药4次,消除慢的药物应延长给药间隔时间。临床上需要立即达到有效血浓度时,可在首次给药时采用负荷量,以后给予维持量。肝、肾功能不良者可适当调整给药间隔时间。为了达到一定的治疗目的,通常需要连续用药一定时间,这一过程称为疗程。疗程长短视病情而定。一般情况下,在症状消失后

即可停药,但在应用抗菌药治疗某些感染时,为了巩固疗效、避免耐药性的产生,在症状消失后尚需要再用一段时间的药物。

三、联合用药及药物相互作用

药物联合应用是临床常见的用药方式。两种或两种以上的药物联合应用,除达到多种治疗目的外,主要是利用药物间的协同作用增加疗效或利用拮抗作用减少不良反应。

广义的药物相互作用包括药理学的增效或减效、协同或拮抗、增毒或减毒,以及药剂学中的配伍禁忌。药物相互作用可发生在体外,也可发生在体内。临床上所指的药物相互作用是指同时或序贯应用两种或两种以上的药物,引起药物效应降低或产生意外的不良反应。

配伍禁忌是指两种或两种以上的药物在体外混合时,发生了物理或化学的变化,从而影响药物疗效和安全性。在静脉滴注时尤应注意配伍禁忌。药物相互作用将在本章第五节详述。

四、遗传因素对药物作用的影响

遗传基因的差异是构成药物反应个体差异的决定因素。人与动物之间和动物与动物之间的差异称为种属差异。药理研究在动物实验阶段要考虑种属的选择,在动物实验中观察的效果,要在人体实验中得到验证。在人群中即使条件相同,也有少数人对药物的反应有所不同,称为个体差异。这种差异既有量反应差异,也有质反应差异。在量的方面表现为:①高敏性,某些患者对某种药物特别敏感,所需剂量低于常用量,较小剂量药物产生较强药理作用;②耐受性,某些患者对药物的反应性特别低,所需剂量高于常用量,须用较大剂量才能出现药物效应。在质的方面表现为:①变态反应;②特异质反应。

五、精神因素对药物作用的影响

精神状态和情绪对药物疗效有很大影响,精神振奋、情绪激昂可影响降压药、镇静催眠药的疗效;精神萎靡、情绪低落可影响抗肿瘤药、抗菌药的治疗效果。严重者可引起机体内分泌失调,抵抗力降低,导致或加重疾病。心理活动对药物治疗效果有较大的影响,主要是因为:①患者的精神状态受外界环境的影响;②精神因素的影响主要发生在慢性病、功能性疾病和较轻疾病;③精神因素的影响往往与心理承受能力有关,承受能力强则影响力较小,承受能力弱则影响力相对较大;④精神因素有先入为主的特点。医生护士的语言、表情、态度、被信任的程度,技术操作熟练程度,暗示以及医院的环境等都会影响患者的心理活动,从而影响药物的治疗效果。

精神因素对药物效果有影响,临床新药试验研究常采用安慰剂对照试验以排除精神因素对药物效应的影响。安慰剂一般是指无药理活性的物质如乳糖、淀粉等制成的制剂,外形与真药相同。安慰剂产生的作用称为安慰剂作用,主要由患者的精神心理因素引起,对一些慢性疾病,如头痛、手术后痛、高血压、心绞痛、神经官能症等能获得 30% ~ 50% 的疗效,可见安慰剂效应是药物治疗的重要因素之一。由于安慰剂效应的存在,在新药临床研究中常采取双盲对照试验法,以排除假阳性疗效或假阴性不良反应。

六、疾病对药物作用的影响

疾病是影响临床用药的重要因素,尤其是肝脏、肾脏及心血管疾病可对药物的作用产生影响。一方面会使某些组织器官的受体数目和功能发生变化,从而改变机体对药物的敏感性,导致药效学改变;另一方面会使药物在体内的吸收、分布、代谢及排泄发生变化,导致药动学改变,引起临床效应改变。要充分认识机体的状态对临床用药的影响,及时调整给药方案,避免不良反应,达到个体化用药,以获得最佳疗效。

(一)疾病对药效学的影响

1.疾病引起受体数目改变

大多数药物通过与靶细胞上的受体结合发挥药理效应。组织细胞受体的数目、亲和力及内在活性可因疾病的影响而发生改变。例如,甲亢患者的 β 受体比正常人多 1 倍,用 β 受体激动剂很容易引起心律失常。疾病对药物靶受体的影响是改变药物效应的一个重要因素。

(1)高血压:高血压患者体内内源性儿茶酚胺增高,交感神经活性增高,使受体长期暴露于高浓度的肾上腺素和去甲肾上腺素中,致使 β 受体下调。普萘洛尔的降压作用是通过阻断 β 受体,有利于 β 受体数目向上调节,对内源性儿茶酚胺水平高的患者,其减慢心率、降低血压的作用显著;对体内儿茶酚胺浓度不高的患者,其减慢心率作用不明显,治疗效果差。

(2)支气管哮喘:哮喘患者支气管平滑肌上的 β 受体数目减少,且与腺苷酸环化酶的偶联有缺陷,体内 CAMP 含量降低,使 α 受体的功能相对占优势,引起支气管收缩,诱发哮喘。治疗时应用 β 受体激动药如沙丁胺醇等舒张气管平滑肌的同时,加用 β 受体阻断药或糖皮质激素后可出现良好的治疗效果。糖皮质激素能恢复 β 受体-腺苷酸环化酶-CAMP 依赖性蛋白激酶系统功能,使 CAMP 含量升高,哮喘得以缓解。而大剂量 β 受体激动药可拮抗 I 体内内源性糖皮质激素的功能,对哮喘患者产生不利影响,目前临床不主张大剂量使用 β 受体激动药。

2.疾病引起机体对药物的敏感性改变

临床资料表明,当肝脏、肾脏等重要器官发生病变时,可影响机体正常的代谢、内环境稳定以及血液循环功能,会使其他组织对药物敏感性发生改变,可影响临床用药效果。

(1)肝脏疾病:肝病患者体内氨、甲硫醇及短链脂肪酸等代谢异常,使脑代谢处于非正常状态,对中枢神经系统抑制药敏感性增强。慢性肝病患者,尤其肝性脑病患者,使用氯丙嗪和地西泮时会产生木僵和脑电波减慢。肝硬化腹水患者使用强效利尿药,由于失钾,易诱发肝性脑病,宜用保钾利尿药治疗,肝病可影响维生素 K 依赖性凝血因子的合成,胆道阻塞可引起维生素 K 吸收障碍,应慎用口服抗凝血药。

(2)肾脏疾病:肾衰竭易引起电解质和酸碱平衡紊乱,患者对抗高血压药特别敏感,特别是对 α 受体阻断药、ACE I 和血管紧张素 Ⅱ 受体阻断药敏感。尿毒症时,血脑屏障通透性增加,对镇静催眠药和阿片类镇痛药的中枢神经系统抑制效应更敏感。

(3)心脏疾病:心功能不全的患者须慎用负性肌力药物,如钙拮抗剂 β 受体阻断药等。心肌梗死患者使用常规剂量的氨茶碱、左旋多巴 β₂ 受体激动剂可引起室性心律失常。对药物敏感性显著改变可由治疗的终止而诱发,如冠心病患者长时间使用 β 受体阻断药治疗后突然停药,会持续数日对药物有高敏性。此类患者必须缓慢地减少 β 受体阻断药的治疗剂量,并在停药后数日内避免高强度活动,降低诱发心绞痛、心律失常和心肌梗死的机会。

知识链接

患者,男,57 岁,体重 85 kg,因发热,精神症状、恶心、呕吐 24 h 到医院就诊,患者患有高血压、肾病,诊断为流行性脑脊髓膜炎、慢性肾衰竭。医生治疗方案为青霉素 400 万 U,每 4 d 一次。4 d 后,患者出现脑病症状(认知能力下降,方向感消失,嗜睡,右侧面颊肌抽搐等),考虑为青霉素剂量过大引起的神经毒性反应。

分析:

脑膜炎球菌对青霉素高度敏感,但此药不通过血脑屏障,需要大剂量。但医生用药时,没有考虑患者的肾功能状态、肾衰竭、体内易出现青霉素的蓄积。血浆中青霉素浓度过高本身也会改变血脑屏障对青霉素的通透性,从而导致出现青霉素脑病,应调整治疗方案。

(二)疾病对药动学的影响

许多疾病对药物在体内的吸收、分布、代谢和排泄产生明显的影响,特别是消化系统的疾病,肝、肾功能不全及心血管疾病的影响更为重要。

1.疾病对药物吸收的影响

疾病可以改变药物的吸收过程,其中对口服药物吸收制剂的吸收影响最大,从而影响药物的药理效应。

(1)胃肠道功能改变:有些疾病,如抑郁症、帕金森病、创伤或手术恢复期等,患者的胃排空时间延长,使药物在小肠部位吸收延迟,药物的达峰时间延迟,药峰浓度降低,药物起效慢。有些疾病,如十二指肠溃疡、甲状腺功能亢进、胃酸过多等则使胃排空加快,药物的达峰时间缩短。例如,节段性回肠炎可减慢林可霉素、甲氧苄啶及磺胺甲噁唑的吸收;慢性胰腺炎或胆囊纤维化的患者,头孢氨苄、头孢噻肟的吸收减少。

(2)肝脏疾病:门脉高压症伴有小肠黏膜水肿或结肠异常,可减慢药物在肠道的吸收。低蛋白血症患者,药物与血浆蛋白结合率降低,血浆中游离型药物的浓度升高,降低药物透过肠黏膜的浓度梯度,使口服药物的吸收减慢。

(3)肾衰竭:肾衰竭患者常伴有恶心、呕吐、腹泻等肠道功能紊乱,可影响药物吸收。

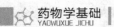

尿毒症患者胃内氨的含量增加,使 pH 值升高,可降低弱酸性药物在胃内吸收。

2.疾病对药物分布的影响

药物在体内的分布主要受血浆蛋白含量、体液 pH 值、药物的脂溶性、组织器官血流量等多种因素影响。其中血浆蛋白含量及其与药物结合的能力是影响药物体内分布的主要因素。

(1)疾病对药物血浆蛋白结合率的影响:慢性肝功能不全、肾功能不全、营养不良、心力衰竭、手术后可引起血浆蛋白含量下降,使结合型药物减少,游离型药物增多,药物作用加强,可能发生不良反应。低蛋白血症患者使用地西泮、氯氮䓬、氯贝丁酯及泼尼松等蛋白结合率高的药物易致毒性反应,应注意减量。

(2)疾病对血液 pH 值的影响:肾病可引起血液 pH 值变化,影响药物解离度及药物向组织的分布。例如,肾病伴酸中毒时,水杨酸和苯巴比妥等弱酸性药物易分布在中枢组织,可能增加中枢毒性。

3.疾病对药物代谢的影响

(1)肝脏疾病的影响:大多数药物在肝脏经过生物转化后转变为无活性的代谢产物而排出体外。肝脏功能减退时,肝药酶数量减少、活性降低,药物在肝脏的代谢灭活减少,可使药物效应增强、毒性反应增加。例如,肝硬化患者应用地西泮,半衰期可显著延长,药效随之加强。有些药物须经肝脏活化才具有药理效应,如可的松、泼尼松等,肝功能不全的患者不宜选用。

(2)肾脏疾病的影响:肾脏是仅次于肝脏的药物代谢器官。近曲小管含有高浓度的葡萄糖醛酸转移酶,20%的呋塞米在肾脏葡萄糖醛酸化代谢,50%的胰岛素通过肾脏代谢。肾脏疾病时,药物在体内的转化速度和途径均可发生改变,如尿毒症患者对苯妥英钠的氧化代谢加快,表现为常规剂量下难以控制癫痫发作。

4.疾病对药物排泄的影响

(1)肾脏疾病对肾脏排泄的影响:肾功能不全患者,主要经肾排泄的药物容易在体内蓄积,药物半衰期延长,药理效应增强,甚至发生毒性反应。肾功能异常患者的药物不良反应发生率明显高于肾功能正常者,而且与肾功能损害程度密切相关。

(2)肝脏疾病对胆汁排泄的影响:某些药物以原形或其他代谢产物的形式由胆汁排泄,如红霉素、四环素、利福平等。当肾功能减退时,原经肾排泄的药物也可从胆汁排出一小部分。当肝功能减退时,由于肝血流量减少,进入肝细胞的药物减少,同时药物从肝细胞到胆汁的主动转运过程发生障碍,可使药物经胆汁排出减少,药物的肝肠循环减弱。

七、特殊人群用药

特殊人群主要是指孕妇、新生儿、婴幼儿、老年人及肝肾功能不全者等,他们在生理、生化功能等方面表现出一定的特殊性,影响药物的药动力学过程,其药动力学参数与一般人群存在着较大差异。也有一些特殊职业人群用药需注意,如驾驶员、运动员、高空作业人员等。特殊人群用药要充分考虑特殊人群的用药特点,以保证用药的有效性和安全性。

（一）妊娠期和哺乳期妇女用药

妊娠期和哺乳期用药既要考虑药物在母体内的药动力学特点及其药效的发挥，还要考虑药物对胎儿或新生儿的影响。

1.妊娠期药动力特点

妊娠期由于母体生理学发生变化以及激素的影响，使药物在孕妇体内的药动力学过程与非妊娠期有所不同。妊娠期间受雌、孕激素的影响，胃酸分泌减少，使弱酸性药物吸收减少、弱碱性药物吸收增多；肠蠕动减弱，使口服药物的吸收延缓。早孕反应如呕吐，可致药物吸收减少。妊娠期血浆容积、脂肪、体液含量均有不同程度的增加，药物的分布容积增大，血药浓度低于非妊娠期。妊娠期血浆容积增大，血浆蛋白的浓度相对降低，药物与蛋白结合减少，游离型药物增多，药效增强。妊娠期孕激素浓度增高可增强肝药酶活性，提高肝对某些药物的代谢能力。妊娠期心输出量增多，肾血流量及肾小球滤过率均增加，肾排泄药物或其他代谢产物加快。妊娠高血压时，孕妇肾功能受影响，药物可因排泄减少而在体内蓄积。

2.药物在胎盘的转运

妊娠过程中，大多数药物都可通过胎盘屏障进入胎儿的体内。药物经胎盘转运的方式有简单扩散、易化扩散和主动转运等。影响胎盘药物转运的因素包括药物和胎盘的两个方面。一般脂溶性高、解离度低、分子量小、血浆蛋白结合力低的药物容易进入胎儿体内。妊娠早期胎盘较厚，药物较难扩散，妊娠晚期胎盘变薄，药物易于扩散。大多数药物的胎盘转运是通过子宫-胎盘循环和胎盘-胎儿循环完成的，与一般细胞膜的通透性无明显差别，胎盘不能有效保护胎儿免受药物的影响，大多数药物可经胎盘进入胎儿体内，且有相当多的药物经过代谢而形成有害物质，而致胚胎死亡或畸形。因此，孕妇用药，特别是孕早期用药要十分慎重。

🔖 **知识链接**

反应停事件

20世纪50年代后期，先后在联邦德国、澳大利亚、加拿大、日本等28个国家发现畸形胎儿12 000余例，死亡6 000人。其症状为新生儿形似海豹，无肢或短肢，指（趾）间有蹼，心脏发育不全，呈严重的先天性畸形，称为"海豹婴儿"。这场灾难的罪魁祸首是联邦德国一家制药厂生产的一种镇静剂——沙利度胺（又称反应停），其作用是治疗孕妇的早孕反应。反应停禁用36周后不再出现新的病例。"反应停事件"被称为"20世纪最大的药物灾难"，改变了胎盘屏障是胎儿的天然保护神的设想。

3.妊娠期用药的基本原则

妊娠期用药一般应遵循以下原则：妊娠期用药必须有明确的指征，尽量避免妊娠早期（1～12周）用药，在医生指导下用药，尽量单一、小剂量用药，避免联合用药和大剂量用药；尽量选用老药，避免使用新药；应用可能对胎儿有害的药物时，要权衡利弊后再决定是否用药,若病情急需用肯定对胎儿有危害的药物,应先终止妊娠再用药。

4.哺乳期用药

几乎所有的药物都能进入乳汁被婴儿吸收。哺乳期用药应慎重,确需用药应权衡利弊,尽可能减少药物对乳儿的影响。若乳母所用药物对婴儿影响较大,则应停止喂奶,暂时实行人工喂养。

(二)小儿用药

婴幼儿器官和组织处于发育成长期,肝、肾、中枢神经发育不完全,尤其是血脑屏障通透性高,对直接作用于中枢的药物较敏感。小儿,尤其是婴幼儿,体液含量比例较高,药物消除慢,对影响水、盐代谢和酸碱平衡的药物很敏感。新生儿、婴幼儿皮肤嫩,角质层薄,皮下毛细血管丰富,外用药很容易通过皮肤黏膜吸收,且速度较成人快,易致药物吸收过量产生不良反应甚至中毒。新生儿及婴幼儿血浆蛋白浓度低,结合力较差,尤其是新生儿体内存在许多能与血浆蛋白竞争结合的内源性物质,使血中结合型药物减少,游离型药物浓度明显增加,引起药效增强或中毒。有的药物在婴幼儿体内甚至出现与成人不同的作用,如氯霉素用于婴幼儿,由于肝脏灭活能力低下,可引起灰婴综合征;8岁以下的儿童服用四环素可影响骨及牙齿的发育。小儿用药尤其谨慎,使用不当会造成器官和组织发育障碍,甚至发生不良反应,造成后遗症。小儿给药剂量多按体重计算,也可根据成人剂量进行折算。

(三)老年人用药

老年人一般指年龄超过60岁的人。老年人组织器官功能随年龄的增长日渐衰退,功能代偿能力降低,耐受性下降,药物的代谢及排泄功能减慢。老人血浆蛋白含量较低,体液含量比例减少,脂肪较多,药物血浆蛋白结合率偏低,水溶性药物分布容积较小而溶脂性药物分布容积较大。老年人对中枢神经系统药、心血管系统药较敏感,易出现不良反应,用药量应当减少,常为成人剂量的3/4。老年人记忆力减退,依从性较差,用药种类宜少,须交代清楚。

八、机体对药物的反应性变化

长期反复用药可引起机体(包括病原体)对药物的反应性发生变化。主要表现为:

1.耐受性

连续用药后机体对药物的反应性降低,药效降低,增加剂量可保持药效不减,这种现象称为耐受性。交叉耐受性是指对同类药物中的一种药物产生耐受性后,对其他药物也会产生耐受性。病原微生物和肿瘤细胞对化学治疗药产生的耐受性称为耐药性,也称为抗药性,是化学治疗药长期反复使用的必然结果。

2.依赖性

依赖性可分为生理依赖性和精神依赖性。生理依赖性也称为躯体依赖性,是反复用药造成机体对药物的一种适应状态,中断用药可产生一系列痛苦且难以忍受的戒断症状。

精神依赖性是指反复用药使人产生一种愉快满足的感觉,停药后产生主观不适,但无戒断症状,渴望再次用药,以获得满足或避免不适感。

点滴积累

1.影响药物作用的药物方面的因素有药物剂型、给药途径、给药次数、给药时间、联合用药及药物相互作用。

2.影响药物作用的机体方面的因素有年龄,性别,精神因素,遗传因素,机体的肝、肾功能状态等。

3.特殊人群是指孕妇、新生儿、婴幼儿及老年人等,特殊人群用药要充分考虑特殊人群的用药特点,以保证用药的有效性和安全性。

4.长期反复用药可引起机体(包括病原体)对药物的反应性发生变化,主要变现为耐受性和依赖性。

第五节 药物相互作用

在临床药物的治疗过程中,常同时或序贯使用两种或两种以上的药物,这种联合用药可产生药物之间的相互作用,从而影响药物疗效。

一、体外药物相互作用

每种药物都有各自的理化特征,配伍不当即可产生物理性或化学性反应,导致药物失效或发生毒性反应。药物的体外相互作用也称为配伍禁忌。体外相互作用多发生于液体制剂,可在配药过程中或静脉输液过程中发生。医师和药师要熟悉药物的理化性质,掌握药物的配伍禁忌,保证用药安全。

1.物理性配伍禁忌

药物配伍使用时导致药物外观、性质、药效发生变化,属于物理性配伍禁忌。一般不改变药物成分,但会造成制剂外观或均匀性发生变化,可能影响药物疗效或对患者造成损害。

2.化学性配伍禁忌

药物配伍使用时引起药物成分的化学变化,导致疗效降低、毒副作用增大,属于化学性配伍禁忌。可产生气体、沉淀、溶液浑浊、结晶及变色。有些配伍变化不是立即发生,而是在使用过程中逐渐出现,应引起足够的重视。有些变化外观不明显,但药物性质已发生变化,如氯霉素注射液(含乙醇、甘油等)加入5%葡萄糖注射液或0.9%氯化钠注射液中,可析出氯霉素沉淀。

二、药动学相互作用

1.吸收过程的相互作用

胃肠道 pH 值影响药物的解离度,从而影响药物吸收。酸性药物在酸性环境以及碱性药物在碱性环境下解离程度低,药物非解离部分占大多数,溶解性较高,较易透过生物膜被吸收。例如,水杨酸类药物在酸性环境的吸收较好,若同时服用碳酸氢钠,将减少水杨酸类药物的吸收。含有 2 价、3 价的阳离子(Ca^{2+}、Fe^{2+}、Mg^{2+}、Al^{3+}、B^{3+}、Fe^{3+})的药物可与其他药物发生反应,产生不溶解和难以吸收的络合物。例如,四环素的吸收受磷酸钙等的严重影响,铁剂可显著降低四环素吸收。消化液是某些药物重要的吸收条件。硝酸甘油片舌下含服,需要充分的唾液帮助其崩解和吸收,若同时服用抗胆碱药,则由于唾液分泌减少而使之降效。局麻药液中加入缩血管药,用药部位的局部血管收缩,局麻药吸收减少,局麻作用时间延长。

2.分布过程的相互作用

两种蛋白结合率高的药物联合应用,药物相互竞争血浆蛋白结合部位,可发生竞争性置换,使游离药物浓度提高,作用加强,甚至出现毒性反应。常见的血浆蛋白结合率高的药物有水杨酸类、保泰松、丙磺舒、香豆素类抗凝药、苯妥英钠、青霉素类、硫喷妥钠、磺胺药、磺酰脲类降糖药、吲哚美辛等。类似的反应也可发生在组织结合位点上,而且置换下来的游离型药物可返回血液中,使血药浓度升高。例如,奎尼丁能将地高辛从其骨骼肌的结合位点上置换下来,增高地高辛的血药浓度(奎尼丁也能影响地高辛的肾脏排泄),引起毒性反应。

3.代谢过程的相互作用

大多数药物主要在肝脏由肝微粒体酶(肝药酶)代谢,使脂溶性药物转化为极性较高的水溶性代谢物,易于从肾脏排出体外。肝微粒体酶的活性易受药物的影响,具有重要的临床意义。例如,患者在口服抗凝血药双香豆素期间加服药酶诱导剂苯巴比妥,可使血中双香豆素的浓度下降,抗凝血作用减弱,表现为凝血酶原时间缩短。如果这类药物合用,必须应用较大剂量才能维持其治疗效应。肝药酶被抑制的结果,会使另一药物的代谢减少,作用加强。例如,西咪替丁抑制肝药酶,可提高华法林的浓度及增加其抗凝血作用。

案例分析

某患者,由于失眠,长期服用苯巴比妥,用药初时,1 片即可使患者轻松入睡,随着时间延长,服用 1 片药物后,患者仍然无法入睡。

分析:

(1)由于苯巴比妥为肝药酶诱导剂,长期使用使肝药酶活性加强,代谢药物(包括苯巴比妥)的能力加强,使血中苯巴比妥的浓度降低,药效减弱,因此服用原来剂量的药物无法达到原来的药效。

（2）想要达到原有的药效,需要增加药物剂量。

4.排泄过程的相互作用

由于大部分药物在肾脏排泄,因此影响药物排泄的相互作用通常发生在肾脏,主要表现在药物从肾小管的重吸收、肾小管的分泌等环节。例如,苯巴比妥中毒时,给患者输入碳酸氢钠等药物碱化尿液,促进苯巴比妥从尿液排出,有利于患者中毒的解救;丙磺舒和青霉素竞争肾小管上的酸性转运系统,可延缓青霉素经肾排泄,使其抗菌作用时间延长。

三、药效学相互作用

药效学方面的药物相互作用是指一种药物增强或减弱另一种药物的生理作用或药物效应,而对血药浓度没有明显影响。

1.协同作用(1+1>2)

协同作用是指两个作用机制各异但效应相同的药物联合应用,可出现效应叠加或增加。例如,中枢抑制药连用可使中枢抑制作用增强;哌替啶的镇痛作用可消除患者手术前紧张恐惧情绪,减少麻醉药用量,若与氯丙嗪、异丙嗪组成冬眠合剂,当静脉注射速度稍快时,可发生严重的呼吸、循环抑制。协同作用也可出现不良反应叠加,如氨基苷类抗生素与呋塞米合用,可加重耳毒性。

2.拮抗作用(1+1<1)

拮抗作用是指两个作用机制不同、效应相反的药物联用,可使彼此作用减弱或拮抗对方效应,如饮茶或咖啡,可导致地西泮的镇静催眠作用减弱或消失。

点滴积累

1.药物相互作用表现为体外药物相互作用、药效学相互作用或药动力学相互作用3个方面。

2.药动学相互作用可发生在吸收、代谢、排泄等环节。

3.药效学相互作用可表现为协同作用,出现药效叠加或增强,也可表现为拮抗作用或药效减弱。

目标检测

一、单项选择题

1.下列对药物选择性作用的叙述,哪项是错误的?(　　)

　A.选择性与药物剂量无关　　　　　　B.大多数药物均有各自的选择作用

　C.是药物分类的依据　　　　　　　　D.是临床选药的基础

2.药物作用的两重性是指(　　)。

　A.兴奋作用和抑制作用　　　　　　　B.治疗作用和不良反应

　C.局部作用和吸收作用　　　　　　　D.对因治疗和对症治疗

3.药物的副作用是在下列哪种剂量时产生的?(　　)

　A.极量　　　　　　　　　　　　　　B.治疗量

　C.最小中毒量　　　　　　　　　　　D.最小有效量

4.下列有关过敏反应的叙述,错误的是(　　)。

　A.与药物固有药理作用无关　　　　　B.为一种病理性免疫反应

　C.与剂量有关　　　　　　　　　　　D.不易预知

5.A药比B药安全,判断的依据是(　　)。

　A.A药的LD_{50}/ED_{50}比B药大　　　　B.A药的LD_{50}比B药小

　C.A药的LD_{50}比B药大　　　　　　D.A药的ED_{50}比B药小

6.治疗指数是指(　　)。

　A.ED_{95}/LD_5的比值　　　　　　　　B.ED_{90}/LD_{10}的比值

　C.ED_{50}/LD_{50}的比值　　　　　　　D.LD_{50}/ED_{50}的比值

7.受体激动药与受体(　　)。

　A.只具有内在活性　　　　　　　　　B.只具有亲和力

　C.既有亲和力又有内在活性　　　　　D.既无亲和力也无内在活性

8.首关效应可发生于(　　)。

　A.舌下给药　　　　　　　　　　　　B.皮下注射

　C.肌内注射　　　　　　　　　　　　D.口服

9.药物与血浆蛋白结合后其(　　)。

　A.药物作用增强　　　　　　　　　　B.暂时失去药理活性

　C.药物代谢加快　　　　　　　　　　D.药物排泄加快

10.碱化尿液,可使弱酸性药物经肾脏排泄时(　　)。

　A.解离多、重吸收多、排出少　　　　B.解离少、重吸收多、排出少

　C.解离少、重吸收少、排出多　　　　D.解离多、重吸收少、排出多

11.药物或其他代谢物排泄的主要途径是(　　)。

　A.肠道　　　　　　B.胆汁　　　　　　C.乳汁　　　　　　D.肾脏

12.药物的半衰期取决于(　　)。

A.吸收速度　　　　　　　　　　　　B.消除速度

C.血浆蛋白结合率　　　　　　　　　D.剂量

13.某药半衰期为10 h,1次给药后,药物在体内基本消除时间为(　　　)。

A.10 h左右　　　　　　　　　　　　B.2 d左右

C.1 d左右　　　　　　　　　　　　D.20 h左右

14.恒量恒速给药后经(　　　)个$t_{1/2}$可达到血浆稳定浓度。

A.3　　　　　　　B.5　　　　　　　C.7　　　　　　　D.9

15.如何能使血药浓度迅速达到稳态浓度?(　　　)

A.每隔一个半衰期给1次剂量　　　　B.增加给药剂量

C.首剂加倍　　　　　　　　　　　　D.每隔两个半衰期给1次剂量

16.连续用药使药敏感性下降的现象称为(　　　)。

A.抗药性　　　　　　B.耐受性　　　　　　C.耐药性　　　　　　D.成瘾性

17.下列关于药物体内排泄的叙述,错误的是(　　　)。

A.药物经肾小球滤过,经肾小管排出　　B.极性大的药物易排出

C.有些药物可经肾小管分泌排出　　　　D.弱酸性药物在酸性尿液中排出多

18.患者,男,56岁,患顽固失眠症伴忧虑,长期服用地西泮,开始每晚服用5 mg即可入睡,半年后每晚服10 mg仍不能入睡,这是因为机体对药物产生了(　　　)。

A.耐受性　　　　　　B.成瘾性　　　　　　C.继发反应　　　　　　D.副作用

19.患者,男,18岁,患急性扁桃体炎就医,医生处方中的抗菌药为复方磺胺甲噁唑,并嘱咐其首次剂量加倍服用,这是因为(　　　)。

A.可迅速达到稳态血药浓度而发挥作用

B.可使毒性反应降低

C.可使副作用减少

D.可使半衰期延长

20.患者,男,37岁,因过食生冷后出现腹泻,腹痛就诊,医生给予解痉药阿托品0.3 mg,服用后腹痛、腹泻缓解,但患者感视物模糊、口干等,这属于药物的何种不良反应?(　　　)

A.毒性反应　　　　　　B.变态反应　　　　　　C.耐受性　　　　　　D.副作用

二、多项选择题

1.按照中国新药审批办法的规定,药物的命名包括(　　　)。

A.通用名　　　　B.商品名　　　　C.化学名　　　　D.常用名　　　　E.习惯名

2.下述对副作用的描述哪些是正确的?(　　　)

A.治疗量时出现的副作用

B.一般较轻,多是可恢复的功能性变化

C.药物固有的作用

D.与治疗目的无关的作用

E.不可预知的作用

3.下列关于药物毒性反应的描述中,正确的是(　　　)。

A.一次用药超过极量　　　　　　　　B.长期用药逐渐蓄积

C.患者属于过敏性体质　　　　　　D.患者肝或肾功能障碍

E.患者属于特异质体质

4.药物的不良反应包括（　　　　）。

A.副作用　　　　　　　　　　　B.毒性反应

C.过敏反应　　　　　　　　　　D.后遗效应

E.预防作用

5.药物体内过程包括（　　　　）。

A.吸收　　　　　B.分布　　　　　C.代谢　　　　　D.排泄　　　　　E.转运

6.口服给药的缺点是（　　　　）。

A.吸收完全　　　　　　　　　　B.可能对胃黏膜有刺激作用

C.起效较慢　　　　　　　　　　D.首关消除作用强的药可使药效降低

E.起效较快

7.下列哪些给药途径可避开首关消除？（　　　　）

A.口服给药　　　B.舌下给药　　　C.直肠给药　　　D.肌内注射　　　E.静脉注射

8.影响药物在体内分布的因素有（　　　　）。

A.局部器官的血流量　　　　　　B.各种特殊屏障

C.药物与血浆蛋白结合率　　　　D.药物的解离度和体液 pH 值

E.给药途径

9.肝药酶的特点是（　　　　）。

A.专一性低　　　　　　　　　　B.专一性高

C.可被药物诱导或抑制　　　　　D.个体差异大

E.个体差异小

10.半衰期的临床意义为（　　　　）。

A.药物分类的依据　　　　　　　B.预测达到稳态血药浓度的时间

C.确定给药间隔时间　　　　　　D.预测药物基本消除的时间

E.确定给药途径的依据

三、简答题

1.何为量效关系？简述效价、效能的意义及区别。

2.简述时量关系曲线的意义。

3.从药物与受体的相互作用，说明激动药物与拮抗药的特点。

4.简述血浆半衰期及其临床意义。

5.影响药物作用的因素有哪些？

四、实例分析

1.有很多患者在用药时比较偏向于使用进口药，认为"进口药疗效比国产药好"。根据所学的知识，分析上述认识是否正确？为什么？

2.β 受体阻断药普萘洛尔是常用的抗高血压药物，通过阻断血管 β 受体产生降血压作用。在使用该药一段时间后突然停药，会出现血压升高甚至产生危险。试分析其原因。

第二章　中枢神经系统药物

作用于中枢神经系统的药物,主要通过调节中枢神经系统的功能状态而产生作用。

第一节　镇静催眠药

镇静催眠药属于中枢抑制药,小剂量能缓解或消除紧张、激动、烦躁、焦虑等症状,恢复安静情绪,称为镇静作用;中等剂量能引起并维持近似生理性睡眠,称为催眠作用;大剂量则可产生抗惊厥、抗癫痫作用。镇静催眠药分为苯二氮䓬类、巴比妥类和其他类。本类药物大多数属于二类精神药品。

知识链接

失眠症

失眠是指无法入睡或无法保持睡眠状态。失眠症也称睡眠障碍,是指由各种原因引起入睡困难、睡眠深度或频度过短、早醒及睡眠时间不足或质量差等,是一种常见病。

CCMD(中国精神障碍分类与诊断标准)对失眠的诊断标准为:①以睡眠障碍为唯一症状,其他症状均继发于失眠,包括难以入睡、睡眠不深、易醒、多梦、早醒、醒后不易再睡、醒后不适感、疲乏或白天困倦;②上述睡眠障碍每周至少发生3次,并持续1个月以上;③失眠引起显著的苦恼,或精神活动效率下降,或妨碍社会功能;④不是任何一种躯体或精神障碍症状的一部分。

一、巴比妥类

巴比妥类药物是巴比妥酸的衍生物。巴比妥酸本身无药理活性,只有当 C-5 位上的两个氢原子均被烃基取代后才呈现活性。巴比妥类药物的结构通式如下:

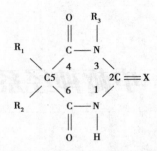

巴比妥类药物按作用时间可分为长效、中效、短效和超短效作用药4类。由于巴比妥类药物的安全性远不及苯二氮䓬类,且较易产生依赖性,因此,目前已很少用于镇静催眠,只有苯巴比妥和戊巴比妥仍用于控制癫痫持续状态,硫喷妥钠偶尔用于小手术或内镜检查时作静脉麻醉。

巴比妥类药物有以下理化通性:通常为白色结晶或结晶性粉末;干燥时在空气中较稳定,加热后多能升华;一般微溶或极微溶于水,易溶于乙醇等有机溶剂。

1.弱酸性

本类药物显弱酸性,能溶解于氢氧化钠和碳酸钠溶液中生成钠盐供制备注射剂用,忌与酸性药物配伍,并应避免与空气中的二氧化碳接触,防止析出巴比妥类沉淀。

课堂活动

某患者与人争吵后口服大量苯巴比妥,出现昏迷、呼吸抑制、血压下降等症状,医生处理时用碳酸氢钠碱化尿液的方式作为抢救措施。

请问此方法的理由是什么?

2.水解性

制剂时应注意本类药物钠盐一般不稳定,在吸湿的情况下能分解为无效的物质,一般制成粉针使用。

案例分析

巴比妥钠盐注射剂应配制成粉针剂,并注意密闭隔绝空气保存,临用前加注射用水溶解后立即给患者注射。

分析:

巴比妥类药物含环状酰脲结构,在碱性条件下易水解开环,其钠盐不能配制成水针剂。本类药物的烯醇式互变异构体具有弱酸性,酸性比碳酸弱,其钠盐极易从空气中吸收 CO_2 而将巴比妥类从钠盐中游离出来,在生产或储存中都要注意隔绝空气。

二、苯二氮䓬类

苯二氮䓬类是临床常用的镇静催眠药物。

本类药物的不良反应较巴比妥类药物少,现已成为镇静、催眠、抗焦虑的首选药物。常用药物有地西泮(diazepam)、奥沙西泮(oxazepam)、替马西泮(temazepam)、硝西泮(nitrazepam)、氟西泮(flurazepam)等。

在苯二氮䓬环1,2位骈合三唑环,可增加药物的稳定性,提高与受体的亲和力,从而使其药物活性明显增加,如艾司唑仑(estazolam)、阿普唑仑(alprazolam)和三唑仑(triazolam)等,成为临床常用的有效的镇静、催眠和抗焦虑药。

苯二氮䓬类镇静催眠药的作用主要是通过加强中枢 γ-氨基丁酸(GABA)能抑制神经的功能而实现。

地西泮 Diazepam

【化学性质】 本品显弱碱性,可溶于盐酸等强酸。遇酸或碱、受热易水解。口服药物后,在胃酸的作用下开环,进入碱性肠道又重新环合成原药。

【药理作用及临床作用】 又名安定。①抗焦虑作用:小剂量地西泮可使患者的焦虑、紧张、恐惧、不安及失眠等症状得到改善;②催眠作用:较大剂量时,地西泮可产生镇静及催眠作用;③抗惊厥、抗癫痫作用;④中枢性肌肉松弛作用:这种肌肉松弛作用可加强全身麻醉药的肌肉松弛效果。临床用于治疗焦虑症及各种神经官能症,尤对焦虑性失眠疗效极佳。静脉注射地西泮是治疗癫痫持续状态的首选药物。用于治疗破伤风、子痫、小儿高热和药物中毒等原因引起的惊厥。

✕ 知识链接

焦虑与焦虑症

焦虑是一种常见的症状,一种没有明确原因的、令人不愉快的紧张情绪,可见于多种精神、神经疾患,也可见于正常人。而焦虑症则称为焦虑性神经症,是一种心理疾病,它以突如其来的和反复出现的莫名恐慌和忧郁不安等为特征,一般伴有心悸、出汗、震颤、失眠等自主神经功能障碍,严重影响工作和生活,应积极进行心理疏导并辅以药物治疗。

【不良反应】 常见的副作用为头晕、乏力和瞌睡。大剂量可致共济失调(初期:脊髓小脑性共济失调,步履不稳、肢体摇晃、动作反应迟钝;中期:影像重叠;晚期:失去意识、昏睡不醒)和言语不清,重者昏迷或呼吸抑制。长期应用可产生耐受性和依赖性,久用突然停药可引起戒断症状(戒断综合征:烟、酒、毒等瘾癖症候群,症状:兴奋、失眠、流泪、流涕、出汗、震颤、呕吐、腹泻甚至虚脱、意识丧失,危及生命。若再次给药,症状立即消失。有强迫性觅药行为即不择手段获得药品)。

案例分析

患者,男,因长期失眠,一直选择服用地西泮助眠,但随着用药时间的延长,药物使用剂量越来越大,请问患者服用的地西泮为何逐渐失去作用?

分析:

患者长期持续服用镇静催眠药,对药物产生了耐受性,建议镇静催眠药应在必要时服用,不能长期使用,以免产生耐受性和依赖性。

【剂型及规格】 片剂:每片 2.5 mg;5.0 mg。针剂:每支 10 mg(2 mL)。

其他常用的苯二氮䓬类药物见表 2-1。

表 2-1 其他常用的苯二氮䓬类药物

药物名称	用途、主要不良反应
硝西泮 nitrazepam	用途:各种失眠及癫痫 主要不良反应:嗜睡、宿醉、头昏眼花,对呼吸可有所抑制。长期使用可有轻度成瘾性
氯硝西泮 clonazepam	用途:各型癫痫,尤对失神小发作、肌阵挛发作和不典型小发作为好 主要不良反应:嗜睡、头昏、共济失眠、行为紊乱、异常兴奋、神经过敏易激惹(反常反应)、肌力减退
氟硝西泮 flunitrazepam	用途:静脉麻醉或诱导麻醉 主要不良反应:诱导麻醉时大多数患者有轻度呼吸抑制
艾司唑仑 estazolam	用途:各种失眠症和焦虑症,麻醉前给药 主要不良反应:偶有疲乏、无力、嗜睡等反应
奥沙西泮 oxazepam	用途:焦虑症 主要不良反应:偶见恶心、头昏等反应
三唑仑 triazolam	用途:各种失眠症 主要不良反应:头晕、头痛、嗜睡。较少见:恶心、呕吐、头昏眼花、语言模糊、动作失调。少数可发生昏倒、幻觉

苯二氮䓬类药物与乙醇或其他中枢抑制药如抗抑郁药、镇痛药、H_1 受体阻断药、全身麻醉药合用,可使中枢抑制作用增强,以防出现嗜睡、昏睡及呼吸抑制甚至死亡;与易成瘾的药物合用,成瘾的危险性增加;与 MAOIs 和 TCAs 合用时,可相互增效;与钙通道阻滞药或利尿降压药合用时,可增强降压效果。

三、其他镇静催眠药

水合氯醛(chloral hydrate)可口服或灌肠给药。引起近似生理性睡眠,临床主要用于顽固性失眠或其他催眠药效果不佳者;大剂量可用于抗惊厥。

唑吡坦(zolpidem)是新型催眠药,属于一类精神药品。具有镇静、催眠、抗惊厥、抗焦虑和肌肉松弛作用。临床主要用于各种类型失眠症。长期服用可产生依赖性,突然停药可出现戒断症状。

根据患者个体情况和药物的药动学特点选药,肝病或老年患者常选用不需在肝脏代谢的劳拉西泮和奥沙西泮。入睡困难者选用短、中效药物,易惊醒或早醒者选用中、长效药物。镇静催眠药应限于短期应用,一般在持续应用4周后需逐渐减量至完全停药。

🏷 **点滴积累**

1.苯二氮䓬类药物现已成为镇静、催眠、抗焦虑的首选药物。

2.苯二氮䓬类药物的不良反应较巴比妥类少,常见的副作用为头晕、乏力和嗜睡。长期应用可产生耐受性和依赖性。

第二节　抗癫痫药

癫痫是一类慢性、反复性、突然发作性大脑功能失调,其特征为脑神经元突发性异常高频率放电并向周围扩散。抗癫痫药主要用于防止和控制癫痫的发作。

各种抗癫痫药物对各型发作的效果不同,应用时应根据发作类型选择适当的药物或合并用药。

🏷 **知识链接**

癫痫病的类型见表2-2。

表 2-2　癫痫病的类型

	发作类型	主要特点
局限性发作	单纯局限性发作(局灶性发作)	无意识障碍,有运动、感觉及自主神经症状
	复杂局限性发作(精神运动性发作)	出现意识障碍,有精神症状
全身性发作	强直-阵挛性发作(大发作)	意识丧失,全身阵挛性抽搐,持续数分钟
	小发作(失神性发作)	短暂的意识丧失,多见儿童,也称失神发作
	肌阵挛性发作	肢体或全身部分肌群发生短暂的抽动
	癫痫持续性发作	大发作持续状态,发作频繁,间歇期甚短或无,持续昏迷、抽搐状态

苯妥英钠 Phenytoin sodium

【药理作用及临床应用】 又名大仑丁。本品对大脑皮质运动区有高度选择性抑制作用,可阻止病灶部位的异常放电向周围正常脑组织扩散而治疗癫痫。同时不引起中枢的广泛抑制,不出现镇静、催眠作用。临床主要用于癫痫大发作,常作首选药。对精神运动性发作和局限性发作次之,对小发作无效,甚至使病情恶化,应禁用。也用于治疗外周神经痛及强心苷中毒所致的心律失常。

【不良反应】 常见有胃肠刺激反应、牙龈增生、神经系统反应、血液系统反应、过敏反应等。偶有男性乳房增大、女性多毛症、淋巴结肿大、肝损害。妊娠早期用药可致畸胎,孕妇禁用。久服骤停可致癫痫发作加剧,甚至诱发癫痫持续状态。静脉注射过快可致房室传导阻滞、血压下降等,应在心电图检测下使用。

【剂型及规格】 片剂:每片 50 mg;100 mg。注射用苯妥英钠:100 mg;250 mg。

其他常用的抗癫痫药物见表 2-3。

表 2-3　其他常用的抗癫痫药物

药物名称	用途、主要不良反应
卡马西平 carbamazepine	用途:癫痫发作、局限性发作、精神运动性发作。治疗三叉神经痛及舌咽神经痛 主要不良反应:常见的副作用有头晕、嗜睡、乏力、恶心、呕吐,偶见粒细胞减少、可逆性血小板减少,甚至引起再生障碍性贫血和中毒性肝炎等。偶见过敏反应。大剂量时可引起房室传导阻滞
丙戊酸钠 sodium valproat	用途:多用于其他抗癫痫药无效的各型癫痫患者,尤以小发作为最佳 主要不良反应:常见的副作用是胃肠道反应。少数患者出现肝脏毒性、血清碱性磷酸酶升高、转氨酶升高。孕妇慎用
普罗加比 progabide	用途:本品为 γ-氯基丁酸受体的激动药,主要用于治疗癫痫部分性发作和痉挛状态 主要不良反应:常见有眩晕、嗜睡、乏力和胃肠功能障碍。本品对肝脏有损害,肝功能不全者禁用;肾功能不全者剂量应减半
扑米酮 primidone	用途:对癫痫大发作、精神运动性发作有效,与苯妥英钠合用能增强疗效 主要不良反应:不良反应较少,有嗜睡、头晕、恶心、呕吐、共济失调和眼球震颤等。肝、肾功能不全者慎用,孕妇禁用
乙琥胺 ethosuximide	用途:主要用于癫痫小发作,是治疗小发作的常用药。能加重大发作,对小发作伴有大发作的混合型癫痫,可与苯巴比妥或苯妥英钠合用 主要不良反应:食欲缺乏、恶心、呕吐、上腹部不适、头晕、头痛等。偶见粒细胞减少、再生障碍性贫血等。用药期间注意查血象及肝、肾功能

苯妥英钠血浆蛋白结合率高(90%),具有肝药酶诱导作用,可与其他药物产生相互作用(如保泰松、避孕药、糖皮质激素、双香豆素等)。

根据癫痫发作类型和脑电图特征合理选用抗癫痫药物。全面性强直-阵挛发作宜选用卡马西平、苯妥英钠、苯巴比妥、丙戊酸钠;精神运动性发作患者宜选用卡马西平;单纯性局限性发作宜选用扑米酮、卡马西平、苯妥英钠、苯巴比妥;失神性发作宜选用乙琥胺、丙戊酸钠、氯硝西泮;癫痫大发作持续状态首选地西泮。

点滴积累

1.全面性强直-阵挛发作宜选用卡马西平、苯妥英钠、苯巴比妥、丙戊酸钠;精神运动性发作患者宜选用卡马西平;单纯性局限性发作宜选用扑米酮、卡马西平、苯妥英钠、苯巴比妥;失神性发作宜选用乙琥胺、丙戊酸钠、氯硝西泮;癫痫大发作持续状态首选地西泮。

2.苯妥英钠的不良反应常见胃肠刺激反应、牙龈增生、神经系统反应、血液系统反应、过敏反应等。

第三节　抗帕金森病药

帕金森病又称震颤麻痹,是纹状体内缺乏多巴胺(DA)所致,其主要病变在黑质-纹状体多巴胺神经通路。若黑质体内多巴胺能神经元发生退行性改变,导致纹状体内多巴胺含量下降,多巴胺能神经功能不足,胆碱能神经功能相对占优势,就可出现帕金森病症状。临床上用于帕金森病治疗的药物通过纠正这种不平衡状态而达到治疗目的。

知识链接

帕金森病

欧洲帕金森病联合会从1997年开始,将每年的4月11日确定为"世界帕金森病日(World Parkinson's Disease Day)"。这一天是帕金森病的发现者——英国内科医生詹姆斯·帕金森博士的生日。全球400万患者中有170万人在中国,帕金森病已成中老年人除肿瘤、心脑血管疾病之外的"第三杀手"。最早系统描述该病的是英国内科医生詹姆士·帕金森博士,当时不知道该病应该归入哪一类疾病,称该病为"震颤麻痹"。后来人们对该病进行了更为细致的观察,发现除了震颤外,还有肌肉僵直、写字越写越小等其他症状,但是四肢肌肉力量并没有受损,称震颤麻痹并不合适,故将该病命名为"帕金森病"。

本类药物可分为两大类:①多巴胺拟似药,主要作用在于增加脑内多巴胺含量,包括左旋多巴(levodopa)、卡比多巴(carbidopa)、溴隐亭(bromocriptine)等;②中枢抗胆碱药,可通过阻断中枢M胆碱受体,减弱纹状体内乙酰胆碱的兴奋作用,使纹状体内多巴胺与乙酰胆碱失平衡状态得到纠正,如苯海索(benzhexol)、丙环定(prlcyclidine)等。常用的帕金森病药物见表2-4。

表 2-4　常用的帕金森病药物

药物名称	用途、主要不良反应
左旋多巴 levodopa	用途:用药后可使帕金森病的肌肉僵直、运动障碍得到明显改善,也能减轻震颤 主要不良反应:恶心、呕吐、畏食等胃肠道反应;心血管反应一般为治疗初期出现体位性低血压,也可引起心律失常。还可有精神行为异常激动、不安、焦虑、噩梦等
卡比多巴 carbidopa	用途:临床上与左旋多巴合用,使后者更多地进入黑质和纹状体以增强疗效 本品禁用于严重内分泌病,心、肝、肾功能不全者及血液系统疾病和精神病患者 主要不良反应:恶心、呕吐、体位性低血压,面部、舌、上肢和身体上部异常不随意运动,排尿困难,精神抑郁
溴隐亭 bromocriptine	用途:抗震颤麻痹,治疗帕金森病 主要不良反应:口干、恶心、呕吐、消化性溃疡出血;心悸、心律失常、体位性低血压;不安、幻觉、复视等。溃疡病、心血管病、精神病患者慎用
苯海索 benzhexol	用途:对纹状体的胆碱能神经功能占优势的帕金森病和其他原因引起的帕金森综合征有治疗作用 主要不良反应:外周作用较弱,仅为阿托品的 1/10,引起口干、散瞳、视力模糊等副作用较轻。青光眼患者禁用

左旋多巴与抗精神病药物氯丙嗪、奋乃静等合用,后者具有中枢多巴胺受体阻断作用,干扰左旋多巴的拟多巴胺作用。左旋多巴与维生素 B_6 合用,维生素 B_6 作为多巴脱羧酶的辅酶,可以增加左旋多巴的外周代谢,导致进入脑内的左旋多巴减少。

应综合考虑病变累及的神经元、患者主要临床表现、药物作用特点、药物不良反应、患者个体因素、经济因素等来选择合适的药物。①对病变累及多巴胺能神经元而主要表现为震颤、肌肉强直等症状的患者,药物治疗可选择中枢拟多巴胺药。对主要表现为运动减少或运动不能、僵直、静止性震颤、姿势调节障碍等症状的患者,尤其在应用多巴胺受体激动药后症状出现或加重者,可直接选用左旋多巴-卡比多巴普通剂或缓释剂。②病变累及非多巴胺能神经元表现为肢体麻木、疼痛、痉挛、不安腿综合征、嗅觉障碍等症状或表现为多汗、流涎等自主神经症状的患者,药物治疗可选择中枢抗胆碱药。③对帕金森病伴有抑郁、焦虑、认知障碍、幻觉、淡漠、睡眠紊乱等精神症状的患者,药物治疗时可加入抗组胺药或酌情加入抗精神病药。

🏃 点滴积累

1.治疗帕金森病的药物分为增加脑内多巴胺含量的多巴胺拟似药和阻断中枢 M 胆碱受体使纹状体内多巴胺与乙酰胆碱失平衡状态得到纠正的中枢抗胆碱药两大类。

2.应综合考虑病变累及的神经元、患者主要临床表现、药物的作用特点、药物不良反应、患者个体因素、经济因素等来选择合适的药物。

第四节　抗精神失常药

精神失常是由多种原因引起的以精神活动障碍为主的一类疾病,临床上常见的有精神分裂症、躁狂抑郁症及焦虑症等,治疗这些疾病的药物统称为抗精神失常药。

一、抗精神病药

抗精神病药又称为强安定药,主要用于精神分裂症,对其他精神失常也有一定的疗效。该药物多为多巴胺受体阻断药,通过对中枢神经系统的抑制,在不影响意识的条件下控制兴奋、躁动、焦虑不安,消除幻想,产生安定作用。

氯丙嗪是第一种用于治疗精神分裂症的药物。目前,临床应用的抗精神病药物主要有吩噻嗪类,代表药物是氯丙嗪(chlorpromazine);噻吨类,代表药物是氯普噻吨(chlorprpthixene);苯二氮䓬类,代表药物是氯氮平(clozapine);丁酰苯类,代表药物是氟哌啶醇(haloperidol);以及其他类。

氯丙嗪 Chlorpromazine

【药理作用及临床应用】　又名冬眠灵。①安定作用,对精神病患者能迅速控制兴奋躁动症状。连续用药可使精神分裂症患者消除幻觉、妄想,减轻思维障碍,恢复理智。②镇吐作用,可用于各种原因造成的呕吐的治疗,但对刺激前庭引起的呕吐无效。③降温作用,对下丘脑体温调节中枢抑制作用,使体温调节失灵。可使恒温动物的体温随环境温度的变化而有所升降。在物理降温的配合下,较大剂量可使患者体温降低至正常以下(34 ℃或更低)、基础代谢降低、器官活动减少、耗氧量降低,称为人工冬眠,用于严重创伤或感染、高热惊厥、中暑、破伤风、甲状腺危象等。④氯丙嗪明显阻断 α 受体,可翻转肾上腺素的升压作用,也能抑制血管运动中枢和直接扩张血管,对心脏有一定抑制作用,可致外周阻力下降,心输出量减少,血压下降。氯丙嗪对 M 胆碱受体有较弱的阻断作用。

【不良反应】

(1)锥体外系反应:①帕金森综合征,主要表现为肢体震颤,肌张力增高、运动减少等;②急性肌张力障碍,以肌肉痉挛为特点,主要表现在头颈部肌肉,出现强迫张口、伸舌、斜颈等头颈怪异动作;③静坐不能,表现为坐立不安、反复徘徊;④迟发性运动障碍,表现为节律的或不规则、不自主的刻板运动,特别以口、舌、面部不自主运动最常见。

(2)自主神经与内分泌方面:可致口干、便秘、视力模糊、眼压升高、体位性低血压等。长期服用可致乳房增大、停经、泌乳及不孕症等。

(3)过敏反应:常见皮疹、接触性皮炎及光敏性皮炎,也有剥脱性皮炎发生。

(4)氯丙嗪可诱发癫痫发作,禁用于癫痫病史者。

【剂型及规格】　片剂:每片 5 mg;12.5 mg;25 mg;50 mg。注射液:每支 10 mg(1 mL);

25 mg(1 mL);50 mg(2 mL)。

其他常用的抗精神病药物见表2-5。

表2-5　其他常用的抗精神病药物

药物名称	用途、主要不良反应
奋乃静 perpheneazine	用途:本品为吩噻嗪类的哌嗪衍生物。药理作用与氯丙嗪相似。抗精神病作用、镇吐作用较强,而镇静作用较弱,毒性较低。对幻觉、妄想、焦虑、激动等症状有效 主要不良反应:锥体外系反应较多,肝功能不良者禁用
三氟拉嗪 trifluopeazine	用途:本品抗精神病作用与镇吐作用均比氯丙嗪强,作用出现快而持久。催眠及镇静作用较弱,主要用于治疗急、慢性精神分裂症,尤其对妄想型及紧张型较好 主要不良反应:同氯丙嗪
氟哌啶醇 halopenridol	用途:各种急、慢性精神分裂症。对吩噻嗪类治疗无效者,本品可能有效 主要不良反应:多见锥体外系,尚可引起失眠、头痛、口干及消化道症状。大剂量长期使用可引起心律失常、心肌损伤。心功能不全者禁用。孕妇忌用
氯普噻吨 chlorothixene	用途:适用于伴有焦虑或抑郁症的精神分裂症、更年期抑郁症、焦虑性神经官能症等 主要不良反应:与氯丙嗪相似,但锥体外系反应少见。偶有肝功能损伤、粒细胞减少及皮疹产生。大剂量时可引起癫痫大发作
氯氮平 clozapine	用途:抗精神病作用较强。用于急、慢性精神分裂症。广谱抗精神病药。对用其他药治疗无效的症例仍可有效,几乎无锥体外系反应 主要不良反应:有流涎、便秘,偶可见发热、粒细胞减少。用量过大可引起癫痫发作。增量过快可致体位性低血压

抗精神病药物可增加三环类抗抑郁药的血药浓度,诱发癫痫,加剧抗胆碱能不良反应,并增强中枢神经系统抑制作用。

锂盐可明显降低氯丙嗪和氯氮平的血药浓度,并增加氯氮平等发生药源性恶性综合征的危险。锂盐与氟奋乃静,硫利达嗪等合并用药时可能增加锥体外系反应。

应综合考虑临床症状特点、药物作用特点、药物不良反应、患者个体因素、经济因素等来选择合适的抗精神病药物。①以幻觉、妄想等阳性症状为主要表现的患者,可选择氯丙嗪、奋乃静、氟奋乃静、氟哌啶醇、三氟拉嗪等;②以淡漠退缩、主动性缺乏等阴性症状为主要表现的患者,首选氯氮平等;③以兴奋、激越为主要表现的患者,选用有镇静作用的如氟哌啶醇,氯丙嗪肌内注射或口服合并苯二氮䓬类药物注射;④伴有抑郁症状的精神分裂症患者,宜选用利培酮、奥氮平、氯氮平、喹硫平或舒必利、硫利达嗪,若单用抗精神病药物不能完全改善抑郁症状时可合并使用抗抑郁药物;⑤精神分裂症复发患者在药物选择上可参考既往用药史,首选既往治疗反应最好的药物和有效剂量,也可适当增加药物剂量,若治疗有效则继续治疗,若治疗无效则可换用其他抗精神病药物。

精神病患者合理用药指导

1.药物管理(避免藏药):药物一定要他人保管,不能交给发作期间或无自知力的患者,须按时按量给患者服药。应警惕患者将药藏于舌下、两颊、手指缝等地方,还应警惕患者将每次药量藏起来集中一次服用,以免发生意外。

2.遵医嘱服药(避免赠药、减药、断药):正确掌握用药剂量与疗程,不能随意增减或不规则用药及擅自停药。很多患者症状控制出院后往往服药一段时间就自行停药,其结果是导致疾病复发。精神分裂症患者发病时往往没有自知力,一旦停药便不肯再重新服用,且病情越重越不肯服用,而精神分裂症发作多一次,残留症状的可能性就大一点。

3.注意药物的不良反应(避免拒药):有些患者服药后出现不良反应而不愿服药,这一点有必要予以解释。服药后仅有较轻微的不良反应,不需治疗处理,如出现较重的不良反应就必须在医生的指导下减少服药剂量,经药物治疗会好转。在恢复期维持治疗期间,应定期复查,以便医生根据病情调整药物,同时提高患者服药的依从性。

二、抗焦虑及抗抑郁药

抗焦虑药是用来消除神经官能症的焦虑症状的一类药物,可使精神患者稳定情绪,减轻焦虑、紧张状态,并可改善睡眠。苯二氮䓬类仍然是临床首选的抗焦虑药,代表药物是地西泮(详见第一节镇静催眠药)。丁螺环酮为新型抗焦虑药,较少引起镇静、昏睡及抑郁等副作用,对从事驾驶等有关技术工作的患者几乎无影响,无药物依赖性和成瘾性,是一种较好的抗焦虑药,可用于各种焦虑症的治疗。丁螺环酮与乙醇或其他中枢抑制药合用,可使中枢抑制作用增强;与5-羟色胺重摄取抑制剂(SSRIs)和大剂量曲唑酮合用,可能引起5-羟色胺(5-HT)综合征;与单胺氧化酶抑制剂(MAOIs)合用可使血压升高;与氟哌啶醇合用可使后者血浓度升高,引起锥体外系反应;与氯氮平合用可增加胃肠道出血和高血糖症的危险。根据焦虑特征和药物作用时间长短选药:发作性焦虑选用短、中效药物;持续焦虑则多选用中、长效药物。

抑郁症也是常见的精神障碍之一,以持续的心境恶劣与情绪低落为主要临床特征,常伴随认知或精神运动障碍或若干生理功能的改变。抗抑郁药按作用机制可分为:①去甲肾上腺素(NA)重摄取抑制剂,代表药物为丙米嗪;②单胺氧化酶抑制剂(MAOIs),代表药物为托洛沙酮;③5-羟色胺重摄取抑制剂(SSRIs),代表药物为氟西汀。

抑郁症

据世界卫生组织统计,抑郁症已成为世界第四大疾患。抑郁症与大脑神经递质5-HT和NA的减少有关。患抑郁症除了付出严重的感情和社会代价之外,经济代价也是巨大的。

常用的抗抑郁药物见表2-6。

表 2-6　常用的抗抑郁药物

药物名称	用途、主要不良反应
丙米嗪 imipramine	用途：抑郁症患者服用后，表现为精神振奋，情绪提高，焦虑心情减轻，产生抗抑郁作用。一般需连续用药2~3周后才能见效，不能作为应急治疗用 主要不良反应：抗胆碱和对心血管作用引起口干、便秘、散瞳、眼内压升高、尿潴留、心悸、体位性低血压、心律失常等
氯米帕明 clomipramine	用途：抗抑郁作用，同时还有抗焦虑与镇静作用。适用于治疗内源性、反应性、神经性抑郁症及各种抑郁状态，伴有抑郁症的精神分裂症 主要不良反应：抗胆碱能反应，如多汗、口干、视物模糊、排尿困难、便秘等。中枢神经系统不良反应可出现嗜睡、震颤、眩晕
阿米替林 anitriptyline	用途：其抗抑郁作用与丙米嗪相似，可使抑郁症患者情绪提高，对思考缓慢、行动迟缓及食欲缺乏等症状能有所改善。适用于治疗各型抑郁症或抑郁状态，也用于治疗小儿遗尿症 主要不良反应：治疗初期可能出现抗胆碱能反应，如多汗、口干、视物模糊、排尿困难、便秘等
多塞平 doxepin	用途：抗抑郁作用较丙米嗪弱，有一定的抗焦虑作用，抗胆碱作用较弱。常用于治疗焦虑症性抑郁症或神经性抑郁症，也可用于镇静及催眠。 主要不良反应：不良反应较少，少数患者有轻度兴奋、失眠、口干、便秘、视物模糊等

各种抗抑郁药物的疗效大体相当，有效率为60%~80%，应综合考虑临床症状特点、药物作用特点、患者躯体状况和耐受性、既往用药史等选择合适的药物。①伴有明显激越者可优先选用有镇静作用的抗抑郁药；②伴有强迫症状者可优先选用氯米帕明；③伴有精神性症状者往往需要在抗抑郁药的基础上合用舒必利、利培酮、奥氮平等抗精神病药；④伴有明显失眠和焦虑症状者可合用苯二氮䓬类；⑤既往用药史对复发患者的选药尤其重要：治疗曾经有效、后因减量或停药而导致复发者，用原药大多仍有效；曾经足量足疗程应用仍无效或充分的维持治疗仍不能阻止复发者，应更换药物。

点滴积累

1.氯丙嗪有安定、镇吐、降温、阻断 α 受体和 M 受体的作用。主要不良反应为锥体外系反应。

2.苯二氮䓬类是临床首选的抗焦虑药，代表药物是地西泮。

3.各种抗抑郁药物的疗效大体相当，应综合考虑临床症状特点、药物作用特点、患者躯体状况和耐受性、既往用药史等选择合适的药物。

第五节　镇痛药

镇痛药是一类作用于中枢神经系统,在不影响意识和其他感觉(触、视、听觉)的情况下选择性地消除或缓解疼痛的药物。同时,可减轻疼痛引起的恐惧、紧张、焦虑和不安。镇痛药分为 3 类:阿片生物碱类镇痛药、人工合成镇痛药和其他镇痛药。前两者的镇痛作用机制可能是由于药物与不同脑区阿片受体相结合,抑制 P 物质释放而发挥镇痛作用。前两者反复应用易于成瘾,又称为成瘾性镇痛药或麻醉性镇痛药。

📎 知识链接

疼　痛

疼痛是许多疾病的常见症状。它是各种伤害性刺激通过传入神经将冲动传至中枢,经大脑皮质综合分析产生的一种感觉。剧痛及持久性疼痛常引起失眠及其他生理功能的紊乱,甚至引起休克。疼痛的程度可采用目前国际上推行疼痛的数字分级法(NRS)进行评定:用 0~10 的数字代表不同程度的疼痛,0 为无痛,10 为极度痛,让患者圈出一个最能代表自己疼痛程度的数字,并将记分大致分为 3 级:1~3 为轻度疼痛;4~6 为中度疼痛;7~10 为重度疼痛。

一、阿片生物碱类镇痛药

吗啡 Morphine

【化学性质】　本品含有酸性的酚羟基和碱性的叔胺基团,是酸碱两性药物。可溶于无机酸或碱。水溶液在 pH 值为 3~5 时最稳定。吗啡与硫酸、盐酸或磷酸共热,经脱水及分子重排生成阿扑吗啡。阿扑吗啡对呕吐中枢有很强的兴奋作用,临床用作催吐剂(舌下含服)。

【药理作用及临床应用】　①镇痛镇静作用:吗啡镇痛作用强大,用药后可使疼痛明显减轻或消失,一般用于其他镇痛作用无效时的急性锐痛;②镇咳作用:对各种剧烈咳嗽均有良好疗效,但吗啡易成瘾,不作镇咳药用;③呼吸抑制作用:吗啡直接抑制呼吸中枢;④血管扩张作用:吗啡扩张血管,可减轻心脏的前、后负荷,临床用于心源性哮喘;⑤对消化道和其他平滑肌的作用:吗啡有止泻作用,临床可作为止泻药。

吗啡在治疗胆绞痛时必须与阿托品合用。吗啡可致胆道括约肌收缩,胆汁排出受阻,使胆内压升高,引起上腹部不适,甚至诱发胆绞痛,而阿托品可以松弛胆道括约肌。

【不良反应】 一般不良反应可有头晕、嗜睡、恶心、呕吐、便秘、抑制呼吸及排尿困难等。过量可致急性中毒,主要症状是昏迷、呼吸深度抑制、瞳孔极度缩小呈针尖样、发绀及血压下降,最后死于呼吸麻痹。连续使用吗啡1~2周即可产生耐受性和成瘾性。

【剂型及规格】 注射液:每支 5 mg(0.5 mL);10 mg(1 mL)。片剂:每片 5 mg;10 mg。吗啡与局麻药合用,中枢抑制作用加强,应及时调整剂量;吗啡与苯二氮䓬类药物合用,可引起呼吸暂停。

二、人工合成镇痛药

吗啡镇痛作用虽很强,但成瘾性强,不良反应较多,限制了它的应用。为了得到无成瘾性、无呼吸抑制等不良反应的镇痛药,对吗啡的结构进行改造,生产了许多半合成镇痛药,见表 2-7。

表 2-7 半合成镇痛药

类 别	药物名称	作用特点
激动药	可待因 codeine	镇痛作用弱,镇咳作用强
	乙基吗啡 dionine	为镇咳药
	氢吗啡酮 hydromorphine	作用为吗啡的 3~5 倍
	二氢埃托啡 dihydroetophine	镇痛作用为吗啡的数百倍
部分激动药	丁丙诺啡 buprenorphine	用于中度至重度疼痛止痛,也用于辅助麻醉和戒断治疗
拮抗剂	纳洛酮 naloxone	阿片受体专一性用于阿片类药物中的解毒剂和戒毒剂,口服无效

纳洛酮

纳洛酮的化学结构与吗啡相似,与脑内阿片受体的亲和力比吗啡和脑啡肽均大,可完全阻断吗啡与阿片受体的结合,但无内在活性,可竞争性地对抗阿片受体类药物的作用,为阿片受体的阻断药。小剂量(0.4~0.8 mg)肌内注射或静脉注射均能迅速阻断吗啡的作用,1~2 min 后即能使吗啡中毒者呼吸频率增加,血压回升。对吗啡成瘾者可迅速诱发戒断症状,可用于吸毒成瘾者的诊断。主要用于吗啡类镇痛药的急性中毒,解救呼吸抑制及其他中枢抑制症状,可使昏迷状态得到迅速改善。

哌替啶 Pethidine

【化学性质】 本品水溶性呈酸性。具有酯的性质,易水解,在 pH 值为 4.0 时最稳定,可短时间煮沸灭菌,不被破坏。

【药理作用及临床应用】 又名杜冷丁。镇痛作用较吗啡弱,80~100 mg 哌替啶相当于 10 mg 吗啡的镇痛作用,镇痛作用明显,可消除患者紧张、烦躁、焦虑、不安情绪。具有呼吸抑制作用。治疗量哌替啶可引起体位性低血压和晕厥。与吗啡相比,哌替啶无明显镇痛作用,不引起缩瞳;对胃肠道平滑肌的作用类似于吗啡,但作用时间短,不易引起便秘,也无止泻作用;对支气管平滑肌无明显影响;无对抗缩宫素兴奋子宫的作用,不延缓产程。久用易可成瘾,但成瘾发生较慢,戒断症状持续时间短。临床用于各种剧烈疼痛,其成瘾性小,临床已广泛使用。术前给药可消除患者的恐惧、紧张情绪,并减少麻醉药用量。与氯丙嗪、异丙嗪组成"人工冬眠合剂",也可用于治疗心源性哮喘。

✎ 案例分析

患者,男,将进行胃大部切除手术,为消除患者手术前的精神紧张,可给予何物治疗?
分析:
可给予哌替啶,能消除患者术前紧张、恐惧情绪,减少麻醉药用量,并缩短麻醉诱导期。

【不良反应】 治疗量哌替啶可引起眩晕、口干、恶心、呕吐、出汗、心动过速,有时也可引起体位性低血压。过量中毒可出现昏迷、呼吸深度抑制,还可引起类似阿托品的中毒症状,如瞳孔散大、心跳加速、兴奋、谵妄甚至惊厥。连续用药可产生耐受性和成瘾性,应控制使用。

【剂型及规格】 片剂:每片 25 mg;50 mg。注射液:每支 50 mg;100 mg。

✎ 课堂活动

课堂讨论:请比较吗啡与哌替啶的作用特点、临床应用和不良反应。为何临床上常用哌替啶替代吗啡治疗各种剧痛?

喷他佐辛 Pentazocine

【药理作用及临床应用】 又名镇痛新。本品是阿片受体的部分激动药,是第一种用于临床的非成瘾性阿片类合成镇痛药。等剂量镇痛效力为吗啡的 1/3。镇咳作用较吗啡弱,呼吸抑制作用约为吗啡的 1/2。主要用于各种慢性剧痛。口服、注射吸收良好。

【不良反应】 常见不良反应有恶心、出汗、眩晕。剂量大时可致血压上升、心率加快、呼吸抑制。

【剂型及规格】 注射液:每支 5 mg(1 mL);10 mg(1 mL)。

美沙酮 Methadone

【化学性质】 本品能与常见的生物碱试剂作用,如与苦味酸作用产生沉淀,与甲基橙试剂产生黄色沉淀。本品水溶液经光照引发分解反应,溶液变成棕色,应避光保存。

【药理作用及临床作用】 又名美散痛。本品为阿片受体激动药,镇痛作用强过吗啡和哌替啶,适用于各种剧烈疼痛。本品还具有显著的镇咳作用,可用于治疗剧烈干咳。成瘾性较小,临床上用于戒除海洛因(脱瘾疗法)。

【不良反应】 常见有头痛、眩晕、恶心、出汗、嗜睡等,但较轻。对胎儿呼吸有抑制作用,孕妇临产前禁用。呼吸中枢功能不全者及幼儿禁用。

【剂型及规格】 片剂:每片 2.5 mg;7.5 mg;10 mg。注射液:每支 5 mg(1 mL);7.5 mg(2 mL)。

二氢埃托啡(dihydroetorphine)是我国生产的强镇痛药,为吗啡受体激动药。其镇痛作用是吗啡的 12 000 倍,1 次用量 20~40 mg,用量最小,作用最强。但镇痛作用短暂,小剂量间断用药不易产生耐受性,大剂量持续用药则易出现耐受性、成瘾性。用于止痛,如癌症晚期、创伤、术后等各种疼痛,也可用于麻醉诱导前用药,还可用于阿片类药物成瘾患者的戒毒。

哌替啶与单胺氧化酶抑制剂合用,因中枢 5-羟色胺浓度增加、哌替啶的代谢速度减慢可引起中枢兴奋、抑制,甚至死亡。纳洛酮能对抗喷他佐辛的呼吸抑制作用。

镇痛药的选择是基于患者的疼痛类型和疼痛强度,以及与目前治疗用药的相互作用而定。选用药物治疗疼痛时采取多种药物的联合应用、多种途径的交替使用可取长补短,提高疗效。但要避免盲目联合用药,力争用最少的药物、最小的剂量来达到满意的镇痛效果。

点滴积累

1.吗啡的主要药理作用有镇静、镇痛、镇咳、呼吸抑制、扩张血管和舒张平滑肌的作用,一般用于其他镇痛药无效时的急性锐痛和心源性哮喘的治疗。最严重的不良反应为成瘾性,死因为呼吸抑制。

2.哌替啶的成瘾性较吗啡弱,临床上常替代吗啡,用于各种疼痛,也可与氯丙嗪、异丙嗪组成"人工冬眠合剂"。

3.纳洛酮为阿片受体阻断药,用于吗啡中毒的解救。美沙酮成瘾性较小,临床上用于戒除海洛因(脱瘾疗法)。

第六节 中枢兴奋药

中枢兴奋药是一类能提高中枢神经系统功能活动的药物。按作用部位不同,可分为以下几类:

(1)兴奋大脑皮质的药物:如咖啡因、哌甲酯等。

(2)兴奋延脑呼吸中枢的药物:如尼可刹米、洛贝林等。

(3)兴奋脊髓的药物:如马钱子。

(4)促进大脑功能恢复的药物:如吡拉西坦、茴拉西坦、甲氯芬酯等。

常用的中枢兴奋药见表2-8。

表2-8　常用的中枢兴奋药

药物名称	用途、主要不良反应
咖啡因 caffeine	用途:主要用于严重传染病所致的中枢性呼吸及循环衰竭;对抗药物中毒(乙醇、催眠药和抗组胺药)所引起的中枢抑制。咖啡因常与解热镇痛药配伍用于一般性头痛,与麦角胺配伍用于偏头痛 主要不良反应:较少,过量服用出现头痛、心悸、失眠、反射亢进、心动过速、呼吸加快,更大剂量可引起惊厥
哌甲酯 methylphenidate	用途:主要用于巴比妥类,水合氯醛或利血平等药物中毒引起的昏睡及其他原因引起的呼吸抑制。可用于抑郁性精神病、小儿遗尿症的治疗,也可作为小儿多动症的辅助药 主要不良反应:治疗量的不良反应较轻,偶见神经过敏、失眠、眩晕、胃食等,大剂量可致心悸、血压升高、头痛甚至惊厥。癫痫、高血压患者禁用
马钱子 nux vomica	用途:临床可用于弛缓性瘫痪重症肌无力、巴比妥类药物中毒 主要不良反应:大剂量时可引起惊厥
吡拉西坦 piracetam	用途:临床用于脑动脉硬化症及脑血管意外所致的记忆与思维障碍等 主要不良反应:神经质、易兴奋、失眠、眩晕、消化道反应等。孕妇、新生儿、肝、肾功能不良者禁用

⚒ **点滴积累**

1.咖啡因常与解热镇痛药配伍用于一般性头痛,与麦角胺配伍用于偏头痛。

2.中枢兴奋药在临床上主要用于治疗呼吸衰竭,并应根据病情积极采取相应的对症处理措施。

目标检测

一、单项选择题

1."人工冬眠合剂"中含有以下哪个药物(　　)?
　　A.苯巴比妥　　　　B.甲丙氨酯　　　　C.氯丙嗪　　　　D.地西泮

2.硫巴比妥属哪一类巴比妥药物(　　)?
　　A.长效类(6~8 h)　　　　　　　B.中效类(4~6 h)
　　C.短效类(2~3 h)　　　　　　　D.超短效类(0.25 h)

3.吗啡注射液的 pH 值为(　　)。
　　A.1~2　　　　B.2~3　　　　C.3~5　　　　D.6~8

4.氟西汀属于下列哪一类抗抑郁药(　　)?
　　A.去甲肾上腺素重摄取抑制剂　　　　B.单胺氧化酶抑制剂
　　C.5-羟色胺再摄取抑制剂　　　　　　D.5-羟色胺受体抑制剂

二、多项选择题

1.属于苯二氮䓬类的药物有(　　)。
　　A.氯氮䓬　　　　B.苯巴比妥　　　C.地西泮　　　D.硝西泮　　　E.奥沙西泮

2.咖啡因的主要临床应用包括(　　)。
　　A.严重感染所致的中枢性呼吸及循环衰竭
　　B.对抗药物中毒所引起的中枢抑制
　　C.对抗抑郁症
　　D.与解热镇痛药配伍用于一般性头痛
　　E.老年性痴呆

3.可用于治疗癫痫大发作的药物包括(　　)。
　　A.丙戊酸钠　　　B.苯妥英钠　　　C.地西泮　　　D.乙琥胺　　　E.苯巴比妥

4.关于镇痛药的使用正确的是(　　)。
　　A.因吗啡的镇痛效果好,故临床首选此方式给镇痛药
　　B.静脉给药吸收快,临床上首选此方式给镇痛药
　　C.轻至中度疼痛患者首选非阿片类药物
　　D.中至重度疼痛时患者应当使用强阿片类药物
　　E.非甾体抗炎药主要用于中等程度的慢性钝痛

三、简答题

吗啡为何可用于治疗心源性哮喘? 能否用于治疗支气管哮喘?

四、实例分析

1.医生给一位剧烈胆绞痛患者开下列处方,请分析是否合理? 为什么?
Rp:
盐酸吗啡注射液　10 mg×1 支

用法：10 mg/次，立即肌内注射

2.患者，女，45岁。因工作压力大长期失眠，医生给予艾司唑仑口服，约2周，睡眠有所好转，但减量停药后失眠又加重，故患者自行加倍服药，停药后便感心慌、出汗、烦躁、多梦、失眠，恳求医生再继续开药。

（1）患者的临床表现说明了什么？

（2）患者在用药中存在什么问题？

第三章　外周神经系统药物

外周神经系统包括传入神经和传出神经两部分,从神经末梢向中枢传导冲动的神经称为传出神经,通常也称为感觉神经。传出神经是指从中枢发出支配效应器的神经。

第一节　传出神经系统药理概论

一、传出神经系统的解剖学分类

传出神经系统主要由自主神经系统和运动神经系统组成。自主神经系统也称为自主神经,包括交感神经和副交感神经,支配内脏活动;支配骨骼肌运动的神经称为运动神经。

二、传出神经系统的递质与受体

传出神经传递冲动的方式为化学传递,其物质基础是神经递质。传出神经递质有乙酰胆碱(ACh)和去甲肾上腺素(NA),传出神经按其释放的递质不同,分为胆碱能神经和去甲肾上腺素能神经。凡神经末梢能释放乙酰胆碱的神经纤维称为胆碱能神经,包括:①交感神经和副交感神经的节前纤维;②副交感神经的节后纤维;③运动神经;④极少数交感神经节后纤维,如支配汗腺及骨骼肌血管的部分神经。凡神经末梢能释放去甲肾上腺素的神经纤维称为去甲肾上腺素能神经,包括绝大多数交感神经的节后纤维。

🔍 知识链接

神经递质的发现

1921 年德国科学家奥托·洛维(Otto Loewi)通过离体双蛙心灌流实验,第一次证明了神经递质的存在。当刺激甲蛙心迷走神经时,甲蛙心活动减弱,将甲蛙心灌注液注入另一个去迷走神经支配的乙蛙心时,则乙蛙心活动也减弱。说明甲蛙心迷走神经兴奋时释放了某种化学物质,使乙蛙心抑制。后来证实这种物质就是乙酰胆碱。20 世纪 40 年代,又用同样的方法证明了去甲肾上腺素的存在。

传出神经系统的受体根据与之结合的递质不同分为两大类:一类是乙酰胆碱受体,包括主要分布在副交感神经节后纤维所支配的效应器细胞膜上的 M 受体和主要分布在神经节(N_1受体)及骨骼肌终板模(N_2受体)上的受体;另一类是肾上腺素受体,又可分为 α 受体(有 $α_1$ 及 $α_2$ 两种亚型)和 β 受体(有 $β_1$ 及 $β_2$ 两种亚型)。传出神经系统受体分布及效应见表 3-1。

表 3-1 肾上腺素能、胆碱能受体分布及效应

效应器官		交感神经纤维		副交感神经	
		受体	作用	受体	作用
循环系统	窦房结	$β_1$	心率加快	M	心率减慢
	房室传导系统	$β_1$	传导加快	M	传导减慢
	心肌	$β_1$	收缩加快	M	收缩减慢
	血管、脑血管、冠状血管	α	轻度收缩	—	—
		α	收缩	—	—
		$β_2$	舒张(为主)	—	—
	皮肤黏膜血管、胃肠道血管	α	收缩	—	—
		α	收缩(为主)	—	—
		$β_2$	舒张	—	—
	骨骼肌血管	α	收缩	—	—
		$β_2$	舒张	M	舒张
	外生殖器血管	α	收缩	M	舒张
呼吸器官	支气管平滑肌	$β_2$	舒张	M	收缩
	支气管腺体			M	分泌增多
消化器官	胃平滑肌	$β_2$	舒张	M	收缩
	小肠平滑肌	$α_2$	舒张	M	收缩
	括约肌	$β_2$	舒张	M	舒张
	唾液腺	α	分泌黏稠唾液	M	分泌稀薄唾液
	胃腺	α	分泌增加	M	分泌增加
泌尿生殖系统	膀胱逼尿肌	$β_2$	舒张	M	收缩
	括约肌	α	收缩	M	松弛
	妊娠子宫	α	收缩	M	舒张
	未孕子宫	$β_2$	舒张	—	—

续表

效应器官		交感神经纤维		副交感神经	
		受 体	作 用	受 体	作 用
眼	瞳孔开大肌	α	收缩(瞳孔开大)	—	—
	瞳孔括约肌	—	—	M	收缩(瞳孔缩小)
皮肤	竖毛肌	α	收缩(竖毛)	M	全身分泌(交感)
	汗腺	α	手心脚心分泌	—	—
代谢	胰岛	α	分泌胰岛素减少	M	分泌增加
		β	胰高血糖素增加		
	肝	α	肝糖原分解增加	—	—

乙酰胆碱的生物合成主要在胆碱能神经末梢,合成后转移到囊泡中储存。当神经冲动到达神经末梢时,囊泡中的乙酰胆碱释放到突触间隙,与突触后膜上的胆碱受体结合产生效应。在发挥作用的同时,在数毫秒内即被突出间隙内的胆碱酯酶水解生成醋酸和胆碱而失活。

去甲肾上腺素的生物合成主要是在去甲肾上腺素能神经末梢内。当神经冲动到达神经末梢时,去甲肾上腺素释放到突触间隙,与突触后膜上的肾上腺素受体结合产生生物效应。与乙酰胆碱不同的是,去甲肾上腺素作用消失的主要方式是被突触前膜再摄取进入神经末梢内,75%~95%的去甲肾上腺素被再摄取后进入囊泡内储存,供下次释放。小部分未被再摄取的去甲肾上腺素可被单胺氧化酶(MAO)和儿茶酚氧位甲基转移酶(COMT)破坏失活。

三、传出神经系统药物作用方式与分类

(一)传出神经系统药物作用方式

1.直接作用于受体

药物直接与受体结合而产生药理作用。例如,受体激动药可直接与受体结合,并激动受体;受体阻断药可与受体结合,但不产生激动效应,且可阻断递质或激动药与受体结合。

2.影响神经递质代谢

药物通过影响传出神经递质的合成、转化、储存或释放,产生拟似或拮抗递质的作用,称为该递质的拟似药或拮抗药。

（二）传出神经系统药物分类

作用于传出神经系统的药物,根据其对受体的影响及产生的相应药理作用分为以下4类,见表3-2。

表3-2　传出神经系统药物分类及代表

拟胆碱药	抗胆碱药
1.胆碱受体激动药	1.胆碱受体阻断药
（1）M、N受体激动药（乙酰胆碱）	（1）M受体阻断药（阿托品）
（2）M受体激动药（毛果芸香碱）	（2）M_1受体阻断（哌仑西平）
（3）N受体激动药	（3）N_1受体阻断药（美卡拉明）
	（4）N_2受体阻断药（筒箭毒碱）
2.胆碱酯酶抑制药（新斯的明、有机磷农药）	2.胆碱酯酶复活药（碘解磷定）
拟肾上腺素药	抗肾上腺素药
1.α、β受体激动药（肾上腺素）	1.α、β受体阻断药（拉贝洛尔）
2.α受体激动药（去甲肾上腺素）	2.α受体阻断药（酚妥拉明）
3.β受体激动药（异丙肾上腺素）	3.α_1受体阻断药（哌唑嗪）
4.β_1受体激动药（多巴酚丁胺）	4.β受体阻断药（普萘洛尔）
5.β_2受体激动药（沙丁胺醇）	5.β_1受体阻断药（阿替洛尔）

✖ **点滴积累**

1.支配内脏活动的传出神经称为自主神经或植物神经,可分为交感神经和副交感神经,通常分布于相同器官,起平衡调节作用。

2.在自主神经中,末梢释放乙酰胆碱的神经纤维称为胆碱能神经,包括交感神经和副交感神经的节前纤维、副交感神经的节后纤维以及极少数交感神经节后纤维;末梢释放去甲肾上腺素的神经纤维称为肾上腺素能神经,包括绝大多数交感神经的节后纤维。

3.自主神经受体可分为乙酰胆碱受体（M受体和N_1受体）和肾上腺素受体（α_1、α_2受体和β_1、β_2受体）两大类。

4.传出神经系统药物可分为拟胆碱药、抗胆碱药、拟肾上腺素药和抗肾上腺素药。

第二节　拟胆碱药

根据作用机制的不同,临床使用的拟胆碱药可分为直接激动胆碱受体的拟胆碱药和作用于胆碱酶的胆碱酯酶抑制药。

一、胆碱受体激动药

乙酰胆碱是 M 和 N 受体激动药,但因分子内有酯键,性质不稳定,在体内极易水解,且其作用专属性不强,故无临床作用价值。

从植物中提取分离得到的一些生物碱,如毛果芸香碱、毒蕈碱和槟榔碱等,它们的结构虽与乙酰胆碱有较大差别,但都具有拟胆碱作用。

毛果芸香碱 Pilocarpine

【药理作用及临床应用】 又名匹鲁卡品。可使瞳孔缩小,降低眼压,使睫状肌痉挛,导致近视。主要用于治疗闭角型青光眼及虹膜炎。

【不良反应】 用药后瞳孔缩小、视力下降(暂时性近视)等。过量吸收可导致全身性中毒反应,如出汗、流涎、恶心、呕吐等。

【剂型及规格】 滴眼液:1%;2%。片剂:每片 5 mg。注射剂:每支 10 mg(1 mL)。

二、抗胆碱酯酶药

抗胆碱酯酶药(胆碱酯酶抑制药)能与胆碱酯酶结合,使胆碱酯酶活性降低或丧失,从而失去水解乙酰胆碱的能力,使乙酰胆碱在体内蓄积,产生拟胆碱作用。根据它们与胆碱酯酶结合的不同,可分为易逆性胆碱酯酶抑制药和难逆性胆碱酯酶抑制药。

(一)易逆性胆碱酯酶抑制药

新斯的明 Neostigmine

【药理作用及临床应用】 对骨骼肌有强大的兴奋作用,用于治疗重症肌无力;使心脏抑制,用于治疗阵发性室上性心动过速;使胃肠道和膀胱平滑肌收缩,用于术后腹胀和尿潴留。

【不良反应】 恶心、呕吐、腹痛、腹泻、流涎、肌肉震颤、心动过缓等。机械性肠梗阻、尿路梗阻患者禁用,支气管哮喘患者慎用。

【剂型及规格】 片剂:每片 15 mg。注射剂:每支 0.5 mg(1 mL);1 mg(2 mL)。

胆碱酯酶抑制药可减慢脂类局麻药及琥珀胆碱的代谢灭活,导致后两者出现毒性反应;氨基苷类抗生素、多黏菌素、利多卡因等药可阻滞神经肌肉接头,使骨骼肌张力减弱,导致胆碱酯酶抑制药作用降低,临床应避免上述药物合用。

(二)难逆性胆碱酯酶抑制药——有机磷酸酯类及其解毒剂

有机磷酸酯类通过共价键与胆碱酯酶活性中心结合,形成的复合物难以水解,而使酶的活性不能恢复,称为难逆性抗胆碱酯酶药。对人畜有剧毒,无临床应用价值,常作为农业杀虫剂,包括敌敌畏、敌百虫、乐果、甲胺磷、对硫磷(1605)、内吸磷(1059)、甲拌磷(3911)、马拉硫磷等。有些则用作战争毒气,如 VX、沙林、塔崩、梭曼等。

有机磷酸酯类中毒的表现:①M样症状,瞳孔缩小、流涎、出汗、肺部湿啰音、呼吸困难、大小便失禁、恶心、呕吐、腹痛、腹泻、心动过缓等;②N样症状,血压升高、心动过速、肌肉震颤等;③中枢症状,先兴奋后抑制、烦躁不安、谵妄、幻觉、昏迷、呼吸抑制等,严重者导致死亡。

有机磷酸酯类中毒的解救原则包括:①迅速清除毒物,如催吐、洗胃、导泻、吸氧、利尿、输液等对症支持治疗。洗胃液可用清水、生理盐水、肥皂水、碳酸氢钠溶液、高锰酸钾溶液等。但硫磷(1605)中毒时不宜选用高锰酸钾洗胃,可被氧化成毒性更高的对氧磷;敌百虫中毒时不宜选用碳酸氢钠洗胃,可形成毒性更高的敌敌畏。导泻可用甘露醇、硫酸钾等。②尽快使用解毒药物,有机磷酸酯类中毒的特效解药有两类:一类是胆碱酯酶复活药,如碘解磷定、氯解磷定;另一类是M受体阻断药如阿托品等(见本章第三节)。

✖ 课堂活动

患者,男,服用敌敌畏约100 mL后急诊入院。入院检查:患者全身大汗,流涎,呕吐,尿失禁,瞳孔约2.5 mm,血压90/50 mmHg,心率100次/min,全身肌肉颤动,意识不清,呼吸浅慢。临床诊断为急性有机磷中毒。

提问:1.有机磷中毒的机制是什么?为何出现上述症状?

2.阿托品和氯磷定解救的药物机制是什么?

氯解磷定(pralidoxime chloride)作用较碘解磷定强,水溶性高,溶液稳定,既可静脉注射,也可肌内注射,给药方便。不良反应少,有恶心、呕吐、心动过速等。注射速度过快可出现眩晕、视力模糊、动作不协调等。剂量过大可抑制胆碱酶,引起神经肌肉接头阻滞,甚至导致呼吸抑制。

✖ 点滴积累

1.拟胆碱药分为胆碱受体激动药(代表药物毛果芸香碱)和抗胆碱酯酶药(代表药物新斯的明)。

2.有机磷中毒的机制是抑制胆碱酶,解救药物有M受体阻断药阿托品和胆碱酯酶复活药氯磷定,治疗时应早用、反复用、联合用,应用时应防止过量而造成对胆碱酯酶的抑制。

第三节　抗胆碱药

抗胆碱药能与胆碱受体结合而不产生或极少产生拟胆碱作用,但能妨碍乙酰胆碱或胆碱受体激动药与胆碱受体结合,从而产生抗胆碱作用。按其对受体选择性不同,可分为 M 受体阻断药和 N 受体阻断药。

一、M 受体阻断药

本类药物可选择性地阻断乙酰胆碱与 M 受体的结合,从而竞争性地拮抗乙酰胆碱及各种拟胆碱药的 M 样作用,具有松弛内脏平滑肌、解除痉挛、抑制腺体分泌、扩大瞳孔、加快心率等作用。临床上主要用于内脏平滑肌痉挛引起的疼痛,如胃痛、肠绞痛和肾绞痛等。

颠茄生物碱类(也称托烷类生物碱)是最早应用于临床的抗胆碱药,其中供药用的主要有阿托品、山莨菪碱、东莨菪碱等。它们均为二环氨基醇(也称莨菪醇)和有机酸(莨菪酸)组成的酯。

在分析阿托品结构的基础上,又合成了许多作用专属性较强的药物,如后马托品、贝那替秦、溴丙胺太林等。

(一)颠茄生物碱类

阿托品 Atropine

【药理作用及临床应用】 阿托品能松弛内脏平滑肌,临床用于缓解胃肠绞痛,改善膀胱刺激症状(如尿频、尿急);抑制唾液腺、汗腺、泪腺、支气管腺体等腺体分泌,临床用于全身麻痹前给药;阿托品扩瞳、升高眼内压和调节麻痹,临床用于检查眼底、儿童验光或与缩瞳药交替使用以预防虹膜炎引起的黏性;解除迷走神经对心脏的抑制,使心率加快,临床用于对抗迷走神经过度兴奋所致的窦性心动过缓、房室传导阻滞等缓慢型心律失常;大剂量阿托品可使血管扩张,改善微循环,临床用于感染中毒性休克。阿托品还可以用于解救有机磷酸酯类中毒,以及毒蕈中毒。

🖈 知识链接

麻醉前给药

麻醉前给药是指患者进入手术室前的药物应用,其目的是防止患者过度焦虑、恐惧,抑制腺体分泌及防止术中反射性心律失常,以及增强镇痛效果。常用药物有地西泮、巴比妥类药物、阿托品、阿片类镇痛药等。

【不良反应】 治疗量常见不良反应有口干、视近物模糊、皮肤干燥、潮红、心悸、体温升高、排尿困难、便秘等副作用,停药后可逐渐消失;大剂量时可出现不同程度的中枢神经兴奋症状,如多语、焦躁不安、谵妄等;中毒剂量(超过 10 mg)常产生幻觉、运动失调、定向障碍和惊厥等,严重者可由兴奋转入抑制,出现昏迷和呼吸抑制,甚至呼吸衰竭。慎用于

老人及心动过速者,禁用于青光眼或有眼压升高倾向及前列腺肥大患者。点眼时应按住内眦,防止经鼻泪管吸收中毒。

【剂型及规格】 片剂:每片 0.3 mg。注射剂:每支 0.5(1 mL);1 mg(2 mL);5 mg(1 mL)。滴眼剂:1%。

其他颠茄生物碱类 M 胆碱受体拮抗剂见表 3-3。

表 3-3 其他颠茄生物碱类 M 胆碱受体拮抗剂

药物名称	用途、主要不良反应
东莨菪碱 scopolamine	用途:用于全身麻醉前给药、晕动病、妊娠呕吐及放射病呕吐、帕金森病、狂躁性精神病、有机磷农药中毒等 主要不良反应:常有口干、眩晕、严重时瞳孔散大、皮肤潮红、心率加快、兴奋、烦躁、谵语、惊厥。青光眼及前列腺肥大患者禁用
山莨菪碱 anisodamine	用途:感染中毒性休克,如爆发型流行性脑脊髓膜炎、中毒性痢疾等(需与抗菌药物合用);血管疾患,如脑血栓、脑血管痉挛、血管神经性头痛等;平滑肌痉挛,如胃、十二指肠溃疡、胆道痉挛等;眼底疾患,如中心性视网膜炎、视网膜色素变性、视网膜动脉血栓等 主要不良反应:一般有口干、面红、轻度扩瞳、视近物模糊等。脑出血急性期及青光眼患者禁用
樟柳碱 anisodine	用途:治疗血管性头痛、视网膜血管痉挛、缺血性视神经病变、帕金森病、支气管哮喘、晕动病、有机磷农药中毒等 主要不良反应:口干、头晕、视力模糊等。严重心力衰竭及心律失常患者慎用,出血性疾病、脑出血急性期及青光眼患者禁用

东莨菪碱中枢作用最强,山莨菪碱中枢作用最弱。

治疗虹膜炎时,与缩瞳药交替应用防止虹膜与晶状体粘连。治疗胆绞痛、肾绞痛时疗效较差,常与镇痛药哌替啶等合用,以增强疗效。

(二)合成类

合成类药物见表 3-4。

表 3-4 合成类药物

药物名称	用途、主要不良反应
后马托品 homatropine	用途:适合于一般的眼科检查。其散大瞳孔的作用起效快且作用较阿托品温和,用后瞳孔恢复也较快 主要不良反应:滴眼时按住内眦部,以免进入鼻腔导致吸收中毒。青光眼及泌尿系统患者禁用
丙环定 procyclidine	用途:用于帕金森病 主要不良反应:常见的不良反应有口干、便秘、尿潴留、瞳孔散大、视力模糊等抗胆碱反应。老年患者较敏感,青光眼、心动过速、尿潴留患者禁用

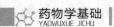
续表

药物名称	用途、主要不良反应
哌仑西平 pirenzepine	用途:主要适用于治疗胃和十二指肠溃疡 主要不良反应:有轻度口干、眼睛干燥及视力调节障碍等轻微副作用,停药后症状即消失。妇女在妊娠期内禁服,青光眼和前列腺肥大患者禁用
格隆溴铵 glycopyrronium bromide	用途:适用于胃及十二指肠溃疡、慢性胃炎、胃液分泌过多等症 主要不良反应:不良反应与阿托品相似。幽门梗阻、青光眼或前列腺肥大患者禁用
异丙托溴铵 ipratropium bromide	用途:选择性阻断支气管平滑肌 M_3 受体,拮抗乙酰胆碱的支气管平滑肌痉挛作用而平喘。主要用于支气管哮喘、喘息型慢性支气管炎,尤其适用于合并心血管疾病、对糖皮质激素疗效差及禁用 β 受体激动药的患者 主要不良反应:少数患者吸药后有口苦或口干、鼻干等症
溴丙胺太林 propantheline bromide	用途:松弛胃肠平滑肌和抑制胃酸分泌的作用强而持久,主要用于治疗胃及十二指肠溃疡和胃肠绞痛 主要不良反应:与阿托品相似,但较轻

二、N 受体阻断药

N 受体阻断药包括 N_1 受体阻断药和 N_2 受体阻断药。N_1 受体阻断药是神经节阻断药,能与神经节细胞的 N_1 受体结合,竞争性阻断乙酰胆碱对 N_1 受体的作用,使血压下降,曾用于治疗高血压,但不良反应多,现已基本淘汰。N_2 受体阻断药又称骨骼肌松弛药,简称肌松剂,阻断神经肌肉接头的 N 胆碱受体,妨碍神经冲动的传递使骨骼肌松弛,便于在较浅的麻醉下进行外科手术。根据骨骼肌松弛药作用方式不同,可分为去极化型肌松药(如氯化琥珀胆碱)和非去极化型肌松药(如氯化筒箭毒碱)。去极化型肌松药可与运动终板膜上的 N_2 受体结合,致使该部位细胞膜较持久的去极化,继而出现神经传递功能障碍;非去极化型肌松药能与运动终板膜上 N_2 受体结合,竞争性阻断乙酰胆碱与 N_2 受体结合,使骨骼肌松弛,又称为竞争性肌松药。

氯化筒箭毒碱(tubocurarine chloride)临床主要作为麻醉辅助药,用于胸腹部手术和气管插管等。不良反应较多,可引起血压短时下降、心跳减慢,大剂量可引起呼吸肌麻痹。

氯化琥珀胆碱(suxamethonium chloride)静脉注射适用于一些短时的操作,如气管内插管、气管镜、食管镜、胃镜。静脉注射适用于较长时间手术的肌松需要。肌束颤动可致肌梭受损,部分患者出现肌肉痛,也可使眼内压升高、胃内压升高、血钾升高,剂量过大、滴注过快可出现呼吸肌麻痹。

其他合成类的骨骼肌松弛药还有泮库溴铵、苯磺阿曲库铵等。泮库溴铵具有起效快、维持时间长的特点,治疗量无神经节阻断和组胺释放作用。苯磺阿曲库铵起效快,维持时间短,不良反应比筒箭毒碱小。

点滴积累

1.抗胆碱药分为 M 受体阻断药和 N 受体阻断药。

2.M 受体阻断药代表药阿托品能松弛内脏平滑肌、抑制腺体分泌、扩瞳、升高眼内压、调节麻痹、加快心率和扩张血管。禁用于青光眼或有眼压升高倾向及前列腺肥大患者。

3.N_2受体阻断药又称骨骼肌松弛药,主要用于麻醉辅助用药。

第四节 拟肾上腺素药

拟肾上腺素药又称肾上腺素受体激动药,是指使肾上腺素受体兴奋,产生肾上腺素样作用的药物。因其作用与交感神经兴奋时的效应相似,在化学结构上又均为胺类,部分药物又有儿茶酚结构,故也称拟交感胺或儿茶酚胺类药物。

拟肾上腺素药根据对受体的选择性,分为 α、β 受体激动药肾上腺素,α 受体激动药去甲肾上腺素和 β 受体激动药异丙肾上腺素三大类。α 受体激动药临床用于升高血压和抗休克、局部止血、减轻鼻塞等;β 受体激动药临床用于强心、治疗支气管哮喘等。

构效关系研究表明,苯环上羟基可显著增强拟肾上腺素作用,如肾上腺素、去甲肾上腺素等都具有儿茶酚的结构,活性较大,但容易被儿茶酚胺氧位甲基转移酶(COMT)灭活,常常不能口服,而且作用时间短暂。将儿茶酚型药物的两个羧基改变为 3,5-二羧基或保留 4 位羧基,而将 3 位羧基改为羧甲基或氯原子等,不易被代谢灭活而口服有效,如特布他林、克仑特罗、马布特罗等均是口服有效且对 $β_2$ 受体选择性较强的平喘药。当苯环上无羧基时,作用减弱,但稳定性增加、作用时间延长,如麻黄碱的作用强度为肾上腺素的 1/100,但作用时间延长 7 倍。氨基上取代基的大小与受体的选择性有密切关系。在一定范围内,取代基越大,对 β 受体的选择性越大,对 α 受体的亲和力就越小。例如,去甲肾上腺素氨基末端的氢被甲基取代,则为肾上腺素,可增加对 $β_1$ 受体的活性;被异丙基取代则为异丙肾上腺素,主要是 β 受体激动药;当被叔丁基取代后如沙丁胺醇、克仑特罗,则对 $β_2$ 受体有高度选择性,为 $β_2$ 受体激动药。

药物与所作用受体之间的关系见表 3-5。

表 3-5 药物与所作用受体之间的关系

药物名称	受体选择性	药物名称	受体选择性
去甲肾上腺素	α	异丙肾上腺素	β
去氧肾上腺素	α	多巴酚丁胺	β_1
间羟胺	α	沙丁胺醇	β_2
肾上腺素	α,β	沙美特罗	β_2
多巴胺	α,β	特布他林	β_2
麻黄碱	α,β	克仑特罗	β_2

案例分析

有些不法养殖户为增加猪肉的瘦肉率,在猪饲料中添加了一种药物"瘦肉精",这种药物添加过多不仅对猪和猪肉有影响,残留的药品对人体也有一定的损害,尤其是对心血管系统,食用后可使人出现心慌,心律失常症状,受到有关部门的查处。

分析:

"瘦肉精"学名盐酸克仑特罗,与沙丁胺醇同属于 β_2 受体激动药,作用较沙丁胺醇强 100 倍。在临床上用于治疗支气管哮喘,每次用量 20 μg 左右,不良反应与沙丁胺醇相似。盐酸克仑特罗属于中度蓄积性药物,大量实验已证明盐酸克仑特罗在动物体内的残留主要集中在眼睛、毛发、肺、肝、肾及肌肉和脂肪组织。人食用了大量残留药物的猪肉或内脏后可能出现心悸,面颈、四肢肌肉颤抖,手抖甚至不能站立,头晕,乏力。原有心律失常的患者更容易发生心动过速、室性期前收缩、心电图示 ST 段压低与 T 波倒置等。

肾上腺素 Adrenaline

【药理作用及临床应用】 肾上腺素通过激动 β_1 受体,使心脏兴奋,表现为心肌收缩力增强、心率加快、传导加速,常与利多卡因、阿托品组成心脏复苏三联针,用于各种原因导致的心脏骤停;通过激动 β_2 受体,使支气管平滑肌舒张,激动 α 受体,使支气管黏膜血管收缩,减轻充血水肿,用于支气管哮喘急性发作;降低毛细血管通透性、升高血压、对抗过敏递质等,可作为过敏性休克的首选药。

知识链接

过敏性休克及抢救药物

过敏性休克是指外界某些抗原性物质进入已致敏的机体后,通过免疫机制在短时间内发生第一种强烈的多脏器累及综合征。其表现程度依机体反应性、抗原进入量及途径等有很大差异。通常都突然发生且很剧烈，若不及时处理，常可危及生命。应立即停止可疑的过敏原或致病药物，同时立即皮内或肌内注射0.1%肾上腺素1 mg。若休克持续不见好转，应及早静脉注射地塞米松和肌内注射异丙嗪等，并吸氧，保持呼吸道通畅。

【不良反应】　治疗量时可出现烦躁、焦虑、恐惧感等中枢神经症状及心悸、出汗、皮肤苍白等，停药后可消失。禁用于心血管器质性疾患（如高血压、脑动脉硬化、器质性心脏病）、糖尿病、甲状腺功能亢进者，老年患者慎用。

【剂型及规格】　注射液：每支1 mg（1 mL）。

盐酸麻黄碱 Ephedrine Hydrochloride

【药理作用及临床应用】　又名盐酸麻黄素。口服有效，作用缓慢而温和，持续时间较长。扩张支气管，用于支气管哮喘的预防和轻症的治疗；收缩血管，可减轻充血、肿胀，治疗鼻塞。也可用于腰麻和硬膜外麻醉所致的低血压等。

【不良反应】　可引起中枢兴奋，如烦躁不安、失眠等，属体育运动违禁药品。有快速耐受性。哺乳期妇女不宜使用。禁忌证同肾上腺素。

【剂型及规格】　片剂：每片15 mg；25 mg；30 mg。注射液：每支30 mg（1 mL）；50 mg（1 mL）。滴鼻剂：0.5%；1%；2%。

多巴酚丁胺 Dobutamine

【药理作用及临床应用】　主要激动心脏β_1受体，明显增强心肌收缩性，增加心排血量。对β_2受体有较弱的激动作用，可扩张血管，降低外周阻力。主要用于对强心苷反应不佳的心力衰竭患者。

【剂型及规格】　注射液：20 mg（2 mL）。

同类药物还有普瑞特罗（prenalterol），也是选择性β_1受体激动药。能直接兴奋心肌，正性肌力作用强，对心率影响不明显。充血性心力衰竭患者应用本品后心脏指数增加，左心室充盈压和周围血管阻力降低，临床症状改善。适用于急慢性心力衰竭患者的治疗，被认为是洋地黄的主要替换剂。

沙丁胺醇 Salbutamol

【药理作用及临床应用】　扩张支气管作用强，维持时间长，口服可维持6 h，吸入可持续4~6 h。用于治疗支气管哮喘的急性发作和喘息性支气管炎。

知识链接

指导支气管哮喘患者正确使用吸入器

1.吸药前先缓慢呼吸至最大量。

2.将喷口放入口内，双唇含住喷口，经口慢慢吸气，再深吸气的过程中按压驱动装置，继续吸气至最大量。

3.屏气 10 s,使较小的雾粒在更远的外周气道沉降。

4.再慢慢呼吸。

5.若需要再次吸入药液,应等待至少数分钟。

【不良反应】 少数人可见恶心、头痛、头晕、心悸、手指震颤等不良反应。剂量过大可见心动过速,长期应用可产生耐受性。心功能不全、高血压、糖尿病、甲状腺功能亢进者及孕妇慎用。

【剂型及规格】 片剂(胶囊剂):每片(每胶囊)0.5 mg;2 mg。缓释片(胶囊剂):每片(每胶囊)4 mg;8mg。气雾剂(溶液型):每瓶 28 mL(0.2%)。气雾剂(混悬型):每瓶 20 mg(0.2%)。粉雾剂胶囊:每胶囊 0.2 mg;0.4 mg。注射液:每支 0.4 mg(2 mL)。糖浆剂:每支 4 mg(1 mL)。

其他拟肾上腺素药物见表 3-6。

表 3-6 其他拟肾上腺素药物

药物名称	用途、主要不良反应
间羟胺 metaramino	用途:作为去甲肾上腺素代用品,用于各种休克早期、手术后或脊髓麻醉后的休克 主要不良反应:连用可产生快速耐受性。甲状腺功能亢进、高血压、充血性心力衰竭及糖尿病患者慎用
多巴胺 dopamin, DA	用途:用于各种休克如感染性中毒休克、心源性休克及出血性休克等。可与利尿药合并应用于急性肾衰竭,也可用于急性心功能不全 主要不良反应:治疗量时较轻,偶见恶心、呕吐。大剂量时可出现心动过速及诱发心律失常
克仑特罗 clenbuterol	用途:为强效选择性 β_2 受体激动药,用于防治支气管哮喘以及哮喘型慢性支气管炎、肺气肿等呼吸系统疾病所致的支气管痉挛 主要不良反应:少数患者可见轻度心悸、手指震颤、头晕等副作用
特布他林 terbutaline	用途:选择性 β_2 受体激动药,用于支气管哮喘、哮喘型支气管炎和慢性阻塞性肺部疾患时的支气管痉挛。连续静脉滴注本品可激动子宫平滑肌 β_2 受体,抑制自发性子宫收缩和缩宫素引起的子宫收缩,预防早产 主要不良反应:少数病例有手指震颤、头痛、心悸及胃肠障碍。高血压、冠心病、甲状腺功能亢进患者慎用

肾上腺素与阿托品、利多卡因组成心脏复苏三联针,用于抢救心脏骤停,静脉注射或者心室内注射,具有降低心肌耗氧量及除颤的效能,有助于窦性节律的恢复。肾上腺素与局麻药合用可延缓局麻药的吸收而延长局麻时间。麻黄碱与中枢抑制药合用可减轻其中枢兴奋症状。与抗组胺药合用可加强其平喘效力。沙丁胺醇与氨茶碱合用有协同作用,易引起心律失常。

点滴积累

1.α、β受体激动药肾上腺素能激动 β_1 受体,兴奋心脏,治疗各种原因导致的心跳骤停激动 β_2 受体,使支气管平滑肌舒张,激动 α 受体,使支气管黏膜血管收缩,既可用于治疗支气管哮喘,还能降低毛细血管通透性、升高血压、对抗过敏递质等,可作为过敏性休克的首选药物。

2.本节大部分药品是临床急救药品,为处方药。备好急救药品与采取各种抢救手段、抢救措施同等重要,而且也是抢救患者的前提。

第五节 抗肾上腺素药

抗肾上腺素药是指能够阻断肾上腺素受体的药物。根据其对肾上腺素受体的选择性阻断作用的不同,可分为 α 受体阻断药和 β 受体阻断药两大类。

一、α 受体阻断药

α 受体包括突触前 α 受体和突触后 α_1 受体。α_2 受体兴奋可产生负反馈效应使去甲肾上腺素的释放减少,从而使心率减慢,血管平滑肌松弛,血压下降,对高血压患者有利。而阻断 α_1 受体,可使小动脉和小静脉血管平滑肌舒张,外周阻力降低,血压下降,可以降低心脏前、后负荷。根据其作用,α 受体阻断药有非选择性 α 受体阻断药(α_1、α_2 受体阻断药)和选择性 α 受体阻断药。

妥拉唑林(tolazoline)和酚妥拉明(phentolamine)都是非选择性 α 受体阻断药,属于咪唑类化合物,为短效 α 受体拮抗药,具有抗高血压活性,还有刺激胃肠道平滑肌释放组胺刺激胃酸分泌的不良反应。临床可用于治疗和诊断嗜铬细胞瘤。

酚苄明(phenoxy benzamine)也是非选择性 α 受体拮抗剂,是一种 β-卤代烷胺类化合物,为长效 α 受体拮抗剂,其选择性低、毒性很大,使用受到限制,仅用于缓解嗜铬细胞瘤症状。

哌唑嗪(prazosin)是第一个已知的选择性 α_1 拮抗剂,其结构属于喹唑啉类。本类药物还包括特拉唑嗪(terazosin)和多沙唑嗪(doxazosin)等,都具有选择性阻断 α_1 受体的作用,使血管扩张,小动脉和小静脉张力降低,血压下降。临床主要用于高血压的治疗,也可用于充血性心力衰竭。

哌唑嗪 Prazosin

【**药理作用及临床应用**】 选择性阻断血管平滑肌 α_1 受体,扩张小动脉和小静脉,发挥中等偏强的降压作用。不阻断 α_2 受体,不易引起反射性心率增快。适用于轻、中度高血压,对重度高血压合用 β 受体阻断药及利尿药可增强降压效果。

难点释疑

α 受体阻断药引起的低血压为什么不能用肾上腺素治疗而要选用去甲肾上腺素?

这是因为 α 受体被阻断后其收缩血管作用被取消,表现为激动 β 受体的血管扩张作用。而对主要激动 α 受体的去甲肾上腺素,只能取消或减弱其升压作用,而无翻转作用。

【不良反应】 主要是"首剂现象"。首次给药可致体位性低血压,称为"首剂现象"。将首次剂量减为 0.5 mg,并在临睡前服用,可避免发生。

【剂型及规格】 片剂:每片 1 mg;2 mg。

选择性 α_1 受体拮抗剂还有吲哚拉明(indoramin),是一种吲哚衍生物,除了对 α_1 受体具有选择性作用之外,还能阻断组胺 H_1 受体和 5-羟色胺受体。临床用于治疗高血压时,常引起瞌睡、口干、头昏等不良反应。

二、β 受体阻断药

β 受体阻断药能选择性地与 β 受体结合,竞争性阻断神经递质或 β 受体激动药与 β 受体的结合,从而拮抗 β 受体激动所产生的一系列效应。临床广泛用于心绞痛、心肌梗死、高血压、心律失常等治疗。

根据药物对 β_1 和 β_2 受体选择性的不同可分为 3 类,见表 3-7。

表 3-7 常见的 β 受体阻断药

受体选择类型	代表药物
非选择性 β 受体阻断药	普萘洛尔 阿普洛尔 纳多洛尔 吲哚洛尔 氧烯洛尔 艾司洛尔
选择性 β_1 受体阻断药	普拉洛尔 阿替洛尔 美托洛尔 醋丁洛尔 倍他洛尔
非典型 β 受体阻断药	拉贝洛尔 塞利洛尔

1.非选择性 β 受体阻断药

对 β₁ 和 β₂ 受体都有阻断作用,如普萘洛尔(pmpnanolol)、吲哚洛尔(pindolol)等。

2.选择性 β₁ 受体阻断药

特异性拮抗心脏 β₁ 受体,对外周 β₂ 受体作用较弱,如普拉洛尔(practolol)、美托洛尔(metoprolol)等。

3.非典型 β 受体阻断药

对 α 和 β 受体都有阻断作用,如拉贝洛尔(labetalol)、塞利洛尔(celiprolol)等。这一类药物主要用于重症高血压、伴有高血压的心绞痛患者和充血性心力衰竭。

普萘洛尔 Propranolol

【药理作用及临床作用】　普萘洛尔能阻断心脏 β 受体,使心肌收缩力减弱,心率和传导减慢,心输出量减少,心肌耗氧量降低,血压略降。正常生理情况下,交感神经兴奋时,激动肾小球球旁细胞上的 β 受体使肾素分泌增加。用药后阻断 β 受体,肾小球球旁细胞分泌肾素减少,血压下降。用于治疗高血压、冠心病、心绞痛、心律失常。可抑制糖原分解及脂肪代谢,使代谢减慢,用于治疗甲状腺功能亢进。可阻断支气管平滑肌上的 β 受体,使支气管平滑肌收缩,对哮喘患者易诱发或加重哮喘发作。

🖐 课堂活动

某支气管哮喘患者正在服用氨茶碱治疗,出现心动过速,患者自行服用普萘洛尔,请问是否合理? 解释原因。

【不良反应】　常见有恶心、呕吐、轻度腹泻,停药后迅速消失。若应用不当,可引起急性心力衰竭、诱发或加重支气管哮喘等严重不良反应。长期用药突然停药可产生反跳现象。严重心功能不全、窦性心动过缓、重度房室传导阻滞、支气管哮喘及肝功能不全等患者应视情况慎用或禁用。

【剂型及规格】　片剂:每片 10 mg。注射液:每支 5 mg(5 mL)。

美托洛尔 Metoprolol

【药理作用及临床作用】　选择性阻断 β₁ 受体收缩支气管作用弱,较少发生支气管痉挛,对糖尿病患者的血糖影响小于非选择性 β 受体阻断药,临床更常用。与普萘洛尔相比,对心脏选择性高,能够减慢心率,减少心输出量,降低收缩压,减慢房室传导。有较弱的膜稳定作用,无内在拟交感活性。可用于治疗窦性心动过速及某些室上性心律失常、高血压、冠心病、心绞痛等。

【不良反应】　偶有胃部不适、眩晕、头晕、疲倦、失眠、噩梦等,哮喘患者不宜应用大剂量,严重支气管痉挛患者慎用。肝、肾功能不良者慎用。Ⅱ、Ⅲ度房室传导阻滞、严重窦性心动过缓、低血压、孕妇及对洋地黄无效的心力衰竭患者慎用。

【剂型及规格】　片剂:每片 25 mg;50 mg;100 mg。

其他常用的 β 受体阻断药见表 3-8。

表 3-8 其他常用的 β 受体阻断药

药物名称	用途、主要不良反应
纳多洛尔 nadolol	用途：主治高血压、心绞痛及室上性快速心律失常。可增加肾血流量,适用于肾功能不全患者 主要不良反应：同普萘洛尔
吲哚洛尔 pindolol	用途：用于治疗轻、中度高血压,心绞痛,室上性快速心律失常 主要不良反应：有血压下降、消化道反应。禁忌证及慎用范围同普萘洛尔
阿替洛尔 atenolol	用途：为选择性 $β_1$ 受体阻断药。用于治疗轻、中度高血压,对心绞痛、室上性心动过速、房颤与房扑均有效 主要不良反应：为轻度心率减慢及消化道反应等,一般不诱发或加重支气管哮喘。禁忌证同普萘洛尔

点滴积累

1.抗肾上腺素药分为 α 受体阻断药和 β 受体阻断药两大类。

2.α 受体阻断药代表药哌唑嗪适用于轻、中度高血压,但有首剂现象。β 受体阻断药普萘洛尔能降低心肌收缩力,用于治疗高血压、冠心病、心绞痛和心律失常,但也可使支气管平滑肌收缩,对哮喘患者易诱发或加重哮喘发作。

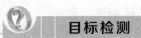 目标检测

一、单项选择题

1.下列哪种药物通常不易被氧化(　　　)？
　　A.肾上腺素　　　　B.去甲肾上腺素　　　C.异丙肾上腺素　　　D.麻黄碱

2.M 样作用不包括(　　　)。
　　A.心脏移植　　　　B.平滑肌收缩　　　　C.腺体分泌增加　　　D.骨骼肌收缩

3.有机磷酸酯类农药中毒的原因是(　　　)。
　　A.抑制了胆碱酯酶的活性　　　　　　　B.抑制了乙酰胆碱的活性
　　C.减少了乙酰胆碱的数量　　　　　　　D.增强了胆碱酯酶的活性

4.解痉作用选择性高的 M 受体阻断药是(　　　)。
　　A.阿托品　　　　B.东莨菪碱　　　　C.山莨菪碱　　　　D.后马托品

5.可用于支气管哮喘的治疗药物是(　　　)。
　　A.去甲肾上腺素　B.毛果芸香碱　　C.吗啡　　　　　　D.麻黄碱

6.β 受体阻断药的临床应用不包括(　　　)。

A.心律失常　　　　B.心绞痛　　　　　C.青光眼　　　　　D.支气管哮喘

二、多项选择题

1.选择性 β_1 受体阻断药包括(　　)。

　A.普萘洛尔　　　　B.美托洛尔　　　　C.阿替洛尔　　　　D.醋丁洛尔

2.能激动 β_2 受体的药物包括(　　)。

　A.肾上腺素　　　　B.去甲肾上腺素　　　C.异丙肾上腺素　　　D.沙丁胺醇

3.有机磷酸酯类农药中毒的解救药有哪些?(　　)

　A.新斯的明　　　　　　　　　　B.阿托品

　C.碘解磷定　　　　　　　　　　D.毛果芸香碱

　E.毒扁豆碱

4.阿托品禁用于(　　)。

　A.肠疼挛　　　　　　　　　　　B.心动过缓

　C.感染性休克　　　　　　　　　D.青光眼

　E.前列腺肥大

三、实例分析

1.患者,男,16 岁,学生,因视物模糊,怀疑"近视"到医院配镜,检查视力后医生给予 1%阿托品滴眼,每 2 h 一次,共 3 d,并嘱 3 d 后复诊验光配镜。点眼 3 d 后,患者感觉畏光、视近物模糊,并有颜面潮红、口干、皮肤干燥、心慌等症状。试分析其原因。

2.某体操运动员在赛前感冒、鼻塞、流涕、嗜睡、无力。在医队的指导下服用一种感冒药,在比赛中获金牌,但在赛后尿检中查出服用违禁药品"麻黄碱",金牌被取消。试分析感冒药中为何加麻黄碱? 运动员为何不能服用?

第四章　心血管系统药物

随着人们生活水平的提高,人均寿命的延长,但心血管疾病已成为常见病,严重危害着人们的身体健康。根据我国流行病学调查,近50年来无论是在农村还是在城市,心脑血管病的发病率和死亡率均呈上升趋势。我国因心脑血管疾病死亡者占总死亡人口的百分比已接近50%。根据治疗疾病的类型,心血管系统药物可分为抗高血压药、抗慢性心功能不全药、抗心律失常药、抗心绞痛药和调血脂药等。

第一节　抗高血压药

抗高血压药又称为降压药,主要用于治疗高血压病。约95%的高血压患者病因不明,称为原发性高血压或高血压病;约5%的高血压患者病因可查,称为继发性高血压或症状性高血压。长期高血压可导致冠心病、脑血管意外、肾衰竭、心力衰竭等并发症而致残或致死。合理应用抗高血压药物,对防止并发症、延长患者寿命具有重要意义。

> **知识链接**
>
> **高血压的分型**
>
> 理想型:收缩压<120 mmHg,舒张压<85 mmHg。
>
> 轻度高血压:收缩压140～159 mmHg,舒张压90～99 mmHg。
>
> 中度高血压:收缩压160～179 mmHg,舒张压100～109 mmHg。
>
> 重度高血压:收缩压≥180 mmHg,舒张压≥110 mmHg。

一、抗高血压药物的分类

形成动脉血压的基本因素是心输出量和外周阻力。前者受心脏功能、静脉回心血量和血容量的影响,后者受小动脉张力的影响。自主神经系统、肾素-血管紧张素-醛固酮系统(RAAS)调节着上述两种因素。抑制上述任何一个环节的药物都可以产生降压作用。

根据药物作用机制可将抗压药物分成以下几类：

（1）利尿药（Diuretic）：氢氯噻嗪等。

（2）交感神经抑制药：①中枢性降压药：可乐定、莫索尼定等；②神经节阻断药：樟磺咪芬、美卡拉明等；③去甲肾上腺素能神经末梢阻滞药：利血平、胍乙啶等；④肾上腺素受体阻断药：普萘洛尔、哌唑嗪、拉贝洛尔等。

（3）肾素-血管紧张素-醛固酮系统（RAAS）抑制药：①血管紧张素Ⅰ转化酶（ACE）抑制药：卡托普利等；②血管紧张素Ⅱ（AngⅡ）受体阻断药：氯沙坦等；③肾素抑制药：雷米克林、瑞米吉仑等。

（4）钙通道阻滞药（CCB）：硝苯地平、氨氯地平等。

（5）血管扩张药：①血管平滑肌松弛药：肼屈嗪等；②钾通道阻滞药：米诺地尔等。

上述药物中，利尿药、肾上腺素受体阻断药、钙通道阻滞药（CCB）、血管紧张素Ⅰ转化酶抑制药（ACEⅠ）和血管紧张素Ⅱ受体阻断药（ARB）是国际高血压学会推荐的一线降压药，其他降压药较少单独使用，但现在复方制剂仍常用。

二、利尿药

常用于治疗高血压的利尿药为噻嗪类，以氢氯噻嗪最为常用。其他噻嗪类有氯噻嗪、三氯噻嗪、氢氯噻嗪、苄氟噻嗪、泊利噻嗪等。噻嗪类为中效利尿药，降压作用缓慢、温和。用药初期的降压机制是由排钠利尿减少血容量。长期使用可通过持续排钠造成血管平滑肌细胞内 Na^+ 浓度降低，并使细胞内 Ca^{2+} 减少，血管平滑肌舒张而降压。

噻嗪类利尿药是治疗高血压的基础药物，可单独治疗轻度高血压，也常与其他降压药合用以治疗中、重度高血压。长期大量应用可引起低血钾，应合并使用留钾利尿药（螺内酯等）或与 ACEⅠ合用。此外，还可引起高脂血症、降低糖耐量及增加尿酸和血浆肾素活性。利尿药的有关内容详见第五章第四节利尿药。

目前临床常用的吲达帕胺（indapamide）属磺胺类利尿药，具有利尿作用和钙拮抗作用。用于治疗高血压及充血性心力衰竭时的水钠潴留，为一种新的强效、长效降压药。降压作用机制未明，其降压作用出现的剂量远小于利尿作用的剂量。降压时对心输出量、心率及心律几无影响，长期用也很少影响肾小球过滤或肾血流量。本药不影响血脂及碳水化合物的代谢。吲达帕胺常见的不良反应包括腹泻、头痛、食欲减低、失眠、反胃、体位性低血压等，对磺胺过敏、严重肾功能不全、肝性脑病或严重肝功能不全、低钾血症患者禁用。

三、交感神经抑制药

本类药抑制交感神经系统的不同环节，使交感神经功能减弱而降压。

（一）中枢性降压药

第一代中枢性降压药如可乐定、甲基多巴等在 20 世纪 60 年代开始用于临床，本类药

物通过激动延髓 α_2 受体和 I_1-咪唑啉受体,抑制交感神经中枢的传出冲动,使外周血管扩张而降压。但因口干、嗜睡、阳痿、反跳等较严重的不良反应,已渐受临床医师冷落。20 世纪 90 年代出现第二代中枢性降压药利美尼定和莫索尼定等,对 I_1-咪唑啉受体的亲和力远大于 α_2 受体,口干、嗜睡等不良反应较第一代大为减轻。常见的中枢性降压药见表 4-1。

表 4-1 常见的中枢性降压药

分代	药物名称	用途、主要不良反应
第一代	可乐定 perpheneazine	用途:用于其他药无效的中度高血压,尤适于伴有溃疡病的高血压患者 主要不良反应:常见口干、便秘、嗜睡及心动过速。不宜用于高空作业者或者驾驶人员,以免嗜睡发生意外。少数患者在突然停药后可出现反跳现象,如心悸、血压突然升高等,不可突然停药
	甲基多巴 methyldopa	用途:用于治疗中度高血压,特别适用于肾功能不良的高血压患者 主要不良反应:嗜睡、头痛、乏力;水钠潴留所致的下肢水肿、口干;可有药物热或嗜酸性粒细胞增多、肝功能的变化、精神改变、性功能减低、腹泻、乳房增大、恶心、呕吐、晕倒;偶有加重心绞痛和心力衰竭
第二代	莫索尼定 moxonidine	用途:用于轻、中度原发性高血压 主要不良反应:治疗开始时可出现口干、疲乏和头痛等症状;偶见头晕、失眠和下肢无力感等。极少产生胃肠道不适,个别有皮肤过敏反应
	利美尼定 rilmenidine	用途:用于轻、中度原发性高血压 主要不良反应:副作用少而轻微,偶有口干、乏力、胃痛、心悸、头晕、失眠等

本类药物与 β 受体阻断药合用时,开始时即产生降压,后有较强的反跳现象出现。与其他降压药合用可增强本品的降压效果。与妥拉唑林合用时,能减弱降压效果。与乙醇、镇静药或麻醉药合用时,能增强降压效果。

本类药物临床不主张单独使用。1999 年世界卫生组织和高级高血压学会颁布的《高血压治疗指南》中没有将中枢性降压药列为一线药物。

（二）去甲肾上腺素能神经末梢阻断药

利血平（reserpin）通过抑制去甲肾上腺素能神经对递质的再摄取和储存,导致递质耗竭而产生降压作用。不良反应多,不推荐为一线用药,仅用于复方制剂,如复方降压片。

（三）肾上腺素受体阻断药

1.β 受体阻断药（β-Blocker）

受体阻断药的分类及品种介绍见第三章。各种 β 受体阻断药均具有降压作用,本类药主要优点是长期应用无明显耐受性,缺点是对血脂代谢有一定影响。临床常用药有普萘洛尔等。

本类药物通过阻断心脏 β 受体,使心率减慢、心肌收缩力减慢、心输出量减少;阻断肾脏球旁细胞 β 受体,抑制肾素分泌,使肾素-血管紧张素-醛固酮系统的升压功能减弱;阻断去甲肾上腺素能神经突触前膜的 β 受体,削弱递质正反馈机制,减少去甲肾上腺素的释放;阻断中枢 β 受体,使外周交感神经活性减弱。

适用于各种程度的高血压。对心输出量及肾素活性偏高者疗效较好,也适用于伴心绞痛、偏头痛的患者。详细内容见第三章第五节抗肾上腺素药。

难点释疑

如何正确理解 β 受体阻断药应用于糖尿病、冠心病?

β 受体阻断药在心力衰竭、心肌梗死、心绞痛、主动脉夹层、高血压伴心律失常(除禁忌证)的治疗中具有明显的优势。由于脂肪组织、肌糖原的分解以及胰岛素分泌由交感神经、通过 β_2 受体调节,因此选择性较低的 β 受体阻断药对糖、脂代谢具有一定的不良影响。但高选择性 β_1 受体阻断药对糖原代谢影响较小而且与剂量相关,在几个重要的高血压治疗指南中仍将糖尿病、冠心病作为 β 受体阻断药的强制适应证。

2.α 受体阻断药

选择性的 α_1 受体阻断药常用的有哌唑嗪(prazosin)、特拉唑嗪(terazosin)、多沙唑嗪(doxzosin)、乌拉地尔(urapidil)。本类药通过选择性阻断 α_1 受体,使血管扩张,小动脉和小静脉张力降低,血压下降。本类药最大的优点是对血脂代谢有良好作用,有助于预防动脉粥样硬化。临床主要用于高血压的治疗,也可用于充血性心力衰竭。α_1 受体阻断药与胍乙啶合用,易发生体位性低血压;与二氮嗪合用,可拮抗后者抑制胰岛素释放的作用。详细内容见第三章第五节抗肾上腺素药。

四、肾素-血管紧张素-醛固酮系统抑制药

肾素-血管紧张素-醛固酮系统(RAAS)是由肾素、血管紧张素及其受体等构成的重要体液系统。本系统不仅存于血液循环中,也存在于心脏、肾脏、血管、脑等组织中,在调节血管系统正常功能及高血压、心肌肥厚等病理过程中具有重要作用。

血管紧张素原在肾素的作用下转化成血管紧张素 Ⅰ(Ang Ⅰ),Ang Ⅰ 再经血管紧张素 Ⅰ 转化酶(ACE)作用,转化为血管紧张素 Ⅱ(Ang Ⅱ)。Ang Ⅱ 激动有关部位 Ang Ⅱ 受体致血压升高。Ang Ⅱ 升高主要机制是收缩血管并促进去甲肾上腺素(NA)释放使外周阻力增高;促进醛固酮分泌,导致水钠潴留,血容量增大。此外,Ang Ⅱ 还具有生长激素样作用,促进心肌肥厚、血管增生及动脉粥样硬化等病理过程。由上述可知,干扰 RAAS 不仅可产生降压作用,还可预防和逆转心脏、血管等靶器官损害。本类药临床常用的有血管紧张素 Ⅰ 转化酶抑制药(ACE Ⅰ)和 Ang Ⅱ 受体阻断药(ARB)(图4-1)。

(一)血管紧张素 Ⅰ 转化酶抑制药

本类药物通过抑制 ACE,使 Ang Ⅱ 生成减少,血管扩张,外周阻力降低;醛固酮分泌减少,水、钠排出增多;钠释放减少,血压下降。另外,ACE 受到抑制时,缓激肽水解减少,可加强缓激肽的血管扩张作用,使血压进一步下降。

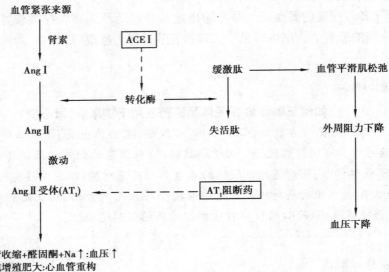

图 4-1　肾素-血管紧张素及其抑制药作用环节

　　ACE 抑制剂作用广泛,在减少 Ang Ⅱ 生成的同时,抑制了缓激肽、脑啡肽等生物活性物质的灭活,会产生咳嗽、血管神经性水肿等副作用。

卡托普利 Captopril

　　【药理作用及临床应用】　　又名巯甲丙脯酸。本品具有逆转 Ang Ⅱ 引起的靶器官损害;肾血管阻力降低,肾血流量增加;增强机体对胰岛素的敏感性;对脂质代谢无明显影响;无反射性;心率加快等反应作用特点。适用于伴有糖尿病、左心室肥厚等高血压患者。

　　【不良反应】　　刺激性咳嗽较多见。其他反应有低血压、皮疹、味觉异常等。孕妇禁用。

　　【剂型及规格】　　片剂:每片 12.5 mg;25 mg;50 mg;100 mg。

　　卡托普利的巯基是产生皮疹和味觉障碍的原因,并且易形成二硫化合物而缩短作用时间。其他血管紧张素转化酶抑制剂改为羧基或磷酰基可克服这些缺点,如依那普利(enalapril)、培哚普利(perindopril)、雷米普利(ramipril)、福辛普利(fosinopril)等,均不含巯基的强效血管紧张素转化酶抑制剂。常用的血管紧张素 Ⅰ 转化酶抑制药见表4-2。

表 4-2　常用的血管紧张素 Ⅰ 转化酶抑制药

药物名称	用途、主要不良反应
依那普利 enalapril	用途:比卡托普利强 10 倍。可用于高血压及充血性心力衰竭的治疗 主要不良反应:咳嗽、蛋白尿、皮疹、口腔烧灼感等,与一般 ACEⅠ 相同。肾动脉狭窄者及孕妇忌用
培哚普利 perindopril	用途:高效血管紧张素转化酶抑制剂。主要用于抗高血压 主要不良反应:与卡托普利等相似,禁忌证亦同

续表

药物名称	用途、主要不良反应
雷米普利 ramipril	用途:长效,对组织 ACE 的抑制力较强。用于抗高血压 主要不良反应:基本同卡托普利
福辛普利 fasinpril	用途:对 ACE 的抑制力较卡托普利强 2~3 倍。用于抗高血压 主要不良反应:副作用较少

ACE 抑制药与非甾体抗炎药、保钾利尿药、他汀类降血脂药(洛伐他汀、辛伐他汀)合用可产生严重的高钾血症;与二甲双胍类及磺酰脲类降糖药(格列齐特、格列喹酮、格列吡嗪)合用可致低血糖症状;与利尿降压药吲达帕胺、氢氯噻嗪合用时较单独使用更易导致肾衰竭。

(二) Ang Ⅱ 受体阻断药(ARB)

Ang Ⅱ 受体分两型,即 AT_1 受体和 AT_2 受体。AT_1 受体介导 Ang Ⅱ 的升压作用及心血管重构作用,AT_2 受体功能尚未完全阐明。目前发现的 Ang Ⅱ 受体阻断药(ARB)主要为 AT_1 受体阻断药,其降压作用与 ACE Ⅰ 相似。对缓激肽系统无影响,没有 ACE Ⅰ 的血管神经性水肿、咳嗽等不良反应。常用药物为氯沙坦、缬沙坦等。常用的 Ang Ⅱ 受体阻断药见表4-3。

表 4-3　常用的 Ang Ⅱ 受体阻断药

药物名称	用途、主要不良反应
替米沙坦 telmisartan	用途:用于原发性高血压的治疗。尤其适用于肾性高血压、糖尿病高血压的治疗 主要不良反应:可见心悸、心动过缓、低血压、头痛、眩晕、肝酶升高等。患有胆汁梗阻性疾病和严重肝、肾功能不全者禁用;孕妇及哺乳期妇女禁用
缬沙坦 valsartan	用途:同上 主要不良反应:可有头痛、头晕、咳嗽、腹泻、疲劳、鼻炎、背痛、恶心、咽炎及关节痛等。过敏者禁用;妊娠和哺乳期妇女禁用
依普沙坦 eprosartan	用途:同上 主要不良反应:可有头痛、眩晕、低血压(包括体位性低血压)、过敏性皮肤反应、恶心、呕吐、腹泻等。过敏者禁用;妊娠和哺乳期妇女禁用
厄贝沙坦 irbesartan	用途:同上 主要不良反应:可有头痛、眩晕、心悸等,偶见咳嗽、腹痛、焦虑、胸痛、咽炎、恶心、呕吐、皮疹、心动过速等。过敏者禁用;妊娠和哺乳期妇女禁用

氯沙坦 Losartan

【药理作用及临床应用】　又名洛沙坦。本品为联苯四氮唑类化合物的衍生物,是非肽类强效选择性竞争 AT_1 受体阻断药。它自身和它主要的 5-羟酸活性代谢物能有效阻断

AngⅡ与 AT₁受体的结合,使血压下降,其降压效能与 ACEⅠ药物依那普利相似。临床主要用于高血压和充血性心力衰竭。本品尚能促进尿酸排泄,明显降低血浆尿酸水平。

【不良反应】 本药除不引起咳嗽及血管神经性水肿外,其余不良反应与 ACEⅠ相似。

【剂型及规格】 片剂:每片 50 mg;100 mg。

本类药物与留钾利尿药、钾制剂合用可致血钾升高。

难点释疑

如何正确理解 ACEⅠ和 ARB 在心脑血管疾病治疗中的主要作用?

这两类药物的作用特点是降压作用温和,对糖、脂代谢具有良好的作用,而且对心脏、肾脏保护作用更佳。除降压外还主要作为心力衰竭、心肌梗死后、糖尿病、慢性肾脏疾病治疗的首选药物。在治疗心力衰竭与心肌梗死中,ACEⅠ、ARB 与 β 受体阻断药合用能够纠正或改善心力衰竭、心肌梗死后神经生物学的异常,从根本上阻断心力衰竭与心肌梗死的发生与发展。ACEⅠ与 ARB 作为糖尿病及糖尿病肾病的首选药物,可以延缓糖尿病、肾病的发生,降低蛋白尿,改善肾功能。

五、钙通道阻滞药

钙通道阻滞药(CCB)又称钙拮抗药,是一类选择性阻滞钙通道,抑制细胞外 Ca^{2+} 内流,降低细胞内 Ca^{2+} 浓度的药物。20 世纪 70 年代以来,本类药发展迅速,品种繁多,结构各异,已广泛用于治疗高血压、心绞痛、心律失常等心血管疾病。常用于抗高血压的药物有硝苯地平(nifedipine)、氨氯地平(amlodipine)、尼群地平(nitredipine)、尼卡地平(nicardipine)等。钙通道阻滞药的分类见表 4-4。

表 4-4　1992 年国际药理学联合会对钙通道阻滞药的分类

类　别		代表药物
Ⅰ类　选择性作用于 L 型钙通道的药物	Ⅰa 类　二氢吡啶类	氨氯地平、尼群地平、尼卡地平
	Ⅰb 类　地尔硫䓬类	地尔硫䓬
	Ⅰc 类　苯烷胺类	维拉帕米
Ⅱ类　选择性作用于其他电压依赖性钙通道的药物		苯妥英
Ⅲ类　非选择性钙通道调节药		氟桂利嗪、普尼拉明

(一)钙拮抗药在药理作用

1.对心肌的作用

①负性肌力:钙拮抗药抑制 Ca^{2+},降低心肌细胞内 Ca^{2+} 浓度,使心肌收缩减弱;②负性

频率:钙拮抗药抑制窦房结细胞 4 相内流,使其自动去极化速度减慢,自律性降低而减慢心率;③负性传导:钙拮抗药抑制房室结细胞 0 相 Ca^{2+} 内流,使 0 相除极速度、幅度降低,从而使房室结传导减慢;④保护缺血心肌细胞:心肌缺血时,细胞膜对 Ca^{2+} 通透性增加,外钙内流增多,钙泵功能抑制,使细胞内 Ca^{2+} 泵出减少,导致细胞内 Ca^{2+} 积聚。线粒体内 Ca^{2+} 超负荷失去氧化磷酸化的能力,促使细胞死亡。钙拮抗药通过抑制外钙内流,降低细胞内 Ca^{2+} 浓度而保护心肌细胞。上述作用以维拉帕米和地尔硫䓬为强,二氢吡啶类药物作用弱。

2.对平滑肌的作用

平滑肌收缩需要的 Ca^{2+} 主要来自细胞外。钙拮抗药抑制外钙内流,导致平滑肌舒张。①扩张血管:本类药主要扩张动脉,对痉挛性收缩的动脉血管扩张作用强,对静脉影响小。钙拮抗药中以二氢吡啶类管扩张作用最强,维拉帕米最弱。②舒张其他平滑肌:钙拮抗药对支气管平滑肌的舒张作用较为明显,较大剂量能舒张胃肠道、输尿管及子宫平滑肌。

3.改善组织血流作用

①抑制血小板活化:Ca^{2+} 是血小板激活的重要介质。钙拮抗药可以降低血小板内 Ca^{2+},抑制血小板激活反应。②稳定红细胞膜:红细胞膜稳定性与 Ca^{2+} 有关,胞内 Ca^{2+} 增加,则膜脆性增加,易发生溶血。钙拮抗药可降低红细胞内 Ca^{2+},有利于稳定红细胞从而增进其变形能力,降低血液黏滞性。

4.改善心血管病理变化

①抗动脉粥样硬化:钙参与动脉粥样硬化的病理过程,如平滑肌增生、脂质沉积和纤维化,钙拮抗药可干扰这些过程;②延缓和逆转心肌肥厚:临床观察发现,长期应用钙拮抗药可延缓和逆转高血压等原因引起的心室肥厚,并改善心肌供血供氧。这些作用有利于防高血压的心脑血管并发症。

5.肾功能保护作用

二氢吡啶类的钙拮抗药用于高血压时,能明显增加肾血流量,并具有排钠利尿的作用,不引起水钠潴留。此作用对伴有肾功能障碍或心功能不全的高血压患者有重要意义。

(二)钙拮抗药的临床应用

1.抗高血压

本类药扩张血管,降低外周阻力而降压。其降压作用的主要优点是:①不引起水钠潴留并增加肾脏血流;②预防或逆转心血管等靶器官损害;③扩张脑血管并预防血栓形成;④对血脂、血糖等代谢无不良影响;⑤缓解支气管哮喘。以上作用适合于伴有肾功能障碍、冠心病、脑血管病、支气管哮喘等并发症的高血压患者。在治疗高血压方面常选用血管作用强的二氢吡啶类药物。

2.抗心绞痛

本类药抗心绞痛机制及药物选用详见本章第四节。

3.心律失常

维拉帕米是治疗阵发性室上性心律失常的首选药,也可用于心房颤动等室上性快速型心律失常以控制心室率。

4.脑血管疾病

尼莫地平、尼群地平以及氟桂利嗪等对脑血管有较显著的扩张作用,能改善脑循环,可用于防治脑血管疾病、脑供血不足、脑血栓形成、脑栓塞等疾病。

5.其他

可用于外周血管痉挛性疾病、预防动脉粥样硬化、支气管哮喘及偏头痛等。

(三)钙拮抗药的常见不良反应

一般不良反应有面红、头痛、眩晕、恶心及便秘等。严重不良反应有低血压、心动过缓和房室传导阻滞以及心功能抑制等。

(四)常用的二氢吡啶类钙拮抗药

硝苯地平 Nifedipine

【药理作用及临床应用】 又名硝苯定、心痛定。本品降压显著,起效快,作用时间短,血压波动大,并可反射性加快心律,增高肾素活性,与β受体阻断药合用可对抗之。现主张使用缓释片剂,以减轻血压波动对心、脑、肾等靶器官的不良影响。本药可用于各种程度的高血压,也适合于伴有心绞痛、肾脏疾病等的高血压患者。

【不良反应】 有面红、头痛、眩晕、心悸、踝部水肿、低血压等。若与β受体阻断药合用易引起低血压、心动过缓、传导阻滞,甚至停搏。支气管哮喘患者慎用。心力衰竭患者慎用或禁用。低血压、传到阻滞或心源性休克患者禁用。

【剂型及规格】 片剂:每片5 mg;10 mg。控释片:每片20 mg。胶丸剂:每片5 mg。胶囊剂:每粒5 mg;10 mg。喷雾剂:100 mg。

其他常用二氢吡啶类钙拮抗药见表4-5。

表4-5 其他常用二氢吡啶类钙拮抗药

药物名称	用途、主要不良反应
氨氯地平 amlodipine	用途:用于原发性高血压、慢性稳定型心绞痛及变异型心绞痛。降压作用缓慢、平稳、持久。每日只需服药1次。较少引起反射性交感神经活性增强 主要不良反应:可有水肿、头痛、眩晕、乏力等。一般较轻,能为患者耐受。对二氢吡啶类钙拮抗剂过敏的患者禁用;孕妇和哺乳期妇女慎用
尼群地平 nitrendipine	用途:同上。血管舒张作用强于硝苯地平,作用温和持久,用于各型高血压 主要不良反应:可有头痛、面部潮红、头晕、恶心、低血压、足踝部水肿、心绞痛发作、一过性低血压等。对本品过敏者及重主动脉瓣狭窄的患者禁用;孕妇及哺乳期妇女慎用
尼卡地平 nicardipine	用途:用于原发性高血压、心绞痛、脑梗死后遗症、脑出血后遗症、脑动脉硬化症 主要不良反应:偶见恶心、呕吐、食欲缺乏、便秘、腹泻、颜面潮红、头晕、发热、心悸、体位性低血压、倦怠、皮疹、眩晕、耳鸣、肝功能异常、肾功能异常。颅内出血未停止、脑血管意外急性期、颅内压亢进的患者,孕妇及哺乳期的妇女禁用

续表

药物名称	用途、主要不良反应
尼莫地平 nimodipine	用途：用于预防和治疗由蛛网膜下腔出血后脑血管痉挛引起的缺血性神经损伤以及老年性脑功能损伤、偏头痛、突发性耳聋等 主要不良反应：偶见面红、头晕、皮肤瘙痒、口唇麻木、皮疹等症状，一般不需要停药。严重肝功能损害的患者禁用；哺乳期妇女禁用

　　钙通道阻滞药与β受体阻断药合用可增强对房室传导的抑制作用；与血管扩张药、血管紧张素转化酶Ⅰ抑制药、利尿药等抗高血压药合用时，降压作用叠加，应适当监测联合降压治疗的患者；与胺碘酮合用可能增加心脏毒性。其中，维拉帕米与阿司匹林合用，出血时间较单独使用阿司匹林时延长；长期服用维拉帕米，使地高辛血药浓度增加50%～75%。服用维拉帕米时，需减少地高辛和洋地黄的剂量。

　　✎ 课堂活动

　　在学习了β受体阻断药与钙通道阻滞药（CCB）这两大类药物后，从药物的作用机制、适应证，对脂肪组织、肌糖原的分解、胰岛素分泌、糖尿病肾病，对肾素-血管紧张素系统及心肌衰竭、心肌梗死的影响方面，对两类药物进行对比。

六、血管扩张药

　　血管扩张药包括血管平滑肌松弛药和钾通道开放药，共同特点是可引起反射性交感神经兴奋，使心率加快，心脏输出量增加；肾素分泌增加，激活肾素-血管紧张素-醛固酮系统（RAAS）导致水钠潴留，从而部分对抗其降压作用。合用利尿药和β受体阻断药可克服其缺点，并增强降压效果。

（一）血管平滑肌松弛药

　　血管平滑肌松弛药能直接扩张血管产生降压作用。本类药有肼屈嗪（hydralazine）、双肼屈嗪、布屈嗪（budralazine）、地巴唑（dibazol）、二氮嗪（diazoxide）等。

肼屈嗪 Hydralazine

　　【药理作用及临床应用】　本品主要扩张小动脉，降压作用快而强。适用于中度高血压，常与其他降压药合用。

　　【不良反应】　头痛、心悸、肠胃功能紊乱等。大剂量使用时可引起全身性红斑性狼疮样综合征。心绞痛、心功能不全患者禁用。

　　【剂型及规格】　片剂：每片10 mg；25 mg；50 mg。缓释片：每片50 mg。注射液：20 mg（1 mL）。

(二)钾通道开放药

钾通道开放药是一类新型血管扩张药。本类药能促进钾通道开放,使 K^+ 外流增多,细胞膜超极化,导致钙通道难以激活,Ca^{2+} 内流减少,血管平滑肌舒张而降压。本类药有米诺地尔、二氮嗪、吡那地尔等。

抗高血压药的选用药应考虑患者的个体状况、药物的作用、代谢、不良反应和药物相互作用,并参考下列因素作决定:①是否有心血管危险因素;②是否有靶器损害、心血管疾病、肾病、糖尿病;③是否有受抗高血压药影响的其他疾病;④与治疗其他并存疾病的药物之间有无相互作用;⑤选用药物是否有减少心血管病发病率和死亡率的证据及其力度;⑥药物的价格及患者的经济能力。

1.无并发症患者的高血压药物选择

可以单独或者联合使用噻嗪类利尿药、β 受体阻断药、钙通道阻滞药、ACE Ⅰ 和 ARB,治疗应从小剂量开始。现在认为,2 级高血压(≥160/100mmHg)患者在开始时可以采用两种抗高血压药物联合治疗。联合治疗有利于血压在相对较短时期内达到目标值,也有利于减少不良反应。联合治疗应采取不同降压机制的药物,常用方案为利尿药与 β 受体阻断药、利尿药与 ACE Ⅰ 或 ARB、钙通道阻滞药与利尿药或 ACE Ⅰ 或 ARB。3 种抗高血压药联合的方案必须包含利尿药。

2.有并发症患者的抗高血压药物选择

①心力衰竭。心力衰竭表现为心室收缩或舒张功能不全,主要由收缩性高血压和缺心性心脏病引起。严格控制血压和胆固醇是高危心力衰竭患者的主要预防措施。心室功能不全却无症状的患者推荐使用 ACE Ⅰ 和 β 受体阻断药。有症状的心功能不全患者或终末期心脏病患者推荐使用 ACE Ⅰ、β 受体阻断药、ARB 以及醛固酮拮抗药并合用高效能利尿药。②糖尿病高血压:通常需要联合应用两种或两种以上药物以达到小于130/80 mmHg的目标血压。噻嗪类利尿药、β 受体阻断药、ACE Ⅰ、ARB、CCB 有利于降低糖尿病患者冠心病和脑卒中发生率。ACE Ⅰ、ARB 治疗能延缓糖尿病、肾病的进展,减少蛋白尿,ARB 还能延缓大量白蛋白尿的产生。③慢性肾脏疾病:应严格控制血压,且通常需用 3 种或更多的药物来达到高血压小于 130/80 mmHg 的目标。已证实 ACE Ⅰ/ARB 有利于控制糖尿病和非糖尿病、肾病的进展。使用 ACE Ⅰ 或 ARB 仅可使血酐水平较基线值升高 35%,但除非有高血钾症出现,否则不是停药的指征,伴有严重肾病时必须增加效能利尿药的剂量并联合应用其他类药物。④脑血管病:在急性脑卒中时,迅速降压的风险和益处尚不清楚。在患者病情稳定或好转前,应把血压控制在中间水平大约 160/100 mmHg。ACE Ⅰ 和噻嗪类利尿药联合应用可降低脑卒中的复发率。⑤高血压伴有左心室肥厚:最有效的药为 ACE Ⅰ,其次为 CCB 和 β 受体阻断药。⑥低胰岛素抵抗者,宜选用 ACE Ⅰ。⑦对伴有冠心病者,宜选用具有对心绞痛作用的 β 受体阻断药和 CCB。

✗ **点滴积累**

1.高血压的药物可分为利尿药、交感神经抑制药、肾素-血管紧张素-醛抗固酮系统抑制药、钙通道阻滞药和血管扩张药五大类。

2.噻嗪类中效利尿药除利尿减少血容量外,其降压作用机制主要为通过排钠降低细胞内 Ca^{2+} 浓度使血管平滑肌舒张,长期使用应该注意防止电解质紊乱,通常和其他高血压药物联合使用。

3.中枢神经降压药通过激动延髓 α_2 受体和 I_1-咪唑啉受体,抑制交感神经中枢的传出冲动使外周血管扩张而降压,本类药物不良反应较多,不作为一线药物。

4.钙通道阻滞药物主要有二氢吡啶类、地尔硫草类和苯烷胺类等,本类药物通过减少平滑肌及心肌细胞钙离子内流而发挥抗高血压、心绞痛、心律失常等作用。严重不良反应可能有低血压心动过缓和房室传导阻滞以及新功能抑制等。二氢吡啶类药注意防止氧化失效。

5.ACE I 和 ARB 是心血管疾病治疗中的基石类药物,通过抑制肾素-血管紧张素-醛固酮系统不同环节而产生降低血压、逆转重构和器官保护等作用。ACE I 类药物抑制了缓激肽、脑啡肽等生物活性物质的灭活,在产生降压作用的同时会产生咳嗽、血管神经性水肿等副作用。

6.血管扩张药包括血管平滑肌松弛药和钙通道开放药,共同特点是可引起放射性交感神经兴奋从而部分对抗其降压作用。合用利尿药和 β 受体阻断药可克服其缺点,并增强降压效果。

7.抗高血压的选用应考虑患者的个体情况、药物的作用、代谢、不良反应和药物相互作用等因素。

第二节　抗慢性心功能不全药

慢性心功能不全又称充血性心力衰竭(CHF),是由慢性心肌损害或长期心脏负荷过重引起的心脏收缩和(或)舒张功能障碍,使心脏排出量不足全身组织需要的病理状态。

影响心脏排出量的主要生理因素为心肌收缩力,心脏前、后负荷等。传统抗心力衰竭药通过加强心肌收缩性、减轻心脏负荷、增加心脏排血量等缓解心力衰竭症状。长期 CHF 时,交感神经系统、肾素-血管紧张素-醛固酮系统(RAAS)的活性明显增强,不仅导致心脏负荷加重、耗氧量增加,而且促进心肌肥大、硬化等病理过程。现代医学对 CHF 的治疗目标是在缓解 CHF 的同时,防止并逆转心脏的病理变化,提高患者生存质量,降低死亡率。

目前治疗 CHF 的药物主要有正性肌力药、减轻心脏负荷药、抑制 RAAS 药、β 受体阻断药等。

一、正性肌力药

正性肌力药是一类能够选择性增强心肌收缩力的药物,包括强心苷类、β 受体激动药、磷酸二酯酶抑制药等。

(一)强心苷类

强心苷类药物多数源于洋地黄类植物,又称为洋地黄类药物。临床最常用的是地高辛(Digoxin),其他还有毛花苷 C(Lanatoside C)、毒毛花苷 K(Stropanthin K)和洋地黄毒苷(Digitoxin)。

强心苷水解成苷元后,水溶性减少,正性肌力明显减弱,苷元脂溶性增大易进入中枢神经系统,产生严重的中枢副作用。强心苷类药物水解后不能药用。

强心苷类药物能够抑制心肌细胞膜上的 Na^+-K^+-ATP 酶,导致细胞内 Na^+ 浓度增高,通过 Na^+-Ca^{2+} 交换机制,使细胞内 Ca^{2+} 浓度增加,从而使心肌收缩力增强,心脏排血量增加。在增强心肌收缩力的同时,加快心肌收缩速度,使收缩期缩短,舒张期相对延长,有利于静脉血向心脏回流,增加心脏排血量。排血量增加,反射性兴奋迷走神经使心率减慢,房室传导减慢。心率减慢有助于增加静脉回心血量,进一步提高心脏排血量并可缓解衰竭心脏缺氧。

强心苷类药主要用于治疗慢性心功能不全。本类药兴奋迷走神经,减慢房室传导作用,可作用于控制某些室上性心律失常(心房纤颤、心房扑动及阵发性室上性心动过速)导致的心室率过快。

知识链接

心房扑动和心房颤动

心房扑动简称房扑,指心房发生 250~350 次/min 的规则异常冲动;心房颤动简称房颤,指心房发生 350~600 次/min 的不规则异常冲动,引起不协调的心房肌颤动。两者的共同危害是传入心室的冲动过多,导致心室率过快,严重者可诱发心绞痛、心力衰竭,甚至晕厥。

阵发性室上性心动过速是指心室以上各部位(包括窦房结、房室结、心房)发生的阵发性快速型异常冲动的总称。其中房室结性心动过速最常见,表现为阵发性发作、突然中止、发作持续时间不等,短则数秒,长则数天。其危害同上。

强心苷类药安全范围小,一般剂量已接近中毒剂量的 60%,而且生物利用度及患者对强心苷的敏感性个体差异大,容易发生不同程度的毒性反应。①心脏毒性:是强心苷最常见、最危险的毒性反应,发生率约 50%,心脏毒性表现为各种类型的心律失常;②胃肠道反应:是最常见的早期中毒症状,主要表现为畏食、恶心、呕吐及腹泻;③神经系统反应:主要表现有眩晕、头痛、失眠、疲倦等症状及色觉障碍,如黄视、绿视症。色觉异常是强心苷中

毒的特征性表现。

强心苷拟交感药、利血平、胍乙啶合用,可增加心律失常的发生率;与钙剂合用可导致迟后除极型心律失常。地高辛与维拉帕米、普罗帕酮、奎尼丁、胺碘酮合用时,地高辛血浓度增高,中毒的危险性增加,应减少地高辛的剂量。

(二)β₁受体激动药

本类药物主要激动心脏受体,明显增强心肌收缩性,增加心排血量。详见第三章第四节拟肾上腺素药。

(三)磷酸二酯酶抑制药

临床使用的磷酸二酯酶抑制药(PDE I)包括氨力农(amrinone)、米力农(milrinone)、维司力农(vesnarinone)等。这类药物通过抑制药磷酸二酯酶Ⅲ(PDE Ⅲ),减少 cAMP 降解,增加心肌细胞和血管平滑肌内 cAMP 含量。cAMP 作为第二信使,通过信息转导使细胞内 Ca^{2+} 增多,产生正性肌力和血管扩张作用,使心排血量增加,心脏负荷减轻,缓解心力衰竭症状。主要用于强心苷、利尿药及血管扩张药治疗无效的 CHF 患者。对本类药能否降低心力衰竭患者的病死率和延长寿命,尚有争论。

(四)钙敏化剂

匹莫苯丹(pimobendan)是目前临床最常用的钙敏化剂,具有强心扩血管作用,其 L-异构体的活性大于 D-异构体。匹莫苯丹的甲氧基在体内发生脱甲基反应,这种代谢物的强心作用比匹莫苯丹更强。

本品除抑制 PDE Ⅲ外,还能提高心肌收缩成分对细胞内 Ca^{2+} 的敏感性,在不增加细胞内 Ca^{2+} 浓度的前提下,能提高心肌收缩性,属于"钙增敏药"。该作用可避免由细胞内 Ca^{2+} 过多所引起的心率失常和细胞损伤,是开发正性肌力药物的新方向。

🔬 **课堂活动**

通过正性肌力药物的学习,对药物如何通过增加心肌细胞内 cAMP、Ca^{2+} 量,从而产生正性肌力作归纳。

从中可以得出什么结论?

二、其他药物

(一)RAAS 抑制药

CHF 发病过程中,心肌在各种促生长因子的刺激下,发生心肌细胞肥大、细胞外基质增多、心肌组织纤维化等形态结构变化并伴有功能减退,称为心肌构形重建,简称心肌重构。心肌重构导致 CHF 恶化,严重影响患者预后。长期应用 ACE I 能防止和逆转心肌重构,降低心力衰竭患者的病死率。本类药物已成为治疗心力衰竭的重要药物,广泛用于临床。

1.ACEⅠ和 AngⅡ受体抑制药

本类药能减少 AngⅡ产生,阻断 AngⅡ与受体结合发挥作用,从而增加心脏排血量,缓解 CHF 症状。此外还能防止和逆转心肌重构。本类药现已作为治疗 CHF 的基础药物广泛使用。

2.醛固酮受体阻断药

常见药为螺内酯。发生 CHF 时,醛固酮水平可增高 20 倍,大量醛固酮除引起血容量增加外,还有明显的促生长、诱发冠状动脉痉挛和心律失常作用。螺内酯既可利尿消肿、减少血容量、改善临床症状,又可逆转心肌重构、降低心律失常发生率,与 ACEⅠ合用效果更佳。

✗ 难点释疑

β 受体阻断药为何可以用于 CHF 的治疗

β 受阻体断药抑制心肌收缩,过去一直禁用于 CHF。随着对 CHF 神经、体液变化的认识,β 受体阻断药开始试用于临床治疗扩张型心肌病及冠心病等心力衰竭。经大量临床实验证明,β 受体阻断药不仅能改善 CHF 症状,而且可延长患者生命,目前已被推荐作为治疗 CHF 的常规用药,β 受体阻断药抗 CHF 作用与阻断儿茶酚胺的心脏毒性和抑制 RAAS 激活有关,使用时应注意剂量,并与强心苷、利尿药及 ACEⅠ合用,以提高疗效并对抗其负性肌力作用,同时还需注意适应证,排除禁忌证。

(二)利尿药

利尿药促进 Na^+ 和水的排出,减少血容量,降低心脏负荷,能改善心脏能并消除 CHF 的水肿症状,其分类常用药见第五章。

(三)血管扩张药

血管扩张药治疗 CHF 的机制是扩张静脉,使静脉回心血量减少,降低心脏负荷,缓解肺循环淤血症状;扩张小动脉,降低外周血流阻力,使心脏负荷减轻,增加心脏排血量,改善组织供血。按照药物对血管的选择性可分为:①主要扩张静脉药,如硝酸酯类(见本章抗心绞痛药),主要用于肺静脉淤血明显者;②主要扩张阻力血管药,如二氢吡啶类钙拮抗药、肼屈嗪、ACEⅠ等,主要用于外周阻力高、心排血量明显减少者;③扩张动静脉药,如硝普钠、哌唑嗪等,用于心排血量低、肺静脉淤血的患者。

针对各类用于治疗 CHF 的药物,如何针对具体病情合理选用,在此作一个简单的归纳。

1.利尿药的选择

轻度心力衰竭首选噻嗪类利尿药,常可获得满意疗效。中度一般多需加用保钾利尿药,无效时应用高效能利尿药;心力衰竭选用高效能利尿药与留钾利尿药合用,效果不佳时加用噻嗪类,或间断给予呋塞米肌内或静脉注射,或布美他尼口服;顽固性水肿可用大量呋塞米,或噻嗪类和 ACE Ⅰ 联合应用。

2.血管扩张药的选择

对心力衰竭已不主张常规用肼屈嗪和硝酸异山梨酯,更不能用以代替 ACE Ⅰ 。而 ACE Ⅰ 除了发挥扩血管作用改善心力衰竭时的血流动力学、减轻淤血症状外,重要的是降低心力衰竭患者代偿性神经、体液的不利影响,限制心肌、小血管的重塑,以达到维持心肌功能、推迟心力衰竭的进展、降低远期死亡率的目的。

3.强心药的选择

①强心苷。速效类适用于慢性心力衰竭急性加重,常用去乙酰毛花苷及毒毛花苷 K,中效类和慢效类适用于中度心力衰竭或维持治疗,最常用地高辛。②非苷类正性肌力药氨力农,主要用于其他药物治疗效果不佳的难治性心力衰竭。

4.β 受体阻断药

可选用比索洛尔、酒石酸美托洛尔等。

点滴积累

1.CHF 的药物治疗主要解决两个问题:一是通过强心,减负改善心输出量,缓解患者动脉系统供血不足和静脉系统淤血的症状;二是防止或逆转长期 CHF 引起的心血管重构。

2.治疗 CHF 的药物主要有正性肌力药(包括强心苷类、β 受体激动药、磷酸二酯酶抑制药以及钙敏化剂)、抑制 RAAS 药、利尿药、β 受体阻断药及血管扩张药等。

3.强心苷类药物通过增加细胞内 Na^+ 浓度,β 受体激动药、磷酸二酯酶抑制药通过增加细胞内 cAMP 的量,最终使细胞内 Ca^{2+} 浓度增加而产生作用。强心苷类药物毒性大,安全范围小,不良反应多,但仍为一线药物。

4.ACE Ⅰ 和 Ang Ⅱ 受体抑制药通过减少 Ang Ⅱ 产生,阻断 Ang Ⅱ 与受体结合,从而增加心脏排血量,缓解 CHF 症状。此外还能防止和逆转心肌重构。本类药物是治疗 CHF 的基础药物。

第三节　抗心律失常药

心动频率和节律异常称为心律失常。其危害是影响心脏的泵血功能,严重的可危及生命。心律失常可分为缓慢型和快速型,前者常用阿托品或肾上腺素治疗,本节讨论的是治疗快速型心律失常的药物。

一、抗心律失常药物的分类

常用抗心律失常药物分类见表4-6。

表4-6 常用抗心律失常药物的分类

类 别	常用药物
Ⅰ类钠通道阻滞药	
Ⅰa类适度阻滞钠通道	奎尼丁、普鲁卡因胺
Ⅰb类轻度阻滞钠通道	苯妥英钠、利多卡因、美西律
Ⅰc类明显阻滞钠通道	氟卡尼、普罗帕酮
Ⅱ类肾上腺素受体阻断药	普萘洛尔、阿替洛尔
Ⅲ类延长动作电位时程药	胺碘酮
Ⅳ类钙通道阻滞药	维拉帕米

二、常用的抗心律失常药物

(一)Ⅰ类:钠通道阻滞药

1.Ⅰa类药

普鲁卡因胺 Procainamide

【药理作用及临床应用】 本品可增加心房的有效不应期,降至心房、浦肯野纤维和心室肌的传导速度,延长不应期及抑制舒张期除极,降低自律性。对心肌收缩性的抑制作用较弱,可轻度减低心输出量。本品有直接扩血管作用。适用于室性心律失常。

【不良反应】 长期应用可出现胃肠道反应、皮疹、药物热、粒细胞减少等。大量可致心脏抑制。久用有10%~20%的患者出现红斑性狼疮样综合征。

【剂型及规格】 片剂:每片0.125 g;0.25 g。注射液:0.1 g(1 mL)。

2.Ⅰb类药

美西律 Mexiletine

【药理作用及临床应用】 本品的化学结构及对心肌电生理特性的影响与利多卡因相似。口服用于治疗室性心律失常,特别对心肌梗死后急性室性心律失常有效,疗效维持8 h。

【不良反应】 不良反应有恶心、呕吐、低血压、心动过缓、传导阻滞。久用后可见神经症状、震颤、眩晕、共济失调等。

【剂型及规格】 片剂:每片 50 mg;100 mg。针剂:100 mg(2 mL)。

利多卡因(lidocaine)作为轻度阻滞钠通道药物,是急性室性心律失常的首选药物,静脉给药也用于治疗心脏手术、心导管术、急性心肌梗死等所致的室性心动过速及心室纤颤。本药选择性作用于心室,抑制 Na^+ 内流,降低浦肯野纤维的自律性;减慢缺血心肌细胞传导速度。有助于消除折返。

不良反应主要有嗜睡、眩晕等,大剂量可引起惊厥,甚至呼吸抑制。偶见窦性心动过缓、房室阻滞、血压下降。

利多卡因的理化性质、不良反应及剂型规格见局部麻醉药。

3.Ⅰc 类药

普罗帕酮 Propafenone

【药理作用及临床应用】 本品明显阻滞钠通道,降低心房、心室和浦肯野纤维自律性并减慢传导,易引起折返而有致心律失常的作用。适用于室上性和室性期前收缩或心动过速。

【不良反应】 不良反应有胃肠道症状,心血管反应常见房室传导阻滞,体位性低血压,加重心力衰竭。

【剂型及规格】 片剂:每片 50 mg;150 mg。针剂:70 mg(20 mL);35 mg(10 mL)。

(二)Ⅱ类:β受体阻断药

儿茶酚胺释放增多时,通过与心肌细胞 β_1 受体结合引起自律性增高,传导增快,不应期缩短,易发生快速型心律失常。本类药物阻断 β 受体可降低窦房结、心房和浦肯野纤维自律性。在运动及情绪激动时作用明显。能抑制儿茶酚胺所致的迟后除极,减慢房室结传导,延长房室结。为儿茶酚胺释放增加引起的窦性心动过速首选,对房扑、房颤可减慢心室率。详见第三章。

(三)Ⅲ类:钾离子通道阻滞药

胺碘酮 Amiodarone

【药理作用及临床应用】 又名安律酮。本品对心脏多种离子通道均有抑制作用。阻滞钾通道,显著延长心房、心室肌和浦肯野纤维的动作电位时程(APD)与有效不应期(ERP);阻滞钙通道和钠通道,降低窦房结和浦肯野纤维的自律性,延缓房室结和浦肯野纤维的传导。本药为广谱抗心律失常药,可用于各种室上性和室性心律失常。

【不良反应】 常见心血管的不良反应有窦性心动过缓、房室传导阻滞等。少数患者发生甲状腺功能亢进或低下及肝坏死。对碘过敏、甲状腺功能异常、心动过缓、房室传导阻滞者禁用。

【剂型及规格】 片剂:0.2 g。胶囊剂:每粒 0.1 g;0.2 g。注射液:150 mg(3 mL)。

(四)Ⅳ类:钙通道阻滞药

维拉帕米 Verapamil

【药理作用及临床应用】 本品选择性阻滞心脏钙通道,对钾通道也有阻滞作用,主要作用于慢反应细胞。本药可降低窦房结自律性,抑制后除极,减慢房室传导。阻滞钾通道及抑制钙通道复活作用可延长房室结 APD 和 ERP。上述作用能有效消除房室结折返,并减慢心室率。维拉帕米是房室结折返所导致阵发性室上性心动过速的首选药,对房颤或房扑可减慢心室率。

【不良反应】 可有眩晕、恶心、呕吐、便秘、心悸等不良反应。若与 β 受体阻断药合用易引起低血压、心动过缓、传导阻滞,甚至停搏。支气管哮喘患者慎用。心力衰竭患者慎用或禁用。低血压、传导阻滞及心源性休克患者禁用。

【剂型及规格】 片剂:每片 40 mg。注射液:5 mg(2 mL)。

其他用于抗心律失常的钙通道阻滞药还有地尔硫䓬、苄普地尔等。

奎尼丁与其他抗心律失常药合用时可致作用相加,维拉帕米、胺碘酮可使奎尼丁血药浓度上升,联合用药时应减少奎尼丁的剂量,以防中毒和心动过速;奎尼丁可使地高辛血药浓度增高以致达中毒水平,也可以使洋地黄毒苷血药浓度升高,应检测血药浓度及调整剂量,在洋地黄过量时本品可加重心律失常;与抗血管药及 β 受体阻断药合用可加剧降压及扩血管作用;与 β 受体阻断药合用时可以加重对窦房结及房室结的抑制作用。

胺碘酮可使普鲁卡因胺血药浓度升高,一般避免两药联合。胺碘酮与利多卡因、普萘洛尔、维拉帕米联合应用时易发生心律失常,可增加苯妥英钠的血药浓度,易发生中毒,应减量。

地尔硫䓬可使普罗帕酮在肝脏的代谢受到抑制,两药联合也影响地尔硫䓬的体内吸收和处置,应监测血药浓度,以免发生不良反应。普罗帕酮与奎尼丁合用可减慢代谢过程,使普罗帕酮血药浓度升高 2 倍,两药联用时普罗帕酮可减量 50%。

在选用抗心律失常药物时,要注意这类药物本身可能引起心律失常和其他不良反应,应该严格把握心律失常的药物治疗适应证。只有出现不能耐受的症状或可能存在危险的心律失常时,才给予适当的抗心律失常药物治疗。应注意,没有一种药物能治疗所有的心律失常,有时为了获得满意疗效需试用多种药物。常用抗心律失常药物的临床选用表现见表 4-7。

表 4-7　常用抗心律失常药的临床选用

心律失常类别		钠通道阻滞药					β 受体阻断药	延长 APD 药	钙通道阻滞药
		奎尼丁	普鲁卡因胺	利多卡因	苯妥英钠	普罗帕酮	普萘洛尔	胺碘酮	维拉帕米
室上性快速型心律失常	房性期前收缩	3	3	0	1	0	3	2	2
	房颤控率	0	0	0	0	0	2	0	3
	房颤转律	2	2	0	0	0	1	0	1
	房颤预防	3	3	0	0	0	2	0	2
	阵发性室上性心动过速	2	2	0	1	1	3	2	4

续表

| 心律失常类别 | | 钠通道阻滞药 | | | | | β受体阻断药 | 延长APD药 | 钙通道阻滞药 |
		奎尼丁	普鲁卡因胺	利多卡因	苯妥英钠	普罗帕酮	普萘洛尔	胺碘酮	维拉帕米
室性快速型心律失常	室性期前收缩	3	3	4	2	2	1	2	2
	室性心动过速	3	3	3	2	2	1	1	1
	强心苷中毒所致各种心律失常	1	1	3	3	0	2	0	0

🔖 **点滴积累**

1.抗心律失常药物的主要作用机制包括降低自律性、减少后除极以及打断折返。

2.抗心律失常的药物分为钠通道阻滞药、β肾上腺素受体阻断药、延长动作电位时程药以及钙通道阻滞药。

3.使用抗心律失常药物要注意这类药物本身可能引起心律失常和其他不良反应,严格把握心律失常的药物治疗适应证。

第四节　抗心绞痛药

心绞痛是冠状动脉供血不足致心肌急性暂时性缺血、缺氧综合征,典型发作为胸骨后或心前区阵发性压榨性疼痛或闷痛并向左上肢放射。疼痛是由心肌缺血、缺氧,导致局部代谢产物如乳酸、丙酮酸,以及类似激肽样等物质堆积,刺激心肌自主神经传入纤维末梢有关。心绞痛常见于冠状动脉粥样硬化性心脏病(冠心病)。

🔖 **知识链接**

心绞痛类型

根据WHO的意见,心绞痛分为3种类型:①劳累性心绞痛。特点是由体力活动、情绪激动等增加心肌需氧量的因素所诱发。此类型又可分为稳定型、初发型和恶化型心绞痛。②自发性心绞痛。发作与心肌需氧量增加无明显关系,多发生在休息或睡眠时。此类型包括卧位型(多在夜间发作)、变异型(冠状动脉痉挛所致)、中间综合征和梗死后心绞痛。③混合性心绞痛。特点是在心肌需氧量增加或无明显增加时均可发生。临床常将初发型、恶化型及自发性心绞痛称为不稳定型心绞痛。

心肌供氧与耗氧严重失衡是引发心绞痛的病理基础,抗心绞痛药主要通过降低心肌耗氧和增加心肌供氧,恢复氧的供需平衡而发挥治疗作用。影响心肌耗氧量的主要因素是心肌收缩力、心率和心室壁张力,而心室壁张力又取决于心脏前负荷与后负荷。影响心肌供氧量的主要因素是冠状动脉阻力、侧支循环及心肌舒张时间。

常用于治疗心绞痛的药物包括 NO 供体药物、β 受体阻断药和钙通道阻滞药。

一、NO 供体药物

一氧化氮(NO)是 20 世纪 80 年代发现的一种重要的执行信使作用的分子,又称内皮舒张因子,存在于人体组织当中,是一种活性很强的物质。NO 供体药物通过在体内一系列变化,降低细胞内 Ca^{2+} 而松弛血管平滑肌。此外,释出的 NO 还能抑制血小板聚集和黏附,有利于冠心病的治疗。

NO 供体药物除有机硝酸酯和亚硝酸酯类如硝酸甘油、硝酸异山梨酯、单硝酸异山梨酯与戊四硝酯外,还有吗多明(molsidomine)和硝普钠(sodium nitroprusside)等。硝酸酯和亚硝酸酯类药物易经皮肤或黏膜吸收,口服吸收较好,但首过效应大,血药浓度低。其中硝酸甘油最常用。

硝酸甘油 Nitroiglycerin

【性状】 又名三硝酸甘油酯。本品为浅黄色无臭带甜的油状液体,沸点 145 ℃,在低温条件下可凝固成为固体。本品具有挥发性,能吸收水分子成塑胶状,应在避光、密封、凉暗处保存。

【化学性质】 本品在中性和弱酸性条件下相对稳定,但在碱性条件下水解迅速,并且其水解机制和途径不同,生成物也不一样,分别可生成醇、烯、醛等产物。

【药理作用及临床应用】 本品抗心绞痛的基础是松弛血管平滑肌。通过扩张静脉,使心血量减少,心脏前负荷降低;较大剂量时扩张动脉,降低心脏后负荷。前、后负荷均降低,使心室壁张力降低,心肌耗氧量减少。此外还增加缺血区血流量。临床用于缓解和预防各型心绞痛以及急性心肌梗死,也用于心功能不全。本品首过消除明显,应舌下含服。

【不良反应】 常见搏动性头痛、面红、体位性低血压。剂量过大可使血压过度下降,反射性兴奋心脏而加重心绞痛。

【剂型及规格】 片剂:每片 0.3 mg;0.5 mg;0.6 mg。缓释硝酸甘油片(长效硝酸甘油片):每片 2.5 mg。注射液:1 mg(1 mL);2 mg(1 mL);5 mg(1 mL);10(1 mL)。硝酸甘油膜:每格 0.5 mg。

其他常用 NO 供体药物见表 4-8。

表 4-8　其他常用 NO 供体药物

药物名称	用途、主要不良反应
吗多明 molsidomine	用途:同硝酸甘油。舌下给药后 2~4 min 即可起效,持续有效时间可达 6~7 h。首过效应较低,比硝酸甘油作用优越 主要不良反应:可有头痛、面部潮红、眩晕等,停药后可自行消失。低血压、青光眼患者禁用
硝酸异山梨酯 isosorbide dinitrate	用途:同硝酸甘油。舌下含化,2~3 min 见效,作用维持 2~3 h 主要不良反应:可有头痛反应,应由小剂量开始,以后逐渐增量。此外尚可见面部潮红、灼热感、恶心、眩晕、出汗甚至虚脱等反应。青光眼禁用
单硝酸异山梨酯 Isosorbide mononitrate	用途:为硝酸异山梨酯的主要生物活性代谢物。其缓释剂可维持药效 12 h,可用于预防心绞痛 主要不良反应:与硝酸甘油相似

二、β 受体阻断药

β 受体阻断药通过降低心肌耗氧,改善缺血心肌供血,改善能量代谢起到抗心绞痛作用。适用于稳定型心绞痛,对伴有患高血压或心动过速者更为适用。但不适用于变异型心绞痛,因冠状动脉 β 受体被阻断后,α 受体作用占优势,易致冠状动脉收缩。β 受体阻断药与硝酸甘油类合用可互相取长补短,如普萘洛尔可取消硝酸酯类引起的反射性心率加快和心肌收缩力增强;硝酸酯类可对抗普萘洛尔引起的心室容积增大(抑制心肌收缩所致)和冠状动脉收缩;两药合用能协同降低心肌耗氧。详见第三章。

三、钙通道阻滞药

钙通道阻滞药抗心绞痛机制主要包括降低心肌耗氧量,改善缺血心肌供血。钙通道阻滞药通过降低心肌和血管平滑肌细胞类 Ca^{2+} 浓度,使心肌收缩力减弱、心率减慢,外周动脉扩张,心脏后负荷减轻,从而使心肌耗氧量降低;解除冠状动脉痉挛,改善心肌供血,保护缺血心肌。心肌缺血时,细胞膜 Ca^{2+} 转运异常,致细胞内 Ca^{2+} 过多而促使细胞死亡。本类药降低心肌细胞内的 Ca^{2+} 浓度,抑制其聚集,从而抑制冠状动脉内血栓形成,有助于防止心肌梗死。

抗心绞痛常用的钙通道阻断药有维拉帕米、硝苯地平、尼卡地平、非洛地平、氨氯地平、地尔硫䓬等。硝苯地平等二氢吡啶类药解除冠状动脉痉挛作用强,抑制心脏作用弱。变异型心绞痛是其最佳适应证,对伴有高血压患者更为适用,对稳定型心绞痛也有效。硝苯地平引起反射性心率加快,有增加心肌缺血的危险,提倡使用缓释剂或与 β 受体阻断药合用。维拉帕米扩张冠状动脉作用较弱,抑制心脏作用较强,适合于稳定型心绞痛。

地尔硫革 Diltiazem

【药理作用及临床作用】 本品对心肌具有负性肌力及负性传导作用。维持或增加冠状动脉血流,扩张大的冠状动脉和侧支循环,增加冠状动脉血流量。对外周血管有明显的扩张作用,使外周阻力、平均动脉压下降,心脏耗氧量降低,此对冠心病患者也有利。临床用于治疗室上性心律失常、心绞痛、高血压、肥厚性心肌病等。

【不良反应】 可出现头痛、疲劳感、心动过缓等症状,此时应减少剂量或停用。有时还会出现胃部不适,食欲缺乏、便秘或腹泻等。对有Ⅱ度以上房室传导阻滞或窦房传导阻滞患者以及孕妇禁用。

【剂型及规格】 片剂:每片 30 mg。缓释片剂:每片 30 mg。

✎ 案例分析

某冠心病患者,心绞痛偶尔有发生,常备硝酸甘油片。硝酸甘油片放置时间较长,不知是否失效,请你用最简单的方法帮助患者鉴别一下。

分析:

硝酸甘油片舌下含服时应有麻刺烧灼或含服后有头胀感,此为血管扩张所致,如无此感觉则说明药物已失效。该药化学性质较不稳定,容易分解,一般有效期为 6 个月。应避光保存,放置于棕色小玻璃瓶中,每次使用后应塞紧瓶盖。长期备用注意定时更换。

硝酸酯类与普萘洛尔合用有协同作用,并互相抵消各自的缺点,但剂量不可过大;与抗高血压药或扩张血管药合用时,加重体位性低血压。

β 受体阻断药与口服抗高血糖药同时服用时可增加降低血糖作用,低血糖征象易被 β 受体阻断药掩盖;普萘洛尔与维拉帕米同时应用可导致心脏骤停;与噻嗪类利尿剂合用可增强降压作用;与强心苷合用可发生房室传阻滞、心动过缓。

钙通道阻滞药维拉帕米与阿司匹林合用,出血时间较单独使用阿司匹林延长;与 β 受体阻断药合用,可增强对房室传导的抑制作用;与血管扩张药、血管紧张素转化酶抑制药、利尿药等抗高血压药合用时,降压作用叠加,应适当监测联合降压治疗的患者;与胺碘酮合用可能增加心脏毒性。

心绞痛合理选药可参考以下原则:①心绞痛急性发作:选用硝酸甘油或硝酸异山梨酯舌下含服。②心绞痛预防:可选用硝酸异山梨酯缓释剂、硝酸甘油软膏或贴剂、β 受体阻断药及钙拮抗药等。③根据心绞痛类型选药:硝酸酯类、钙拮抗药对变异型心绞痛均有效;β 受体阻断药适于稳定性型心绞痛,不适于变异型;二氢吡啶类钙拮抗药对变异型心绞痛效佳。④根据心绞痛合并征选药:心绞痛伴有高血压可选用作用持久的钙拮抗药或 β 受体阻断药;伴支气管哮喘或血管痉挛性疾病或心动过缓者不宜选用 β 受体阻断药,可选用二氢吡啶类钙拮抗药;伴心动过速者宜选 β 受体阻断药。⑤联合用药:硝酸酯类+β 受体阻断药、二氢吡啶类拮抗药+β 受体阻断药,均能取长补短,提高疗效,但合用时剂量应适当,剂量应适当减小,以防过度降压。⑥选择最佳给药时机:稳定型心绞痛易在上午发作,宜早晨用药;变异型心绞痛易在睡眠时发生,宜睡前用药。

点滴积累

1.心肌耗氧和供氧的平衡及其影响因素。

2.常用的抗心绞痛药物分为 NO 供体药物、β 受体阻断药和钙通道阻滞药三大类。

3.NO 供体药物包括有机硝酸酯和亚硝酸酯类以及吗多明和硝普钠等。本类药物在细胞内分解成不稳定的 NO 分子,通过一系列生物活性反应降低细胞内 Ca^{2+} 而松弛血管平滑肌。

4.在药物选用上应注意,NO 供体药物适用于各型心绞痛,尤其是其中速效类药物是心绞痛患者随身必备药物;β 受体阻断药适于稳定型心绞痛,不适于变异型;二氢吡啶类钙拮抗药对变异型心绞痛效佳。

5.硝酸酯类+β 受体阻断药、二氢吡啶类钙拮抗药+β 受体阻断药的联合用药可提高疗效,减少不良反应的发生。

6.硝酸酯亚硝酸酯类 NO 供体药物易水解失效,二氢吡啶类钙拮抗药易氧化变质。

第五节 调血脂药

动脉粥样硬化是心脑血管病(如心肌梗死、脑梗死)的主要病理基础,防治动脉粥样硬化是防治心脑血管病的重要措施。抗动脉粥样硬化药包括调血脂药、扩血管药、抗血小板药、抗氧化药等多类药物。脂质代谢异常是动脉粥样硬化的主要危险因素。本节主要介绍调血脂药。

血脂是血浆中所含的脂类,包括胆固醇(Ch)、甘油三酯(TG)、磷脂(PL)等。胆固醇又分为胆固醇酯(CE)和游离胆固醇(FC),两者相加为总胆固醇(TC)。血脂以胆固醇酯和甘油三酯为核心,外包胆固醇和磷脂构成球形颗粒,再与载脂蛋白(Apo)结合形成脂蛋白。脂蛋白可分为乳糜微粒(CM)、极低密度脂蛋白(VLDL)、中间密度脂蛋白(IDL)和高密度脂蛋白(HDL)等。血浆中 VLDL、IDL、LDL 及 ApoB 浓度高出正常或 HDL、ApoA 浓度高出正常或 HDL、ApoA 浓度低于正常,均可促进动脉粥样硬化的形成与发展。凡能使 LDL、VLDL、TC、TG、ApoB 降低,或使 HDL、ApoA 升高的药物都有抗动脉粥样硬化作用,统称为调血脂药。

一、主要降低 TC 和 LDL 的药物

(一)羟甲基戊二酰辅酶 A 还原酶抑制药

HMG-CoA 还原酶抑制药有洛伐他汀(lovastatin)、普伐他汀(pravastatin)、辛伐他汀

（simvastatin）、氟伐他汀（fluvastatin）等，统称为他汀类，为新型调血脂药。

他汀类药抑制 HNG-CoA 还原酶，使肝内合成 Ch 减少，解除 Ch 对 LDL 受体基因的抑制，使 LDL 受体合成增加，通过受体介导的胞饮作用，使血浆中 LDL、IDL 大量被摄入肝脏，从而使血浆中的 LDL、IDL 降低。肝脏 Ch 减少，使 VLDL 合成减少。本类药能明显降低血浆 TC 和 LDL，对 TG 作用较弱，可轻度升高 HDL（与 VLDL 合成减少有关）。降 LDL 作用以洛伐他汀最强，普伐他汀最弱。

本类药物主要用于高胆固醇血症。不良反应少而轻。偶可出现肌病，极少数发展为横纹肌溶解症，有肌痛者应做相关检查，必要时停药。有 1%~2% 的患者发生转氨酶升高，应定期检查肝功能。孕妇及有活动性肝病者禁用。

本类药物与贝特类药物、烟酸、环孢素、大环类酯类抗生素等合用能提高肌病的发生率；与香豆素类抗凝血药合用可能使凝血酶原时间延长。

洛伐他汀 Lovastatin

【药理作用及临床应用】　本品为内酯类降胆固醇药。本身并无降脂活性，其在体内水解产生的代谢产物使还原酶失去催化作用，胆固醇生物合成的过程由此受到限制。临床主要用于原发性高胆固醇症，是伴有胆固醇升高的 Ⅱ、Ⅲ 型高脂血症的首选药物。

【不良反应】　不良反应较轻、少、短暂，如头痛、倦怠、胃肠道反应（腹胀、便秘、腹泻、腹痛、恶心、消化不良等）、皮疹等。偶有白细胞、血小板减少，肝功能异常等。孕妇及哺乳期妇女禁用，对本品过敏者及持续肝功能异常者禁用。

【剂型及规格】　片剂：每片 10 mg；20 mg；40 mg。

其他常用的他汀类药物见表 4-9。

表 4-9　其他常用的他汀类药物

药物名称	用途、主要不良反应
辛伐他汀 simvastatin	用途：临床应用同洛伐他汀 主要不良反应：不良反应及注意事项同洛伐他汀
普伐他汀 pravastatin	用途：临床应用同洛伐他汀 主要不良反应：不良反应轻，注意事项同洛伐他汀
氟伐他汀 fluvastatin	用途：临床应用同洛伐他汀 主要不良反应：不良反应及注意事项同洛伐他汀

（二）胆汁酸结合树脂

本类药物包括考来烯胺（cholestyramine）、考来替泊（colestipol）等，口服后在肠腔内与胆汁酸形成络合物随粪便排出，阻断胆汁酸的肠肝循环，从而大量消耗 Ch。肝中 Ch 含量下降，促使肝细胞从血浆中更多地摄取 LDL，导致血浆 LDL 和 TC 浓度明显降低。本药对 TG、VLDL 影响小，对 HDL 几无影响。本类药与他汀类合用有协同作用。临床应用与他汀类不同。

二、主要降低 TG 和 VLDL 的药物

（一）苯氧乙酸类

最早应用的苯氧乙酸类药物氯贝丁酯不良反应多而严重，且不降低冠心病死亡率，现已少用。新型药物疗效高，毒性低，常用药有双贝特、苄氯贝特、普拉贝脲、吉非贝齐、苯扎贝特、非诺贝特、环丙贝特等。

本类药口服后，能明显降低血浆 TG、VLDL，升高 HDL。主要作用机制是增强脂蛋白酯酶活性，促进 TG 代谢，加速 VLDL 分解。同时减少肝脏合成 TG 和 VLDL，故可降低血浆 TG、VLDL 水平。此外，本类药可促进 HDL 合成并减慢其清除，从而升高 HDL。本类药还具有抗凝血等作用，与调血脂作用共同发挥抗动脉粥样硬化的效应。

本类药物主要用于以 TG、VLDL 升高为主的高脂蛋白血症。对 HDL 下降的轻度高胆固醇血症有较好疗效。

一般耐受良好，常见不良反应有轻度腹痛、腹泻、恶心等胃肠道反应。偶有皮疹、脱发、肌痛、疲倦、头痛、阳痿、肝功能、肾功能及血象异常等。本类药可增强口服抗凝血药的作用。肝、肾功能障碍者，孕妇，哺乳期妇女应禁用。

吉非贝齐 Gemfibrozil

【药理作用及临床应用】 又名吉非罗齐。本品能明显降低富含甘油三酯的极低密度脂蛋白，轻度升高高密度脂蛋白-胆固醇（HDL-C），也可抑制肝分泌脂蛋白（尤其是极低密度脂蛋白）而抑制甘油三酯的合成。临床用于高脂蛋白血症。

【不良反应】 不良反应较轻，主要为胃肠道反应和乏力。少数人可出现一过性的氨基转化酶升高，停药后可恢复。

【剂型及规格】 片剂：每片 600 mg。胶囊剂：每粒 300 mg。

其他常用苯氧乙酸类药物见表 4-10。

表 4-10　其他常用苯氧乙酸类药物

药物名称	用途、主要不良反应
氯贝丁酯 clofibrate	用途：本品仅降低血甘油三酯而很少降低血胆固醇。本品的不良反应相对较多，其应用已被其他更新的氯贝丁酸衍生物所取代。本品也被用于治疗尿崩症 主要不良反应：有恶心、呕吐、食欲缺乏等症状。肝、肾功能不全者慎用。孕妇忌用
苯扎贝特 bezafibrate	用途：适用于治疗高甘油三酯血症和高胆固醇血症，也可用于糖尿病、痛风等疾病引起的继发性甘油三酯过高 主要不良反应：可有食欲缺乏、恶心、呕吐。偶尔出现瘙痒和荨麻疹
非诺贝特 fenofibrate	用途：适用于治疗高甘油三酯血症和高胆固醇血症 主要不良反应：主要不良反应类似苯扎贝特
环丙贝特 ciprofibrate	用途：适用于治疗高甘油三酯血症和高胆固醇血症 主要不良反应：一般为头痛、恶心、乏力等

（二）烟酸及其衍生物

烟酸能降低血浆 TG、VLDL、LDL，升高血浆 HDL。与他汀类或胆汁酸结合树脂合用于混合型高脂血症。常见不良反应有皮肤潮红，瘙痒；胃黏膜刺激症状如恶心，呕吐等，饭后给药可减轻。阿昔莫司（acipimox）为烟酸衍生物，其药理作用与烟酸相似，但作用较强而持久，不良反应少而轻。

他汀类调血脂药物与胆汁酸螯合剂调血脂药合用，可产生良好的协同作用而提高降血脂疗效；与免疫抑制药如环孢素、咪唑类抗真菌药如酮康唑、大环内脂类抗生素如红霉素或克拉霉素、调血脂药如贝特类或烟酸类合用较易出现肌痛、肌乏力、横纹肌溶解症，不宜与上述各类药物合用；与抗凝血药香豆素类合用可使凝血酶原时间延长，甚至引起出血，应注意检测凝血酶原时间，及时调整抗凝血药用量。

贝特类调血脂药物在体内水解生成相应的游离酸，对血浆蛋白的结合力强，能将香豆素类抗凝血药、甲苯磺丁脲、苯妥英钠、呋塞米等药物从蛋白结合部位置换下来，提高游离型药物的血药浓度，从而增强这些药物的作用及毒性，合用时上述药物应适当减量。

高脂血症的治疗可参考以下治疗原则：①单纯性高胆固醇血症可选用胆汁酸螯合剂、HMG-CoA 还原酶抑制药等，其中以 HMG-CoA 还原酶抑制药为最佳选择。②单纯性高甘油三酯血症轻度不必进行药物治疗；中度以上可选用鱼油制剂和苯氧芳酸类调脂药物，如吉非贝齐、非诺贝特、苯扎贝特等。③混合型高脂血症若以胆固醇升高为主，则首选 HMG-CoA 还原酶抑制药；如果以甘油三酯升高为主，可先试用苯氧芳酸类；烟酸类对这种类型血脂异常较为适合。④严重的高脂血症单用一种调血脂药可能难以发挥理想效果，这时候可考虑采用联合用药。简单来说，只要不是同一类调脂药物，均可考虑合用药。例如，对严重高胆固醇血症可采用 HMG-CoA 还原酶抑制药＋胆汁酸螯合成剂或＋烟酸或＋苯氧芳酸类；对重度高甘油三酯血症者可采用鱼油＋苯氧芳酸类。

🔖 点滴积累

1.高脂血症包括单纯性高胆固醇血症、单纯性高甘油三酯血症、混合型高脂血症等。

2.应根据高脂血症的具体情况选择和使用药物。主要降低 TG 和 LDL 的药物有 HMG-CoA 抑制药及胆汁酸结合树脂；主要降低 TG 和 VLDL 的药物有苯氧乙酸类与烟酸及其衍生物。

3.HMG-CoA 还原酶抑制药的化学结构中多含有酯和共轭双键，应防止水解和氧化。

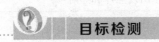 **目标检测**

一、单项选择题

1.根据临床应用，心血管系统药物可分为（　　　）。

    A.降血脂药、强心药、镇痛药、抗心律失常药

B.抗心律失常药、降血脂药、强心药、利尿药

C.降血脂药、抗心律失常药、抗心绞痛、抗高血压、强心药

D.降血脂药、抗溃疡药、抗心律失常药、抗组胺药

2.伴支气管哮喘的高血压患者应禁用( )。

A.可乐定 B.普乐定 C.普萘洛尔 D.硝苯地平

3.伴肾功能不全的高血压患者应选用( )。

A.利血平 B.氢氯噻嗪 C.硝苯地平 D.肼屈嗪

4.伴心绞痛、心动过速的高血压患者应用( )。

A.可乐定 B.肼屈嗪 C.硝苯地平 D.普萘洛尔

5.易引起刺激性咳嗽的降压药是( )。

A.普萘洛尔 B.卡托普利 C.氯沙坦 D.肼屈嗪

6.血管扩张药改善心肌泵血功能是通过( )。

A.改善冠状动脉血流 B.增加心肌供氧量

C.降低血压 D.减轻心脏的前、后负荷

7.急性心肌梗死所致室性心律失常的首选药物是( )。

A.奎尼丁 B.普萘洛尔 C.利多卡因 D.胺碘酮

8.已知有效的抗心绞痛药物主要是通过( )起作用。

A.降低心肌收缩力 B.减慢心率

C.降低心肌需氧量 D.降低交感神经兴奋的效应

9.属于结构特异性的抗心律失常药是( )。

A.奎尼丁 B.氯贝丁酯

C.盐酸维拉帕米 D.利多卡因

10.属于 HMG-CoA 还原酶抑制剂的药物是( )。

A.烟酸 B.考来烯胺

C.洛伐他汀 D.利多卡因

11.属于磷酸二酯酶抑制药的是( )。

A.多巴酚丁胺 B.维司力农

C.螺内酯 D.氯沙坦

二、多项选择题

1.硝酸甘油与普萘洛尔合用可产生哪些作用?( )。

A.协同降低耗氧 B.消除反射性心率加快

C.缩小增大的心室容积 D.协同降压

E.对抗冠状动脉收缩

2.常用的抗心绞痛药物类型有( )。

A.硝酸酯 B.钙拮抗剂

C.α 受体阻断药 D.α 受体激动剂

E.β 受体阻断药

3.硝苯地平可引起(　　　)。

    A.心率加快 　　　　　　　　　　B.心肌收缩力降低

    C.面红、头痛 　　　　　　　　　　D.房室传导阻滞

    E.血管收缩

4.硝酸甘油的不良反应包括(　　　)。

    A.体位性低血压 　　　　　　　　B.心率加快

    C.支气管哮喘 　　　　　　　　　　D.耐受性

    E.搏动性头痛

5.关于 ACEⅠ类药物正确的叙述是(　　　)。

    A.治疗高血压 　　　　　　　　　　B.治疗慢性心功能不全

    C.防止并逆转心血管重构 　　　　D.增加体内醛固酮水平

    E.降低体内缓激肽水平

三、简答题

1.抗高血压药物分为哪几类？每类各举一代表物。一线抗高血压药包括哪几类？

2.抗心律失常药物分为哪几类？说明各类药物的主要应用。

3.能降低血浆总胆固醇的药物有哪些？降低血浆甘油三酯的主要药物有哪些？

四、实例分析

在抗心绞痛用药中,硝苯地平等二氢吡啶类药物一般常用于变异型心绞痛的治疗,并且常与 β 受体阻断药合用。试分析其原因。

第五章 内脏及血液系统药物

消化系统、呼吸系统、泌尿系统疾病在临床上十分常见,近年来随着生存环境的变化,糖尿病、过敏性疾病、甲状腺疾病、血液系统疾病的发病率呈现明显上升趋势。消化系统药物、呼吸系统药物、利尿药物、抗组胺药物、降血糖药物、抗甲状腺药物及血液系统药物成为广泛应用的、以非处方药(OTC)为主的常用药物。

第一节 消化系统药物

消化系统药物包括抗溃疡药以及助消化药、胃肠功能调节药、催吐药、止吐药、泻药等。本类药物主要通过影响消化液的分泌和调节胃肠功能而发挥疗效。本节重点介绍抗溃疡药物。

一、抑制胃酸分泌药

胃壁细胞上分布有 M_1 受体、促胃液素受体和 H_2 受体,当被相应递质乙酰胆碱、促胃液素、组胺激动时,通过第二信使(cAMP、Ca^{2+})传导,激活胃黏膜壁细胞上的总控酸通道 H^+-K^+-ATR 酶(又称质子泵、H^+ 泵),通过 H^+-K^+ 交换,高浓度 H^+ 从胃壁细胞进入胃腔,并与 Cl^- 结合形成胃酸。药物通过阻断这些受体和抑制质子泵而使胃酸分泌减少,产生治疗消化性溃疡的作用。由此形成一系列抑制胃酸分泌治疗胃溃疡的药物,此类药物主要包括:

(1)质子泵抑制药:奥美拉唑、兰索拉唑、雷贝拉唑、泮托拉唑、埃索美拉唑等。

(2)H_2 受体拮抗药:西咪替丁、雷尼替丁、法莫替丁、罗沙替丁等。

(3)M_1 受体阻断药:哌仑西平等。

(4)促胃液素受体阻断药:丙谷胺等。

上述药物中以质子泵抑制药和 H_2 受体拮抗药在临床上较为常用。抑制胃酸分泌药物的作用部位如图 5-1 所示。

(一)质子泵抑制药(proton pump inhibitors,PPls)

质子泵仅分布于胃壁细胞。质子泵抑制药是最直接和有效的治疗消化性溃疡药物,其通过不可逆的与 H^+-K^+-ATP 酶结合,抑制基础胃酸和刺激后的胃酸分泌,较 H_2 受体拮

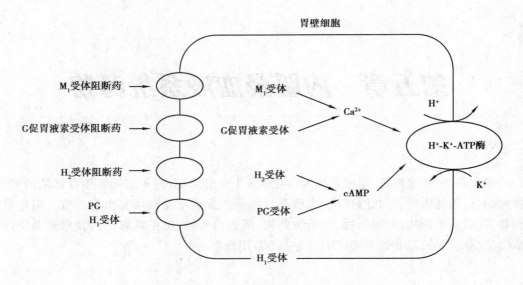

图 5-1　胃的分泌功能及药物作用部位

抗剂专一,选择性高,不良反应小。

奥美拉唑 Omeprazole

质子泵抑制药的研发历程

　　奥美拉唑(omeprazole)是第一个上市的质子泵抑制药,其化学结构由吡啶环、亚磺酰基、苯并咪唑环 3 部分组成。对奥美拉唑进行结构改造,可得兰索拉唑(lansoprazole)、泮托拉唑(pantoprazole)、雷贝拉唑(rabeprazole)等一系列质子泵抑制药。

　　另外,研究发现奥美拉唑(omeprazole)的 S 异构体的活性更强,2000 年,其 S 异构体被命名为埃索美拉唑(esomeprazole),成为奥美拉唑的换代产品。

　　【化学性质】　本品不稳定,遇光易变色,需避光保存。亚砜基上的硫原子有手性,具光学活性,药用品为其外消旋体。本品在强酸性水溶液中很快分解,制剂为肠溶胶囊。

　　【药理作用及临床应用】　奥美拉唑抑酸作用强大而迅速,复发率低,作用时间持久,对幽门螺杆菌有抑制作用。临床适用于十二指肠溃疡及胃溃疡,愈合快、治愈率高。本药还能增加胃黏膜血流量,抑制胃蛋白酶分泌及用于卓-艾综合征的治疗。

　　【不良反应】　主要有恶心、腹泻、腹胀、头痛、头晕、失眠等胃肠道和神经系统反应。

奥美拉唑的体内过程

　　奥美拉唑体外无活性,口服后浓集于胃壁细胞分泌小管周围,受质子催化影响,重排转化为有活性的次磺酰胺衍生物。其硫原子以共价键与 H^+-K^+-KTP 酶的巯基结合，使 H^+ 泵失活，从而抑制胃酸分泌。该复合物在 pH 值小于 6 时为稳定的状态。次磺酰胺-H^+-K^+-ATP 酶复合物可以被谷胱甘肽和半胱氨酸等具有巯基的内源性活性物质还原，得到巯基化合物，再经第二次重排反应生成硫醚化合物，后者在肝脏经氧化再转化为奥美拉唑，形成了循环过程。

【剂型及规格】　肠溶片：每片 10 mg；20 mg。肠溶胶囊：每粒 10 mg；20 mg。常用的质子泵抑制药见表 5-1。

表 5-1　常用的质子泵抑制药

分代	药物名称	用途、主要不良反应
第一代	奥美拉唑 omeprazole	用途：略 不良反应：略
第二代	兰索拉唑 lansoprazole	用途：抑制胃酸分泌作用比奥美拉唑强 2～10 倍，起效更快，生物利用度高 不良反应：与奥美拉唑相似
第三代	泮托拉唑 pantoprazole	用途：本品对质子泵有更高的选择性，老人及肾功能不良患者服用后，药动学与正常人无明显改变，几乎不影响其他药物代谢 不良反应：有恶心、腹泻、腹胀、头痛、头晕等，但较轻微
	雷贝拉唑 rabeprazole	用途：适用于胃、十二指肠溃疡及胃食管反流性疾病、卓-艾综合征等。抑酸作用更快更持久，临床疗效优于其他质子泵抑制剂 不良反应：与泮托拉唑相似
	埃索美拉唑 esomeprazole	奥美拉唑 S 异构体，比奥美拉唑活性更强，生物利用度更高，不良反应更小

本类药物常与阿莫西林、克拉霉素、四环素、甲硝唑和铋盐三联或四联，用于根治幽门螺杆菌感染导致的溃疡病，并降低溃疡的复发率。

🪶 **知识链接**

幽门螺杆菌（HP）

幽门螺杆菌为革兰阴性厌氧菌，存在于胃上皮表面和腺体内的黏液层，产生多种细胞毒素和白三烯，同时分泌尿素酶，损伤胃黏膜，被称为是胃溃疡和慢性胃炎的主要致病因素之一。1983 年，澳大利亚学者巴里·马歇（Barry·marshall）和罗宾·沃伦（Robin·Warren）从慢性活动性胃炎患者胃黏膜活检标本中分离出幽门螺杆菌（Helicobacter Pylori，HP），在国际消化病学界引起了巨大轰动，它的发现对消化病学，特别是胃、十二指肠病学的发展起到了极大的推动作用。现在已经清楚它是许多慢性胃病（慢性胃炎、消化性溃疡、胃癌等）发生、发展中的一个重要致病因子。HP 的发现可以说对胃、十二指肠病学的发展产生了一个划时代的影响,也为消化性溃疡的药物治疗开辟了崭新的途径。2005 年 10 月,诺贝尔奖评审委员会将诺贝尔生理学或医学奖授予了这两名澳大利亚科学家。

(二)H$_2$ 受体拮抗药

西咪替丁 Cimetidine

【药理作用及临床应用】 西咪替丁阻断 H$_2$ 受体,明显抑制组胺引起的胃酸分泌。临床用于消化性溃疡和上消化道出血,对十二指肠溃疡疗效优于胃溃疡。

【不良反应】 主要有头痛、乏力、口干、失眠、便秘、皮疹等。长期服用或较大剂量可见转氨酶升高、肝损害,偶见肾衰竭。男性长期服用可引起阳痿、乳腺发育。少数可出现精神错乱。

【剂型及规格】 片剂:每片 0.2 g;0.4 g;0.8 g。胶囊:每粒 0.2 g。西咪替丁氯化钠注射液:50 mL 含西咪替丁 0.2 g、氯化钠 0.45 g;100 mL 含西咪替丁 0.4 g、氯化钠 0.9 g。

🔖 知识链接

H$_2$ 受体拮抗药的研发历程

H$_2$ 受体拮抗药的问世比质子泵抑制药要早,开辟了抗溃疡药物的新领域。H$_2$ 受体拮抗药的发展从改造组胺结构开始,用不同基因取代组胺结构中的咪唑环、氨基、脂烃侧链等,获得大量化合物。通过合理筛选、优化组合,完成了第一个 H$_2$ 受体拮抗药西咪替丁的设计,1976 年西咪替丁成功上市。在此基础上,保留组胺结构中的咪唑环,引入取代基,同时根据电子等排原理,在侧链上设计不同含氮结构的咪唑类侧链,得到抑酸作用是西咪替丁 10 倍的呋喃类 H$_2$ 受体拮抗剂雷尼替丁,再用噻唑环置换西咪替丁中的咪唑环、雷尼替丁的呋喃环,得到稳定性更好、强效、长效的噻唑类 H$_2$ 受体拮抗药法莫替丁。

雷尼替丁 Ranitidine

【化学性质】 本品稳定性受温度影响较大,在室温、干燥条件下保存 3 年,含量不下降。

【药理作用及临床作用】 口服易吸收,具有速效、长效、高效等特点,抑酸作用是西咪替丁的 10 倍,主要用于消化性溃疡、卓-艾综合征、反流性食管炎及上消化道出血。远期疗效优于西咪替丁,且复发率低。对西咪替丁无效者仍有效。

【不良反应】 较西咪替丁少和轻,有头痛、皮疹、腹泻等。

【剂型及规格】 片剂:每片 75 mg;150 mg。胶囊:每粒 75 mg;100 mg;150 mg。注射液:每支 50 mg(2 mL);50 mg(5 mL)。

常用的 H$_2$ 受体拮抗药见表 5-2。

表 5-2　常用的 H_2 受体拮抗药

分代	药物名称	用途、主要不良反应
第一代	西咪替丁 cimetidine	用途:略 不良反应:略
第二代	雷尼替丁 ranitidine	用途:略 不良反应:略
第三代	法莫替丁 famotidine	用途:作用强度是雷尼替丁的 6~10 倍,并有促进溃疡愈合作用。用于胃溃疡、十二指肠溃疡、口腔溃疡、上消化道出血、急性胃黏膜出血、反流性食管炎及胰源性溃疡综合征等 不良反应:较少、较轻,有头痛、头晕、失眠、口干、便秘、腹泻等,偶有白细胞减少、转氨酶升高等
	尼扎替丁 nizatidine	用途:临床疗效类似于雷尼替丁和法莫替丁,但生物利用度远大于两者 不良反应:与法莫替丁相似,发生率较低

难点释疑

对 H_2 受体阻断药治疗无效的患者可用质子泵抑制药代替,治疗有效。

这主要是由两类药物的药理作用和作用机制决定的。H_2 受体阻断药通过与组胺竞争胃壁细胞基底侧膜上 H_2 受体发挥作用,主要抑制基础胃酸分泌。质子泵抑制药通过抑制胃酸产生的最后一个环节 H^+,K^+-ATP 酶发挥作用,既可以抑制基础胃酸分泌,也可以抑制刺激后胃酸分泌,抑制作用全面效果好。

质子泵抑制药可作首选治疗消化性溃疡合并出血等并发症,与促胃肠动力药联用治疗消化性溃疡合并十二指肠胃反流或腹胀症状明显患者,是必须长期服用非甾体抗炎药(NSAID)的消化性溃疡患维持治疗以及与抗菌药物联用根治 HP 感染的首选药。

(三) M_1 受体阻断药

见第三章第三节抗胆碱药

(四) 促胃液素受体阻断药

丙谷胺(proglumide)的化学结构与促胃液素相似,竞争性阻断促胃液素受体,减少胃酸分泌,有保护胃黏膜和促进溃疡愈合的作用。疗效较 H_2 受体拮抗药差,较少单独使用。

除上述抑酸药外,以下分别简单介绍其他抗消化性溃疡药(抗酸药、溃疡面保护药),以及助消化药、胃肠功能调节药、催吐药、止吐药、泻药和止泻药。

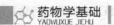
二、其他抗炎消化性溃疡药

（一）抗酸药

本类药物均为弱碱性，口服后能直接中和胃酸，减轻胃酸对溃疡面的刺激和腐蚀，降低胃蛋白酶活性，有利于溃疡愈合。其作用特点见表5-3。

表5-3　抗酸药的作用特点

药物名称	作用特点
氢氧化铝	作用较强，起效慢，持续时间久，胃液中形成凝胶，覆盖溃疡面，起收敛作用
三硅酸镁	作用弱，起效慢，持续时间久，胃液中形成凝胶，覆盖溃疡面，起保护作用
碳酸氢钠	中和胃酸快而短，产生大量 CO_2，增加胃压引起腹胀嗳气，严重者可引起胃穿孔

（二）溃疡面保护药

溃疡面保护药是指能增强胃、十二指肠黏膜防御功能的药物。

米索前列醇（misoprostol）为前列腺素 E_1 的衍生物，抑制胃酸及组胺，促胃液素等分泌，扩张血管，增加胃黏液和 HCO_3^- 的分泌，保护胃黏膜。主要用于胃、十二指肠溃疡及急性胃炎引起的消化道出血。

枸橼酸铋钾（bismuth potassium citrate）可沉着于溃疡面和基底肉芽组织，形成一层坚固的不溶性氧化铋胶体保护薄膜，从而隔绝胃酸、胃蛋白酶等对溃疡面的刺激和腐蚀，增强黏膜防御功能，保护溃疡面，促进其愈合。与抗酸药有协同抑制幽门螺杆菌作用，治疗消化性溃疡及慢性胃炎。

三、助消化药

助消化药多为消化液中的成分，或是促进消化液分泌，阻止肠道过度发酵。主要用于消化不良或食欲缺乏。常用的助消化药见表5-4。

表5-4　常用的助消化药

药物名称	作　用	临床应用
稀盐酸	10%盐酸增加胃液酸度和胃蛋白酶活性	胃酸缺乏症如慢性萎缩性胃炎，常与胃蛋白酶合用
胃蛋白酶	分解蛋白质及多肽	胃蛋白酶缺乏症及消化功能减退，常与稀盐酸合用
胰酶	含胰脂肪酶、蛋白酶及淀粉酶	消化不良、胰液分泌不足、消化障碍

续表

药物名称	作 用	临床应用
乳酶生	抑制腐败菌的繁殖,减少肠产气量	肠内异常发酵引起的消化不良、腹胀及小儿消化不良性腹泻,不宜与抑菌药、抗生素合用
干酵母	麦酒酵母的干燥菌体,富含维生素 B	消化不良和维生素 B 缺乏症,宜嚼碎服用

四、胃肠运动功能调节药

胃肠运动受神经、体液和胃肠神经丛的综合调节,有高度的节律性和协调性。如调控失常,可出现胃肠运动功能低下或亢进,导致多种消化道症状,临床常采用对症治疗。常用的胃肠运动功能调节药见表 5-5。

表 5-5 常用的胃肠运动功能调节药

药物名称	用途、主要不良反应
甲氧氯普胺 metoclopramide	用途:本品为多巴胺(DA)受体阻断药。通过阻断胃肠 DA 受体,增强食管下括约肌和收缩幅度,加速胃和食管蠕动,增强并协调胃肠节律性运动,防止胃内容物反流,促进胃排空,并刺激胃肠肌间神经丛释放乙酰胆碱用。本药主要用于胃肠运动功能低下引起的功能性消化不良、顽固性胃胀气、反流性食管炎和多种原因引起的呕吐 不良反应:包括锥体外系反应、嗜睡、乏力、头晕等。偶见溢乳、男子乳房发育等
多潘立酮 dumperidone	用途:多巴胺 D_2 受体阻断药。可促进食管蠕动和增加食管下部括约肌的张力,促进胃排空,增强胃和肠道上部的蠕动,协调胃及十二指肠运动,防止胃、食管及十二指肠-胃反流。主要用于胃排空缓慢引起的功能性消化不良、反流性食管炎、慢性萎缩性胃炎,对多种因素引起的恶心、呕吐有效,也可作为食管镜、胃镜检查时恶心、呕吐的预防药物 不良反应:较少,偶见轻度腹痛、腹泻、乏力、口干、头痛等
西沙必利 cisapride	用途:为全肠道动力药,具有增强食管蠕动和食管下部括约肌张力,加强胃和十二指肠收缩,促进食物在肠道中转运;加速胆囊收缩和排空,防止食物滞留和反流作用。其效应比甲氧氯普胺强 10~100 倍。适用于胃食管反流、功能性消化不良、术后胃肠麻痹及慢性功能性便秘的治疗 不良反应:有一次过性腹泻、腹痛、肠鸣等

五、泻药

泻药是一类能刺激排便反射,促进肠蠕动,润滑肠道,软化粪便而加速肠内容物排出的药物。临床主要用于功能性便秘,也用于加速肠内毒物和肠虫的排出以及术前清洁肠道。

课堂活动

一旦患者不慎食物中毒,为迅速排毒,医生建议该患者口服硫酸镁。

课堂讨论:这种治疗方法是否有效? 效果如何? 为了快些排出毒物,注射给药是否效果更好?

硫酸镁(magnesium sulfate)口服给药具有导泻与利胆作用。这是因为在消化道内,Mg^{2+}和SO_4^{2-}不易吸收,在肠腔内形成高渗而阻止水分吸收,使肠腔容积增大,反射性刺激肠壁蠕动加强。临床上本品主要用于急性便秘、药物中毒和服驱肠虫药后排出虫体。本药导泻作用剧烈,可刺激肠壁,引起盆腔充血和失水,月经期、妊娠期妇女禁用。硫酸镁注射给药可产生抗惊厥作用和降血压作用,主要用于子痫、破伤风等引起的惊厥和高血压危象及高血压脑病的治疗。

点滴积累

1.抗溃疡药是本节学习的重点。抗溃疡药常用的有质子泵抑制药(奥美拉唑、兰索拉唑、雷贝拉唑、泮托拉唑、埃索美拉唑)和H_2受体拮抗药(西咪替丁、雷尼替丁、法莫替丁、尼扎替丁)。

2.质子泵抑制药各品种含有的基本化学结构由吡啶环、亚磺酰基、苯并咪唑环3部分组成,尽管有不同的取代基,但此类药物的药理学特性都很相似。

3.H_2拮抗药是通过对组胺结构的改造,用不同基团取代组胺结构中的咪唑环、氨基、脂烃侧链等获得的化合物。H_2受体拮抗药表现出与组胺竞争其受体的作用,取得明显的抑酸效果。

4.质子泵抑制药和H_2受体拮抗药虽然都有很强的抑酸作用,但它们的理化性质和抑制胃酸分泌的机制是不相同的。质子泵抑制药是目前最常用的抗消化性溃疡药物。

第二节　呼吸系统药物

咳、痰、喘是呼吸系统常见病的主要症状,炎症和变态反应是疾病的起因。临床治疗呼吸系统疾病药物分两类:一类为对因治疗药,如抗感染药、抗过敏药等;另一类为对症治疗药,如平喘药、镇咳药或祛痰药,可减轻症状缓解痛苦,有利于疾病康复。

一、平喘药

平喘药是一类作用于支气管哮喘发作的不同环节,能预防缓解或消除哮喘发作的药物。

📍 知识链接

支气管哮喘

支气管哮喘(简称哮喘)是由免疫和非免疫性因素刺激,引起以肥大细胞释放组胺、白三烯、前列腺素等炎性介质为主,多种因素参与的,导致血管通透性增加、气道分泌物增多的黏膜水肿等变态反应性炎症性疾病,同时伴有支气管平滑肌痉挛、气道狭窄、阻力增高、气道重塑。主要临床表现为反复发作性咳嗽、胸闷、喘息和呼吸困难等。

常用平喘药物按其作用可分为两大类:其一为抗炎、抗过敏药(包括糖皮质激素、炎症介质阻释药、白三烯拮抗药);其二为支气管扩张药(包括肾上腺素受体激动药、茶碱类、M胆碱受体阻断药)。平喘药的作用机制如图 5-2 所示。

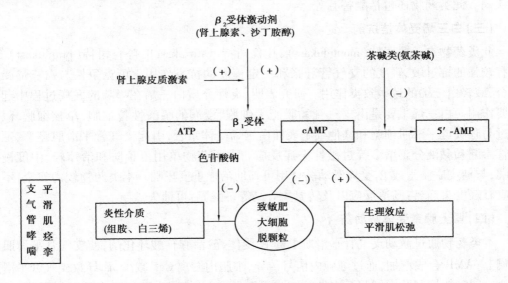

图 5-2　平喘药物的作用机制

(一)糖皮质激素类药物

糖皮质激素类药物因具有抗炎、抗过敏及增强支气管平滑肌 β_2 受体反应性的作用,是目前治疗支气管哮喘的最基本药物。常用剂型为糖皮质激素吸入剂,如倍氯米松、布地奈德等,不良反应较少、较轻,对其他药物无效的严重哮喘发作和哮喘持续状态有较好疗效。参见第十章第二节肾上腺皮质类激素。

糖皮质激素在防治哮喘中的应用

糖皮质激素在防治哮喘中有着非常重要的地位。糖皮质激素是治疗哮喘的重要药物。但只有吸入型糖皮质激素属于治疗哮喘的一线药物，口服和静脉注射用糖皮质激素仅在哮喘比较严重或吸入糖皮质激素难以控制哮喘急性发作时使用。近年研制的治疗哮喘吸入制剂如福莫特罗布地奈德粉吸入剂、沙美特罗替卡松粉吸入剂都是糖皮质激素和长效 β_2 受体激动药的联合制剂，两药除具有叠加作用外还具有协同作用，成为治疗中、重度哮喘的有效药物。

（二）炎症介质阻释药（又称肥大细胞膜稳定药）

色甘酸钠（sodium cromoglicate）的基本作用是稳定肥大细胞膜，阻止 Ca^{2+} 内流，抑制肥大细胞膜脱颗粒，减少组胺、白三烯等过敏介质释放而发挥平喘作用。近年研究表明色甘酸钠还有抑制支气管感觉神经末梢释放神经 P 物质、神经激肽等递质作用，从而降低由冷空气、特殊气味、运动等引起的气管、支气管高反应性。主要用于外源性哮喘、运动性哮喘的预防，对已发作的哮喘无效。也用于预防过敏性鼻炎、溃疡性结肠炎及其他胃肠道过敏性疾病。此类药物还包括酮替芬等。

（三）白三烯受体拮抗药

此类药物有孟鲁司特（montelukast）、扎鲁司特（zafirlukast）、普仑司特（pranlukast）等，具有较强的抗过敏、轻度的支气管舒张和一定程度的抗炎作用。可竞争性与白三烯受体结合，减轻白三烯的致敏致炎作用。研究表明，炎症介质白三烯在哮喘的发病过程中起着重要作用。白三烯主要是由支气管黏膜肥大细胞、浸润的嗜酸性粒细胞、单核细胞释放，通过与呼吸道平滑肌细胞和其他细胞表面白三烯受体结合，引起支气管平滑肌痉挛、毛细血管渗漏和黏液分泌增多等过敏性炎症反应。本类药物单用可预防和治疗轻、中度慢性哮喘；与糖皮质激素或 β_2 受体激动药合用可辅助治疗重度哮喘。本类药物较为安全，不良反应有轻度头痛、胃肠道反应以及转氨酶升高等，停药后可消失。

（四）肾上腺素受体激动药

本类药物通过激动支气管平滑肌上的 β_2 受体，激活腺苷酸环化酶，使支气管平滑肌细胞膜上 cAMP 合成增加，通过细胞内信号传导，细胞内游离 Ca^{2+} 减少，而导致支气管平滑肌松弛。同时能抑制肥大细胞及中性粒细胞释放炎性介质，减少液体渗漏而减轻黏膜水肿。非选择性 β 受体激动药肾上腺素、异丙肾上腺素虽平喘作用强大，但对 β_1、β_2 受体选择性低，易发生心悸等心血管系统不良反应，维持时间短暂，不能口服，临床除紧急时应用外已少用。目前临床常用的为选择性 β_2 受体激动药。具体药物见第三章第四节拟肾上腺素药。

（五）茶碱类药物

本类药物主要通过抑制磷酸二酯酶，减少支气管平滑肌细胞内 cAMP 降解，使 cAMP

含量增加而舒张支气管;能阻断腺苷受体,拮抗腺苷诱发的支气管平滑肌痉挛;抑制过敏性介质释放和降低细胞内 Ca^{2+} 浓度,可解除呼吸道平滑肌痉挛。

氨茶碱 Aminophylline

【药理作用及临床应用】 ①平喘作用:有较强的松弛支气管平滑肌作用,对痉挛支气管作用更强,主要用于防治急、慢性支气管哮喘。口服用于慢性支气管哮喘的防治,静脉给药可用于急性支气管哮喘或持续状态,合用 β 受体激动药和肾上腺皮质激素可提高疗效。②强心利尿:能兴奋心脏,增强心肌收缩力和输出量;能增加肾血流量和肾小球滤过率,抑制肾小管对钠、水的重吸收而具利尿作用。可用于治疗心源性水肿和心源性哮喘。

【不良反应】 碱性局部刺激性较大,口服可致恶心、呕吐。可出现烦躁、失眠、不安等中枢兴奋症状。静脉滴注过快出现头晕、头痛、谵妄、惊厥,可用于镇静催眠药对抗。老年人及心、肝、肾功能不全者应减量。

【剂型及规格】 片剂:每片 20 mg;30 mg;0.1 g;0.2 g。注射液:每支 0.125 g(2 mL);0.25 g(2 mL);0.5 g(2 mL);0.25 g(10 mL)。缓释片:每片 0.1 g;0.2 g。

(六)M 受体阻断药

本类药物通过阻断支气管平滑肌 M 受体,抑制鸟苷酸环化酶活性,减少细胞内环磷酸鸟苷(cGMP)生成,使环磷酸腺苷(cAMP)含量相对增加,松弛支气管平滑肌而平喘。阿托品等阻断药缺乏对 M 受体的选择性,不良反应较大,其主要作用见第三章。目前临床多用阿托品衍生物,如异丙托溴铵,有较高的 M_3 受体选择性阻断作用。参见第三章第三节抗胆碱药。平喘药分类及各类常用药物见表5-6。

表 5-6　平喘药分类及各类常用药物

分　类		药物名称	用途、主要不良反应
抗炎抗过敏	糖皮质激素类	倍氯米松 beclomethasone	用途:有很强的抗炎作用和较强的抗炎过敏作用,吸入给药能很好地控制慢性哮喘患者病情 主要不良反应:轻微,局部反应有声音嘶哑,每次吸药后漱口可明显降低其发生率;可引起皮疹等
	炎症介质阻释药	酮替芬 ketotifen	用途:属炎症介质阻释药。药理作用与色苷酸钠相同,此外还具有 H_1 组胺受体阻断作用。主要作用于预防各型支气管哮喘发作,对过敏性哮喘尤为适用。对儿童哮喘的疗效好于成年人。但对已发作的哮喘无效。主要给药方式为粉雾吸入 主要不良反应:轻微,少数患者出现胸部紧迫感等,甚至诱发哮喘,注意加以防治。用药早期可有头晕、嗜睡、乏力、口干等不良反应,从事驾驶工作者慎用,妊娠早期和哺乳期妇女禁用
	白三烯受体拮抗药	孟鲁司特 montelukast	用途:属白三烯受体拮抗药。具有较强的抗过敏作用、轻度的支气管舒张和一定程度的抗炎作用。单用可预防和治疗轻、中度慢性哮喘,也用于重度哮喘的辅助治疗 主要不良反应:轻微,如头痛、胃肠道反应

续表

分　类		药物名称	用途、主要不良反应
支气管扩张药	β²受体激动药	沙丁胺醇 Salbutamol	用途：属短效选择性 β₂受体激动药。对呼吸道选择性高，有很强的支气管扩张作用，是治疗哮喘急性发作的首选药，吸入给药，疗效好。药物维持间较短，为 3~4 h 主要不良反应：较少，有恶心、头痛等，大剂量时有心率加快、心律不齐等
		福莫特罗 Formoterol	用途：属长效选择性 β₂受体吸入给药，扩张支气管效应强大，药效维持 12 h，用于慢性哮喘和慢性阻塞性肺病的维持治疗和预防发作 不良反应：少见，有骨骼肌震颤、心动过速等
	茶碱类	二羟丙茶碱 Diprophylline	用途：属茶碱类平喘药，平喘作用与氨茶碱相似或较弱。对肠胃刺激性小，心脏兴奋作用仅为氨茶碱的 1/10，安全范围较大。临床用于治疗支气管哮喘、喘息型支气管炎等。适用于不宜使用肾上腺素者、不能耐受氨茶碱者或伴心动过速者 主要不良反应：较少，有心悸、恶心等
	抗胆碱药	异丙托溴铵 ipratropium bromide	用途：属抗胆碱类药，是阿托品的异丙基衍生物。扩张支气管效应较明显，吸入给药，用于伴有迷走神经功能亢进的哮喘和喘息性支气管炎 主要不良反应：较少，有口苦或口干等

氨茶碱、糖皮质激素、利尿药与氯化钾合用，可以防止低血钾症。氨茶碱与 β 受体激动药如沙丁胺醇合用有协同作用，易引起心律失常。

案例分析

某患者哮喘，连续应用几种吸入型 β₂受体激动药沙丁胺醇、福莫特罗等治疗 3 年，近来效果越来越差。

分析：

该患者治疗效果差的主要原因是 β₂受体激动药在部分患者长期应用中出现耐受性，导致其降低了扩张支气管、治疗哮喘的功效。对此类患者可通过暂时停药加用吸入型糖皮质激素倍氯米松、布地奈德或抗胆碱药异丙托溴铵以及白三烯受体拮抗药孟鲁司特等治疗。停药 1~2 周后，β₂受体可恢复其敏感性，此时再与吸入型糖皮质激素等药物合用可有效避免耐受性的出现，提高疗效。

支气管哮喘的药物选用应考虑患者疾病分期和严重程度，并根据患者个体情况、药物代谢、相互作用、不良反应等作选择。

1.急性期哮喘或哮喘持续状态药物选择

以短效选择性 β₂受体激动药沙丁胺醇为首选，也可选用任何类型的气雾剂。必要时氨茶碱或糖皮质激素常规用药,但应严格掌握适应证、剂量和疗程,密切监测不良反应。对不明原因的支气管哮喘可首选氨茶碱。

2.重度哮喘药物选择

在合理补液、吸氧以纠正酸碱、水、电解质紊乱前提下,可选用适量糖皮质激素、氨茶碱静脉注射或静脉滴注以及 β_2 受体激动药雾化吸入治疗。选用氨茶碱要注意监测和调整血浆浓度。

3.哮喘缓解期药物选择

可选用吸入性糖皮质激素和色甘酸钠雾化吸入或酮替芬口服预防性治疗。必要时给予抗菌药物抗感染,以及镇咳祛痰药解除诱因。

二、祛痰药

祛痰药是指通过增加呼吸道液体分泌,使痰液变稀或黏稠度下降而易于咳出的药物。祛痰药清除痰液,也间接地发挥镇咳和平喘作用。常用祛痰药物按作用机制可分为恶心性祛痰药、黏痰溶解药、黏液调节药 3 类。常用祛痰药物见表 5-7。

表 5-7 常用祛痰药物

分 类	药物名称	用途、主要不良反应
恶心性祛痰药	氯化铵 Ammonium Chloride	用途:口服刺激消化道黏膜,引起轻度恶心,反射性增加呼吸道腺体分泌,使痰液稀释而易于咳出。适用于急、慢性呼吸道炎症黏痰不易咳出者。酸化血液和尿液,用于碱血症
		主要不良反应:服用后有恶心,偶尔出现呕吐。过量或长期服用可造成酸中毒和低钾血症
黏痰溶解药	乙酰半胱氨酸 Acetylcysteine	用途:含有巯基(-SH),可使痰液中黏蛋白多肽链二硫键裂解,降低痰液黏稠性,而使之易于咳出。用于呼吸道炎症引起黏痰不易咳出者
		主要不良反应:有特殊酸臭味,引起恶心、呕吐,其刺激性可引起呛咳,甚至支气管痉挛
	羧甲司坦 Carbocisteine	用途:直接作用于支气管腺体,裂解蛋白中的二硫键,使痰液黏稠度下降,易于咳出。起效快,适用于各种呼吸道炎症引起的痰黏咳出困难者,也可用于防治术后咳痰困难者
		主要不良反应:有轻度恶心、呕心、头晕、腹泻、皮疹等不良反应
黏液调节药	溴己新 Bromhexine	用途:促进低黏滞性小分子黏蛋白分泌,降低痰液黏度;有恶心性祛痰和促进支气管纤毛运动的作用,用于哮喘,急、慢性支气管炎,肺气肿等黏痰不易咳出的患者
		主要不良反应:有恶心、胃部不适、头痛及血清转氨酶升高等
	氨溴索 Ambroxol	用途:本品为溴己新的活性代谢产物,祛痰作用强于溴己新,口服或雾化吸入给药,1 h 起效
		主要不良反应:较少,少数出现轻微胃肠反应等

三、镇咳药

镇咳药是通过抑制咳嗽反射弧中的某一部分来挥发镇咳作用的。

直接抑制咳嗽反射弧中的延髓咳嗽中枢发挥镇咳嗽作用的咳嗽药称为中枢性镇咳药;抑制咳嗽反射弧外周某一环节(如传感器、传入神经或传出神经)产生镇咳作用的称为外周性镇咳药。中枢性镇咳药由于是通过选择性抑制延髓咳嗽中枢而止咳,其镇咳作用强大而且迅速,又可分为成瘾性(可待因)和分成隐性(右美沙芬、喷托维林)镇咳药。外周性镇咳药主要有苯佐那酯等。

可待因 Codeine

【药理作用及临床应用】　本品为阿片所含生物碱之一,又称甲基吗啡。作用与吗啡相似,较弱,是吗啡的1/4,但仍呈现迅速、强大、持久的镇咳作用。适用于无痰剧烈干咳,特别适用于胸膜炎干咳伴胸痛的患者,疗效好。

【不良反应】　偶见恶心、呕吐、便秘等,有依赖性,久用可成瘾,但较吗啡轻。大剂量可致兴奋、烦躁不安。孕妇、哺乳期妇女慎用。

【剂型及规格】　片剂:每片15 mg;30 mg。注射液:每支15 mg(1 mL);30 mg(1 mL)。糖浆剂:0.5%,10 mL;100 mL。

镇咳药分类及常见药物见表5-8。

表 5-8 镇咳药分类及常用药物

分 类		药物名称	用途、主要不良反应
中枢性镇咳药	成瘾性镇咳药	可待因 Codeine	用途:略 主要不良反应:略
	非成瘾性镇咳药	右美沙芬 Dextromethorphan	用途:为吗啡类左吗喃甲醚的右旋异构体。镇咳作用与可待因相等或稍强,无镇痛作用。治疗量对呼吸中枢无抑制作用,无成瘾性,无耐受性,主要用于干咳。其复方制剂常用于治疗感冒咳嗽 主要不良反应:少见,偶有头晕、口干等
		喷托维林 Pentoxyverine	用途:为人工合成中枢性镇咳药,兼有外周性镇咳作用。既可直接抑制咳嗽中枢,又有抑制呼吸道感受器,阻止咳嗽冲动传导的局麻作用。有阿托品样作用,阻断 M 受体,松弛痉挛的支气管平滑肌,降低呼吸道阻力。镇咳作用为可待因的 1/3,无成瘾性。适用于上呼吸道感染引起的干咳或小儿百日咳 主要不良反应:较轻,偶有口干、头晕、恶心、腹胀、便秘等不良反应,青光眼和多痰者禁用
外周性镇咳药		苯佐那酯 benzonatate	用途:为丁卡因的衍生物,具有较强的局麻作用。主要用于刺激性干咳,也可用于支气管镜检或造影前预防咳嗽 主要不良反应:较轻,有头晕、嗜睡、鼻塞等,偶见过敏性皮炎。不可咬碎药片服用,以免引起口腔麻木

🔑 点滴积累

1.吸入型糖皮质激素是目前治疗支气管哮喘最基本、最有效的药物,既可用于哮喘缓解期,也可用于 β_2 受体激动药沙丁胺醇等配合使用用于哮喘急性发作的治疗。

2.平喘药或直接兴奋 β 受体、或间接激动 cAMP 合成酶、或抑制其代谢酶等作用,均与支气管平滑肌细胞内 cAMP 含量增高有关。

3.镇咳药包括中枢性成瘾镇咳药(如可待因)和中枢性非成瘾镇咳药(如右美沙芬、喷托维林)以及外周性镇咳药(如苯佐那酯)等,主要用于各种原因引起的干咳。右美沙芬是治疗感冒咳嗽的复方制剂中的常用药物。

4.祛痰药有恶心性祛痰药(如氯化铵)、黏痰溶解药(如乙酰半胱氨酸、羧甲司坦)和黏液调节药(如溴己新、氨溴索)。

第三节　血液系统药物

正常生理状态下,血液中存在着凝血与抗凝、纤溶与抗纤溶两种对立统一的调节系统,双方相互影响,保持动态平衡,从而使血液在血管内循环流动。一旦平衡失调,便可出现凝血功能障碍等出血性疾病或血管内凝血等血栓形成性疾病。本节主要介绍血液系统常用药物抗血栓药和抗贫血药。

血液凝固过程是由一系列酶催化的化学连锁反应,包括内源性和外源性两条途径,需多种凝血因子参与,促进纤维蛋白生成,最终纤维蛋白交织成网,聚集血小板和血细胞而产生凝血。

一、抗血栓药

抗血栓药是指通过对抗机体凝血、对血小板聚集和促进纤维蛋白溶解等过程中的某些环节而阻止血液凝固的药物,包括抗凝血药、抗血小板药、纤维蛋白溶解药。

(一)抗凝血药

抗凝血药包括凝血酶间接抑制药肝素、凝血酶直接抑制药重组水蛭素、维生素 K 拮抗药香豆素类,以及体外抗凝血药枸橼酸钠。

肝素 Heparin

肝素因 1916 年首先发现于肝脏而得名,现在主要从牛肺及猪小肠黏膜提取。化学结构为 D-葡萄糖胺、L-艾杜糖醛酸、N-乙酰葡萄糖胺、D-葡萄糖醛酸交替组成的黏多糖硫酸酯。肝素带负电荷,呈强酸性,分子量为 5 000~30 000。

【性状】　本品为白色或类白色粉末,有引湿性,在水中易溶。

【药理作用及临床应用】　为体内外均能延长凝血时间的抗凝血药。其抗凝血作用极为复杂,对凝血过程的许多环节都有影响,其作用为:①抑制凝血致活酶的形成及作用,从而妨碍凝血酶原变为凝血酶;②在较高浓度时尚抗凝血酶作用,使纤维蛋白原不能变为纤维蛋白;③能阻止血小板的凝集和破坏等。用于防治各种原因引起的血栓形成与栓塞,如心肌梗死、肺栓塞、脑血管栓塞、外周静脉血栓、血管手术及各种原因引起的弥散性血管内凝血症等,口服不吸收,静脉给药。

【不良反应】　过量可引起自发性出血。偶见发热、荨麻疹、鼻炎、哮喘、心前区不适及血管痉挛等过敏反应。

【剂型及规格】　注射液:2 mL:1000U;2 mL:5 000U;2 mL:12 500U。乳膏:20 g:肝素钠 5 000U;20 g:肝素钠 7 000U;25 g:肝素钠 8750U。

重组水蛭素(lepirudin)是基因重组技术制成的凝血酶直接抑制药,其抗血栓作用强大、持久,临床疗效高于肝素,主要用于不稳定型心绞痛和急性心肌梗死的辅助治疗以及防治冠状动脉成形术后再狭窄。口服不吸收,静脉注射给药。

🔖 知识链接

基因重组技术

基因重组技术及重组DNA,是将目的基因导入病毒、质粒或其他载体分子上,构成遗传物质的新组合,使之参与原先没有这些基因的宿主细胞中而持续稳定地繁殖,通过工程化为人类提供产品和服务的技术。

香豆素类

香豆素类是一类均含4-羟基香豆素基本结构的口服抗凝血药,包括华法林(warfarin,又名苄丙酮香豆素)、双香豆素(dicoumarol)、醋硝香豆素(acconcoumarol)等。其作用、用途相似,仅剂量、时间不同。

华法林 Warfarin

【药理作用及临床应用】　口服抗凝药维生素K(vitamin K)的拮抗剂。维生素K是肝脏凝血因子Ⅱ、Ⅶ、Ⅸ、Ⅹ必需的辅酶。华法林与维生素K化学结构相似(见第十一章),可竞争性抑制维生素K的循环利用,使凝血因子处于无活性的前提阶段,产生抗凝作用。因其不能对抗已合成的凝血因子,故体外无抗凝活性,仅适用于体内抗凝。临床主要用于心房纤颤和心脏瓣膜病所致血栓栓塞与预防肺血栓、深部静脉血栓治疗后复方。

【不良反应】　最常见的不良反应是出血,如牙龈出血、伤口渗血、紫癜、鼻出血及内脏出血等。轻者停药即可,较重者可用维生素K对抗,必要时输血以补充凝血因子。孕期妇女禁用。

【剂型及规格】　片剂:每片2.5 mg;5 mg。

🔖 难点释疑

华法林等口服抗凝药禁用于孕期妇女。此类药物可通过胎盘屏障影响胎儿发育而致畸胎。孕期妇女若需抗凝治疗,可选用肝素,肝素不透过胎盘屏障。

枸橼酸钠 Sodium Citrate

【药理作用及临床反应】　枸橼酸钠中具有络合作用的枸橼酸根离子,可与血浆中的

Ca^{2+} 形成稳定的可溶性络合物,妨碍 Ca^{2+} 的促凝作用而产生抗凝作用。大量枸橼酸钠进入体内可导致低血钙反应,本产品仅用于体外抗凝。每 100 mL 全血中加入 2.5%枸橼酸钠溶液 10 mL,即可使血液不再凝固。

【不良反应】 大量或快速静脉滴注枸橼酸钠抗凝的血液,机体不能及时氧化未形成络合物的枸橼酸钠,其与血浆中 Ca^{2+} 生成可溶性络合物,引起血 Ca^{2+} 降低,导致手足抽搐、心功能不全、血压骤降,必要时可应用钙剂解救。

【剂型及规格】 输血用枸橼酸钠注射液:2.5%。

(二)抗血小板药

血小板的释放、黏附、聚集是血栓形成的重要因素之一。抗血小板药可通过影响血栓素 A_2(TXA_2)和抑制二磷酸腺苷(ADP)的形成,抑制血小板的黏附、聚集和释放功能,产生抗凝作用。常用抗血小板药物有阿司匹林、双嘧达莫、噻氯匹定、前列环素等(表 5-9)。

表 5-9 常用抗血小板药物

药物名称	用途、主要不良反应
阿司匹林 aspirin	用途:防治血小板功能亢进引起的血栓栓塞性疾病;降低急性心肌梗死或不稳定型心绞痛的再梗死率 主要不良反应:详见第六章
双嘧达莫 dipyridamole	用途:抑制磷酸二酯酶,减少 cAMP 分解;激活腺苷酸环化酶,增加 cAMP 产生抗血小板聚集作用,直接刺激血管内皮细胞生成前列环素(PGI_2),抑制 TXA_2 产生,防止血小板黏附、聚集引起血栓形成。用于血栓栓塞性疾病,防止血小板血栓形成。与阿司匹林合用效果更好 主要不良反应:常见有头晕、头痛、呕吐、腹泻、脸红、皮疹和瘙痒
前列环素 Prostacyclin	用途:强大的血小板聚集内源抑制剂。可激活腺苷酸环化酶增加 cAMP,抑制血小板聚集和释放,防止血栓形成和扩张血管作用。临床用于治疗急性心肌梗死、外周闭塞性血管疾病等,也可用于体外循环以防止血小板减少及微血栓形成 主要不良反应:低血压、心率加速、面部潮红、头痛等常见,也可有胃痉挛、恶心、呕吐、胃部不适、血糖升高、嗜睡、胸痛等
噻氯匹定 ticlopidine	用途:血小板活化抑制药,比阿司匹林特异质更高。临床上主要用于减少脑血管和心肌梗死等血栓性疾病病死率。口服给药吸收良好 主要不良反应:较常见的是腹泻,较严重的是中性粒细胞减少

(三)纤维蛋白溶解药

纤维蛋白溶解药又称溶栓药,可激活纤维蛋白降解而产生溶栓作用,主要用于急性血栓栓塞性疾病。常用的纤维蛋白溶解药见表 5-10。

表 5-10　常用的纤维蛋白溶解药

分代	药物名称	用途、主要不良反应
第一代	链激酶 streptokinase,SK	用途:为 B-溶血性链球菌培养液中提取的一种蛋白质激酶,又名溶栓酶。主要用于急性血栓栓塞性疾病,在血栓形成 6h 内用药疗效最好。新一代溶栓药已广泛应用,本品临床上现很少应用 主要不良反应:主要为出血。本药具有抗原性,可引起发热、皮疹、寒战,甚至过敏性休克,用药半小时前给予肾上腺素质激素可预防。出血性疾病、严重性高血压、消化道溃疡、产后、手术后及近期使用抗凝药者禁用
	尿激药 urokinase,UK	用途:是一种由肾产生、从尿中提取的活性糖蛋白,无抗原性,无过敏反应。可直接激活纤溶酶而发挥溶栓作用,用途、用法与链激酶相似,是目前应用较广泛的溶栓药,但价格昂贵 主要不良反应:出血、消化道反应等
第二代	阿尼普酶 anistreplase	用途:利用 DNA 重组技术合成的选择性纤维蛋白溶栓药,溶栓效果好,出血少。临床主要用于心肌梗死和其他血栓栓塞性疾病 主要不良反应:有过敏反应等
第三代	瑞替普酶 reteplase	用途:通过基因重组技术改良天然溶栓药的结构制成,选择性溶栓效果好,临床疗效高 主要不良反应:出血等

　　肝药酶诱导剂如巴比妥类和苯妥英钠等可激活肝药酶促进代谢,使华法林作用减弱;肝药酶抑制剂如氯霉素与西咪替丁等可使华法林代谢减慢,而作用增强;保泰松、甲苯磺丁脲可与华法林竞争与血浆蛋白结合,使游离型药物浓度升高,作用增强;阿司匹林与华法林有协同抑制血小板聚集作用,可增加出血危险;长期使用广谱抗生素可抑制肠道菌群合成维生素 K,导致法华林作用增强。

二、止血药

　　止血药是指能加速血液凝固、抑制纤维蛋白降解或降低毛细血管通透性而止血的一类药物。止血药主要有 3 类:①促凝血药,如维生素 K;②抗纤维蛋白溶解药,如氨甲苯酸;③收缩血管药,如垂体后叶素。临床用于治疗凝血障碍而导致的出血性疾病。常用的止血药物见表 5-11。

表 5-11　常用的止血药物

分类	药物名称	用途、主要不良反应
促凝血药	维生素 K vitamin K	用途:维生素 K 缺乏导致的出血,如因胆汁分泌不足使维生素 K 吸收障碍的阻塞性黄疸、胆萎、慢性腹泻;肠道维生素 K 合成不足的早产儿及新生儿;长期使用广谱抗生素,肠内菌群抑制而致维生素 K 缺乏;长期大量使用抗凝血药和水杨酸类所致出血 主要不良反应:可有脸红、红疹、肠胃不适、皮肤瘙痒等过敏症状,应立即停用
	酚磺乙胺 etamsylate	用途:血小板减少性紫癜,消化道、脑、泌尿道、眼底和鼻出血等各种血小板因素所致的出血,也可防治手术前后出血 主要不良反应:偶有恶心、头痛、皮疹等不良反应
	凝血酶原复合物 prothrombin complex	用途:主要用于先天性凝血因子Ⅸ缺乏的乙型血友病,香豆素类抗凝药过量,严重肝疾病,维生素 K 依赖性凝血因子Ⅱ、Ⅶ、Ⅸ、Ⅹ缺乏性出血 主要不良反应:可见发热、头痛等不良反应
抗纤维蛋白溶解药	氨甲环酸 Tranexamic acid	用途:目前为临床最常用止血药物之一,主要用于纤溶亢进所致出血,如子宫、卵巢、前列腺、肺、肝、甲状腺等含大量纤维酶原激活物组织,损伤或术后纤溶亢进性出血;溶栓药链激酶等过量的出血 主要不良反应:过量诱发血栓、心肌梗死,有血栓形成倾向、蛛网膜下腔出血或栓塞史者禁用
收缩血管药	垂体后叶素 Pituitrin (加压素+缩宫素)	用途:加压素用于咯血及高压引起的上消化道出血,也增加肾小管对水的再吸收而减少尿量,用于尿崩症;缩宫素小剂量用于催产和引产,大剂量用于产后止血 主要不良反应:高血压及冠心病患者禁用
	卡巴克络 carbazochrome	用途:用于毛细血管病变的破损性出血,如过敏性紫癜、消化道出血、视网膜出血、鼻出血、子宫出血、尿血及痔疮出血等 主要不良反应:成分含有水杨酸,长期反复使用时可发生水杨酸反应,需及时停药;有精神病史或癫痫病史者慎用

难点释疑

如何正确理解和记忆抗凝血药和促凝血药?

　　抗凝血药与促凝血药作用的关键在于是否有利于纤维蛋白的形成。凡促进凝血因子产生,加快纤维蛋白形成或抑制纤维蛋白溶解的药物都有促凝作用,如维生素 K、酚磺乙胺等;凡抑制凝血因子产生,不利于纤维蛋白形成或加快纤维蛋白溶解的药物都有抗凝作用,如肝素、香豆素类、钙剂、尿激酶等。

三、抗贫血药

贫血指血液中红细胞数目和血红蛋白含量低于正常值。临床较为常见的有缺铁性贫血、巨幼细胞贫血和再生障碍性贫血。

(一)缺铁性贫血

铁为合成血红蛋白的必需物质。当失血过多或铁摄入量不足、吸收障碍等原因导致体内铁缺乏时,可致贫血,又称小细胞低色素性贫血。

硫酸亚铁(ferrous sulfate)主要用于防治多种因素导致的缺铁性贫血,如需铁量增加的妊娠、儿童生长期;失血量过多的消化道出血、痔疮出血、月经过多等;铁吸收障碍的萎缩性胃炎、慢性腹泻、胃癌等;红细胞大量破坏的溶血、寄生虫感染等缺铁性贫血。本品口服肠道刺激明显,饭后服用可减轻。

常用的铁制剂还有枸橼酸铁铵(ferric ammonium citrate)和右旋糖酐铁(iron dextran)等。

铁剂不宜与抗酸药、磷酸盐、鞣酸蛋白以及含鞣酸的食物如浓茶、菠菜等同服,以免影响吸收。铁剂与考来烯胺、考来替泊等阴离子交换树脂合用会发生络合反应。铁剂与氯霉素合用时,氯霉素抑制骨髓造血功能,干扰红细胞成熟,影响铁剂疗效。铁剂与西咪替丁、胰酶、去铁胺等同用可影响铁的吸收。铁剂可影响四环素类、氟喹诺酮类、青霉胺及锌制剂的吸收。铁剂与维生素 C 同服虽可增加吸收,但也易致胃肠道反应。

知识链接

药源性再生障碍性贫血

再生障碍性贫血是因药物(氯霉素)或放疗等因素引起骨髓抑制,导致红细胞、粒细胞及血小板减少的骨髓造血功能障碍,较难治疗。可引起再障的药物有抗肿瘤药(阿糖胞苷、柔红霉素等);抗微生物药(氯霉素、磺胺药、异烟肼、两性霉素 B 等);解热镇痛药(吲哚美辛、保泰松、阿司匹林等);抗甲状腺药(甲巯咪唑、卡比马唑等);降糖药(氯磺丙脲、甲苯磺丁脲等)。

(二)巨幼细胞贫血

巨幼细胞性贫血是由叶酸(foli acid)或维生素 B_{12}(vitaminB$_{12}$)缺乏所致。缺乏叶酸或维生素 B_{12} 可使红细胞分裂增殖和成熟受影响,红细胞呈大细胞高色素性。其中,叶酸缺乏所致为营养不良性贫血,维生素 B_{12} 缺乏所致为恶性贫血。

叶酸在体内转变的四氢叶酸是传递一碳单位的辅酶,参与嘌呤与嘧啶核苷酸的合成及某些氨基酸的互变。叶酸缺乏时,一些增殖迅速的组织如骨髓、消化道黏膜上皮细胞首先受损。细胞 DNA 合成受阻,细胞核有丝分裂障碍、细胞生长停滞,导致巨幼细胞贫血、胃炎、口腔炎、腹泻等。本品临床用于叶酸需求增加或食物中缺乏叶酸所致妊娠期及婴儿期巨幼细胞贫血。对维生素 B$_{12}$ 缺乏所致的恶性贫血,叶酸有助于纠正血象,但不能改其神经系统症状。

点滴积累

1.血液系统药物分类比较复杂,包括抗血栓药、止血药和抗贫血药。抗血栓药包括抗凝血药、抗血小板药和纤维蛋白溶解药。

2.抗凝血药香豆素类又称维生素 K 拮抗药,此类药物包括华法林、双香豆素、醋硝香豆素,均含有 4-羟基香豆素基本化学结构,因与维生素 K 化学结构相似,可竞争性抑制维生素 K 的循环利用,使凝血因子不能被激活而产生抗凝作用。

3.止血药重点掌握凝血药。促凝血药与抗凝血药作用区别的关键在于是否有利于纤维蛋白的形成。

第四节　利尿药

利尿药是一类作用于肾脏,增加体内水和电解质排泄,消除各种原因引起的水肿的药物。临床主要用于各种水肿、慢性心功能不全、高血压以及加速毒物排出等。

尿的生成包括肾小球滤过、肾小管与集合管的重吸收和分泌 3 个过程。利尿药作用于肾的不同单位而发挥强弱不同的利尿作用。根据利尿药的效能及作用部位可分为 3 类:

(1)强效利尿药:作用于髓袢升支粗段髓质部和皮质部,如呋塞米、布美他尼、依他尼酸等。

(2)中效利尿药:作用于髓袢升支粗段髓质部及远曲小管近端,如噻嗪类利尿药及氯噻酮等。

(3)弱效利尿药:作用于远曲小管和集合管,如螺内酯、氨苯蝶啶等保钾利尿药,以及碳酸酐酶抑制药乙酰唑胺等。

课堂活动

课堂讨论:讨论各类利尿药的分类、作用强度与作用部位的关系。

一、强效利尿药

呋塞米 Furosemide

【药理作用及临床应用】 ①利尿作用:本品的作用部位主要是在肾髓袢升支粗段髓质部位,有很强的抑制尿重吸收的作用,属于强效利尿药。临床可用于急性水肿、脑水肿及其他心、肝、肾等各类水肿,预防急性肾衰竭和加速毒物排泄,也用于治疗高血压症。②扩张血管作用:本品在利尿的同时,可扩张小动脉和小静脉,减少回心血量,减轻心脏负荷,降低左心室充盈压,减轻肺水肿。临床用于急性肺水肿及脑水肿。

【不良反应】 本品强大的利尿作用以引起水与电解质紊乱,低血钠、低血钾、低氯碱血症和低血容量。大量静脉注射可引起眩晕、耳鸣、听力下降或暂时性耳聋等耳毒性。呋塞米竞争性抑制经近曲小管主动分泌排泄尿酸,导致高尿酸血症而诱发痛风。严重肝、肾功能不全,痛风,糖尿病患者及小儿慎用。

【剂型及规格】 片剂:每片 20 mg。注射液:20 mg(2 mL)。

作用于髓袢升支粗段髓质部和皮质部的强效利尿药还有布美他尼(bumetanide)、依他尼酸(ethacrynic acid)等。

二、中效利尿药

噻嗪类药物基本结构相似,是临床最常用的中效利尿药,见表 5-12。

表 5-12 常用中效利尿药

药物名称	口服排钠相对强度	作用时间/h
氢氯噻嗪 hydrochlorothiazide	1.4	8~12
氢氟噻嗪 hydroflumethiazide	1.3	18~24
苄氟噻嗪 bendroflumethiazide	1.8	18~24
三氯噻嗪 trichlormethiazide	1.7	24~36

氢氯噻嗪 Hydrochlorothiazide

【药理作用及临床应用】 本品属于噻嗪类中效利尿药。通过抑制钠离子和氯离子的重吸收以及抑制碳酸酐酶的活性,从而抑制钾离子和碳酸氢根离子的重吸收,起到利尿的作用。临床作为利尿、降压药物使用,用于治疗心源性水肿、肾性水肿及高血压等,特别是与某些降压药物合用时,可显著增强降压效果。可利用其抗利尿作用,治疗肾源性尿崩症。

【不良反应】 长期用药可引起电解质紊乱:低血钾、低血钠、低氯碱血症等;噻嗪类减少 H^+ 分泌,影响 H^+-NH_3 结合,引起血氨升高;噻嗪类与尿酸竞争同一分泌机制,引起高尿酸血症;抑制胰岛素释放和组织对葡萄糖的利用,引起高血糖;增加血尿素氮,肝硬化、痛风、糖尿病患者,以及严重肾功能不全无尿者慎用或禁用。本类药物与磺胺类药有交叉过敏反应。

【剂型及规格】 片剂:每片 10 mg;25 mg;50 mg。

案例分析

某患者患急性肾炎,给予呋塞米 40 mg 静脉注射,每日 2 次。患者尿量增加、水肿减轻,但 5 d 后出现低血钾并伴有低血钠、低血氯。

分析:

该患者出现电解质紊乱主要原因是较长时间使用呋塞米引起的。急性肾炎常有少尿、水肿等表现,可给予利尿药呋塞米或氢氯噻嗪等治疗,但长期应用呋塞米可导致低血钾、低血钠、低血氯等,药效也会降低。应用呋塞米期间应注意监测血解质,特别是血钾,最好间歇用药,停用数天后再用效果更好。严重水肿伴肾功能不全可给予呋塞米治疗。若肾功能正常、水肿轻,一般给予氢氯噻嗪治疗。

三、弱效利尿药

螺内酯 Spironolactone

【药理作用及临床作用】 本品本身无明显药理活性,需经肝脏代谢为有活性的坎利酮后发挥作用,起效缓慢。其代谢产物坎利酮与醛固酮结构相似,可竞争性与醛固酮受体结合,抑制 Na^+-K^+ 交换,产生排钠保钾的抗醛固酮利尿作用。临床主要用于伴有醛固酮增高的顽固性水肿,如肝硬化腹水,充血性心力衰竭和肾病综合征水肿。螺内酯利尿作用弱,常与其他中效、强效利尿药合用以提高疗效。

【不良反应】 久用可引起高钾血症,严重肾功能不全和高血钾倾向者禁用。还可见消化道功能紊乱,溃疡患者禁用。有性激素样副作用,可引起男子乳房发育,妇女多毛症等。

【剂型及规格】 片剂:20 mg。胶囊:每粒 20 mg。

氨苯蝶啶(triamterene)和阿米洛利(amiloride)虽然化学结构与螺内酯不同,但药理作用相似,均作用于远曲小管和集合管,直接抑制 Na^+ 的重吸收及促进 K^+ 的分泌,产生排钠保钾的利尿作用。常与中效或强效利尿药合用,治疗肝硬化腹水或其他顽固性水肿,以增强利尿效果,防止低血钾。氨苯蝶啶促进尿酸排泄,适用于痛风患者。常见恶心、呕吐等消化系统症状,长期服用易致高钾血症,肾功能不全、糖尿病患者更易发生。有高血钾倾向者禁用,高血压,充血性心力衰竭,糖尿病,严重肝、肾功能不全患者及孕妇慎用。服药期间多数患者可出现淡蓝色荧光尿。

难点释疑

临床上常将弱效利尿药与强效利尿药或中效利尿药合用。这是因为弱效利尿药作用弱,久用可引起高钾血症,所以常与其他中效、强效利尿药合用以增强利尿作用,调节血钾平衡,提高疗效。

利尿药与ACEＩ合用,降压疗效增强,并减少噻嗪类利尿药引起的低血钾;噻嗪类利尿药引起肾素活性增高和血管紧张素Ⅱ生成增加,而ACEＩ可减少血管紧张素Ⅱ生成,尤其适用于高肾素性高血压;两药合用时,ACEＩ用量应减少。呋塞米与卡托普利合用时,呋塞米的作用明显受到抑制。先用利尿药再加用钙通道阻滞药,降压效应增强。

四、渗透性利尿药

渗透性利尿药又称脱水药,为低分子量非盐类物质。静脉注射,体内不被代谢,迅速提高血浆渗透压,促进组织中水分进入血液,使组织脱水;经肾小球滤过而不被肾小管重吸收,产生渗透性利尿作用。主要用于治疗脑水肿、青光眼及预防急性肾衰竭。甘露醇、山梨醇、葡萄糖等都是这类性质的药物,见表5-13。

表 5-13　常用的渗透性利尿药

药物名称	用　途
甘露醇 Mannitol	对脑、眼有屏障功能的组织脱水作用明显,是降低颅压安全有效的首选药。用于青光眼可降低眼内压及减少房水量。还可用于急性肾衰竭早期,可扩张肾血管,增加肾血流量,提高肾小球滤过率,以维持足够的尿流量,防止肾小管萎缩、坏死
山梨醇 sorbitol	是甘露醇的同分异构体,其作用、用途与甘露醇相似,因进入体内后部分在肝内转化为果糖,故作用减弱
50%的高渗葡萄糖 glucose	静脉注射有脱水及利尿作用。但因葡萄糖部分在体内转运到组织中被代谢,故作用弱、维持时间短。一般与甘露醇合用治疗脑水肿

点滴积累

1.利尿药根据其效能和作用部位可分为3类,即强效利尿药(代表性药物呋塞米)、中效利尿药(代表药物氢氯噻嗪)和弱效利尿药(代表药物螺内酯)。

2.典型利尿药的记忆可与药物的作用部位和分类相结合。因肾小管各段的不同部位对钠重吸收不同，故作用于不同部位的利尿药排钠量有别，即利尿强度不同，而作用于同一部位的利尿药有着相同强度的作用。

3.呋塞米在临床上主要用于治疗急性肺水肿和脑水肿，不良反应有水电解质紊乱、耳毒性、诱发痛风。氢氯噻嗪主要用于治疗心源性水肿、肾性水肿和高血压，不良反应有电解质紊乱、高血氨、高尿酸血症、高血糖。螺内酯主要用于伴有醛固酮增高的顽固性水肿，如肝硬化腹水、充血性心力衰竭和肾病综合征水肿，不良反应有高血脂、消化道功能紊乱、性激素样副作用。

第五节　组胺 H_1 受体拮抗药物

组胺是广泛存在于人体组织的自身活性物质，由组胺酸经组胺酸脱羧酶催化脱羧而形成，化学结构为 β-氨基乙基咪唑。人体组织中的组胺主要存在于肥大细胞及嗜碱性粒细胞中，物理或化学等刺激能使肥大细胞脱颗粒，导致组胺释放。

组胺与靶细胞上特异受体结合，产生生物效应。组胺受体有 H_1、H_2、H_3 三种亚型。其中，H_2 受体拮抗药已在本章第一节中介绍，而 H_3 受体拮抗药的应用尚在研究中，本节只限于讨论 H_1 受体拮抗药。组胺受体分布及效应见表 5-14。

表 5-14　组胺受体分布及效应表

受体	分布	效应	拮抗剂
H_1	支气管、胃肠、子宫平滑肌	支气管平滑肌收缩可致呼吸困难；胃肠和子宫平滑肌收缩引起痉挛性腹痛	苯海拉明 异丙嗪
	皮肤血管、毛细血管	血管扩张，通透性增高，渗出增加，引起水肿	氯苯那敏 阿司咪唑
	心房、房室结	收缩力增加，心率加快；传导变慢	
	中枢	觉醒反应，刺激神经末梢引起痛和痒	
H_2	胃壁细胞	胃液(酸)分泌增加	西咪替丁
	血管	舒张	雷尼替丁
	心室、窦房结	收缩加强、心率变快	法莫替丁

知识链接

变态反应性疾病

变态反应又称超敏反应,是指已被抗原致敏的机体再次接受相同抗原刺激时,发生的以组织损伤(或)功能障碍为主的病理性免疫反应。变态反应一般分为4种类型:Ⅰ型变态反应是最常见的一种类型,主要表现为平滑肌痉挛、血管扩张、毛细血管通透性增加、腺体分泌增加、受累器官的功能障碍等,其发生机体与组胺及其H₁受体密切相关。常见的疾病有过敏性鼻炎、荨麻疹、支气管哮喘、过敏性休克等。Ⅱ型变态反应常见的疾病有输血反应、新生儿溶血症、免疫性血细胞减少症、风湿性心肌炎、甲状腺功能亢进等。Ⅲ型变态反应常见的疾病有类Arthus反应、类风湿性关节炎、血清病、感染后继发的肾小球肾炎、系统性红斑狼疮等。Ⅳ型变态反应常见的疾病有传染性变态反应(胞内微生物感染)、接触性皮炎,其他如移植排斥反应、甲状腺炎、多发性神经炎、变态反应性脑脊髓炎等。

按其化学结构,可将目前临床应用的H₁受体拮抗药大致分成7类:乙二胺类(代表药物曲吡那敏),氨基醚类(代表药物苯海拉明),哌嗪类(代表药物布可立嗪、第二代西替利嗪),哌啶类(代表药物赛庚啶、第二代左卡巴斯汀),丙胺类(代表药物氯苯那敏、第二代阿伐斯汀),吩噻嗪类(代表药物异丙嗪),苯并咪唑胺类(代表药物阿司咪唑等)。常用第一代H₁受体拮抗药结构和作用比较见表5-15。

表5-15　常见第一代H₁受体拮抗药代表性药物结构和作用

分　类	药物名称	H₁受体阻断	中枢抑制	抗晕指数	抗胆碱	主要作用
乙二胺类	曲吡那敏 pyribenzamine	++	++			皮肤黏膜过敏
氨基醚类	苯海拉明 diphenhydrmine	++	+++	++	+++	皮肤黏膜过敏、晕动症
哌嗪类	布可立嗪 buclizine	++	+	+++	+	防晕止吐
哌啶类	赛庚啶 cyproheptadine	+++	++		++	过敏、偏头痛
丙胺类	氯苯那敏 chlorpheniramine	+++	+	+	++	皮肤黏膜过敏
吩噻嗪类	异丙嗪 promethazine	+++	+++	++	+++	皮肤黏膜过敏、晕动症
苯并咪唑胺类	阿司咪唑 astemizole	+++	−			皮肤黏膜过敏

注:+++ 强效,++ 中效,+ 弱效,− 无效。

苯海拉明 Diphenhydramine

【药理作用及临床应用】 能对抗或减弱组胺对血管、胃肠和支气管平滑肌的作用,对中枢神经系统有较强的抑制作用。适用于皮肤黏膜的过敏性疾病。此外尚可用于乘船、乘车引起的恶心、呕吐。

【不良反应】 常见嗜睡、头晕、困倦、乏力等不良反应,还可引起口干、腹泻、视物模糊、便秘等消化道症状。

【剂型及规格】 片剂:每片 25 mg。注射液:每支 20 mg(1 mL)。

氯苯那敏 Chlorphenamine

【药理作用及临床应用】 本品抗组胺作用强而持久,对中枢作用轻,嗜睡的副作用较小。临床主要用于过敏性皮炎、皮肤黏膜炎过敏、药物或食物等过敏性疾病。

【不良反应】 嗜睡、多尿、口渴等。

【剂型及规格】 片剂:每片 4 mg。注射液:每支 10 mg(1 mL);20 mg(2 mL)。滴丸:每枚 2 mg;4 mg。

赛庚啶 Cyproheptadine

【药理作用及临产用途】 其 H_1 受体拮抗作用较氯苯那敏、异丙嗪强,并具有轻、中度的抗 5-羟色胺作用以及抗胆碱作用。此外尚有刺激食欲的作用。可用于荨麻疹、湿疹、过敏性和接触性皮炎、皮肤瘙痒、鼻炎、偏头痛、支气管哮喘等。

【不良反应】 有嗜睡、口干、乏力、头晕、恶心或食欲增强等。孕期及哺乳期孕妇慎用,机动车驾驶员、高空作业者慎用,2 岁以下儿童及虚弱老人不推荐使用,青光眼患者忌用。

【剂型及规格】 片剂:每片 2 mg。

常用第二代 H_1 受体拮抗药代表药物比较见表 5-16。

表 5-16　常用第二代 H_1 受体拮抗药代表药物

药物名称	用途、主要不良反应
西替利嗪 Cetirizine	用途:为选择性组胺 H_1 受体拮抗药,有高效、长效、低毒、非镇静性的特点。临床用于季节性和常年的过敏性鼻炎、季节性结膜炎及由过敏引起的皮肤瘙痒和荨麻疹 主要不良反应:较少,偶见焦虑、口干、嗜睡或头痛。孕期及哺乳期妇女尽量避免使用。12 岁以下儿童不推荐使用。对本产品过敏者禁用
咪唑斯汀 mizolastine	用途:本品为第二代组胺 H_1 受体拮抗药,是强效、长效、高效特异性和选择性的 H_1 受体拮抗药,同时能有效抑制活化的肥大细胞的趋化作用,具有抗炎活性。在抗组胺剂量下无镇静作用和抗胆碱作用。临床用于季节性和常年性过敏鼻炎、花粉症及荨麻疹等皮肤过敏症状 主要不良反应:个别患者出现头痛、乏力、口干、胃肠功能紊乱(腹泻或消化不良)、低血压、焦虑、抑郁等

🔬 **案例分析**

某患者患过敏性紫癜,给予阿司咪唑 10 mg 口服,每日 1 次;维生素 C10 g 和葡萄糖酸钙 20 mL 加入 10% 葡萄糖注射液,静脉滴注,每日 1 次;泼尼松 30 mg 口服,每日 1 次,经治疗后好转。

分析:

这种用药方法是正确的。过敏性紫癜是临床常见的血管变态反应性疾病,常表现为毛细血管脆性和通透性增加、血液外渗,导致皮肤、黏膜及某些器官出血。治疗时选用 H_1 受体阻断药、维生素 C、葡萄糖酸钙等起到改善血管通透性、抗过敏反应的作用;选用糖皮质激素可抑制抗原-抗体反应、减轻炎症渗出、改善血管通透性,疗程一般不超过 30 d;病情较重的可配合使用免疫抑制药。

第一代 H_1 受体拮抗药:①尽可能避免与复方感冒制剂同时使用,因为许多复方感冒制剂含有此类药成分;②避免与对中枢神经系统有抑制作用的饮品(如酒)、镇静催眠药(如地西泮)、抗精神失常药(如氯丙嗪)同时使用,否则有可能引起头昏、全身乏力、运动失调、视力模糊、复视等中枢神经过度抑制症状,儿童、体弱患者尤易发生;③避免与抗胆碱药(如阿托品)、三环类抗抑郁药(如阿米替林)同时使用,否则可出现口渴、便秘、排尿困难、青光眼症状加重、记忆功能障碍等副作用。

第二代 H_1 受体拮抗药:①禁止与大环内酯类抗生素(如红霉素、阿奇霉素、罗红霉素、克拉霉素)、唑类抗真菌药(如酮康唑、伊曲康唑、氟康唑)一同使用,否则可引起本类药物血药浓度升高,导致室性心律失常,甚至猝死;②避免与抗心律失常药(如奎尼丁)、钙通道阻滞药(如普尼拉明)、镇静催眠药(如水合氯醛)等合用,否则可增加发生心律失常的危险。

🔬 **点滴积累**

1.肥大细胞、嗜碱性粒细胞等释放的组胺与其靶细胞上的组胺受体(有 H_1、H_2、H_3 三种亚型)结合,产生生物效应(其与 H_1 受体结合引起支气管、胃肠平滑肌收缩,血管通透性增高、渗出增加等)。

2.H_1 受体拮抗药与组胺有相似的结构,可通过竞争性地与组胺受体结合阻断组胺的生物效应,在临床上主要治疗皮肤黏膜过敏性疾病以及防晕止吐等,得到了广泛应用。多数 H_1 受体拮抗药有相似的药理作用和临床应用。

3.H_1 受体拮抗药已经有许多第二代新产品,如咪唑斯汀、西替利嗪、左卡巴斯汀等。第二代比第一代最大的优点就是无明显中枢抑制作用和抗胆碱不良反应。

4.H_1 受体拮抗药的分类和药物作用比较复杂,首先要从分类入手掌握药物的结构特点,再从药物化学结构入手记忆药物的名称,理解药物的理化性质,推测类似结构药物的稳定性和鉴别方法。

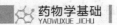

第六节 糖尿病治疗药物

糖尿病是由胰岛素分泌绝对或相对不足,或靶组织细胞对胰岛素敏感性降低而引起的糖、蛋白质、脂肪等代谢紊乱性全身性疾病。临床以高血糖为主要表现,进而引起尿糖、多食、多饮、多尿等症状。随病情发展,合并心血管、肾、眼底和神经系统病变、感染及结核。急性并发症有糖尿病酮症酸中毒、高渗性高血糖昏迷等。

糖尿病必须采取综合治疗,目的是控制患者的高血糖和纠正代谢紊乱,缓解或消除糖尿病症状,防止或延缓并发症的出现。在饮食和运动治疗法的基础上,根据病情选用胰岛素或口服降血糖等治疗药物。

一、胰岛素

胰岛素是胰腺的胰岛 B 细胞分泌的,由 A、B 两条多肽链组成的小分子蛋白质。药用胰岛素目前已应用重组 DNA 技术,将人胰岛素基因引入大肠杆菌,因其纯化产品与人胰岛素无区别,故称人胰岛素。

的结构。1965 年,我国学者首先合成具有生物活性的牛胰岛素结晶,开辟了人工合成蛋白质的途径。近 20 年来,已可以利用基因重组技术合成人胰岛素。

【药理作用及临床用途】　促进血液循环中的葡萄糖进入肝细胞、肌细胞、脂肪细胞及其他组织细胞合成糖原,使血糖降低,促进脂肪及蛋白质的合成。主要用于糖尿病,特别是胰岛素依赖型糖尿病:①重型、消瘦、营养不良者;②轻、中型经饮食控制和口服降血糖药治疗无效者;③合并严重代谢紊乱(如酮症酸中毒、高渗性昏迷或乳酸酸中毒)、重度感染、消耗性疾病(如肺结核、肝硬化)和进行性视网膜、肾、神经等病变以及急性心肌梗死、脑血管意外者;④合并妊娠、分娩及大手术者,也可用于纠正细胞内缺钾。

胰岛素口服无效,易被消化酶破坏,需以皮下注射、胰岛素泵、吸入胰岛素等方式给药。

案例分析

胰岛素属于小分子蛋白质,皮下注射吸收快、作用时间短、稳定性差。

分析:

胰岛素因含酸性氨基酸多,pH 值为 5.3~5.8,在体液偏碱条件下易吸收。蛋白质在等电点时溶解度最低,为延长胰岛素作用时间,将精蛋白、珠蛋白等碱性蛋白质加入其中,使其等电点提高到 7.3,接近体液 pH 值,降低其溶解度,沉淀于注射部位后再缓慢吸收,作用维持时间延长。再加入微量锌,提高其稳定性。

【不良反应】　常见胰岛素不良反应为过量引起,严重时出现低血糖昏迷、休克。此外,注射局部可出现红斑、瘙痒、肿胀,还可以出现荨麻疹、血管神经性水肿,偶有过敏性休克,可用 H_1 受体阻断药及糖皮质激素治疗。

【剂型及规格】　普通(正规)胰岛素注射液:10 mL:400U;10 mL:800U。精蛋白锌胰岛素:10 mL:400U;10 mL:800U。密闭,在冷处保存,避免冷冻。

胰岛素与普萘洛尔合用有协同降糖作用,同时掩盖低血糖症状,应慎用;胰岛素与双胍类、促胰岛素分泌剂、α-葡萄糖苷酶抑制剂、血管紧张素抑制剂、水杨酸盐等合用有协同降糖作用,应调整剂量。

知识链接

糖尿病的类型

WHO 推荐将糖尿病分为 4 种类型:1 型糖尿病(胰岛素依赖型,IDDM):自主免疫反应损害胰腺的胰岛 B 细胞,胰岛素分泌绝对不足,必须依赖外源性胰岛素,口服降血糖药无效。可发生在任何年龄,但多见于青少年。2 型糖尿病(非胰岛素依赖型,NIDDM):与正常细胞受体结合减少,胰岛素相对缺乏。多数口服降血糖药能控制病情,少数需要胰岛素治疗。可发生在任何年龄,但多见于中老年。此外,还有妊娠糖尿病和其他类型糖尿病。

二、口服降血糖药

常用口服降血糖药物分为3类:①促胰岛素分泌药:包括磺酰脲类(代表药物格列本脲、格列齐特)和非磺酰脲类(代表药物瑞格列奈);②胰岛素增敏剂:包括噻唑烷二酮类化合物(罗格列酮、吡格列酮)和双胍类(二甲双胍);③α-葡萄糖苷酶抑制药(阿卡波糖)。常用的口服降血糖药物见表5-17。

表 5-17　常用的口服降血糖药物

分　类		药物名称	用途、主要不良反应
促胰岛素分泌药	磺酰脲类	格列齐特 gliclazide	用途:属第二代磺酰脲类降糖药,适用于2型糖尿病且单用饮食控制不好者以及老年患者,尤其是合并微血管病变者 主要不良反应:大多数患者对本品耐受良好,不良反应少,少数患者出现的副作用是胃肠道症状,如腹痛、恶心,以及头晕与皮疹,较少发生低血糖。对磺胺类过敏者不宜使用
	非磺酰脲类	瑞格列奈 repaglinide	用途:用于2型糖尿病非药物治疗无效或餐后血糖控制不好的患者,与二甲双胍合用效果更好 主要不良反应:偶有胃肠不适等消化道反应,低血糖发生少
胰岛素增敏药	双胍类	二甲双胍 metformine	用途:降低肝脏葡萄糖的输出和在小肠的吸收,抑制肝糖原异生而降低血糖。临床主要用于超重和肥胖性2型糖尿病患者以及动脉粥样硬化等血管病变者,也用于1型糖尿病患者 主要不良反应:可见胃肠道反应恶心、腹痛、腹泻等消化道症状。过量时可能蓄积,出现乳酸酸中毒
	噻唑烷二酮类化合物	罗格列酮 rosiglitazone	用途:属于噻唑烷二酮类化合物,临床主要用于胰岛素及其他降血糖药疗效不理想的糖尿病患者,对并发心血管疾病的2型糖尿病患者也是首选药之一,可单用,也可与胰岛素、磺酰脲类药物合用 主要不良反应:常见的有水肿、体重增加,此外可见头痛、肌肉和骨骼痛、嗜睡及胃肠反应
		吡格列酮 pioglitazone	用途:属于噻唑烷二酮类化合物,可改善胰岛素敏感性,提高细胞对胰岛素的反应,并改善患者的血糖、血脂平衡障碍。适用于非胰岛素依赖型糖尿病 主要不良反应:有头痛、骨骼肌痛及诱发上呼吸道感染
α-葡萄糖苷酶抑制药		阿卡波糖 acarbose	用途:竞争抑制葡萄糖苷酸,从而影响小肠中淀粉、蔗糖、糊精等水解速度,延缓碳水化合物的吸收,使饭后高血糖降低。临床主要用于2型糖尿病,也适用于各型糖尿病,尤其老年患者及餐后明显高血糖者 主要不良反应:可见嗳气、腹胀、腹泻等胃肠道反应,胃肠溃疡患者禁用。应在进食开始时服药

α-葡萄糖苷酸抑制剂与磺酰脲类、双胍类、胰岛素合用时,磺酰脲类与水杨酸类、吲哚美辛、青霉素、双香豆素、磺胺药合用时,可能出现低血糖,应减少剂量。

点滴积累

1.糖尿病治疗药物主要包括胰岛素和口服降血糖药物两大类。胰岛素使用有其严格适应证,主要用于胰岛素依赖型糖尿病,不良反应为过量引起的低血糖反应,严重时出现低血糖昏迷、休克。口服降血糖药物主要包括促胰岛素分泌药、胰岛素增敏剂、α-葡萄糖苷酸酶抑制药。近年来,此类药物研制出许多新品种,降糖效果可靠,低血糖等不良反应少。

2.糖尿病治疗药物分类较为复杂,要在熟悉其典型药物基本结构基础上理解掌握此类药物的理化性质、药理作用、作用机制、临床应用、不良反应等。例如,磺酰脲类降糖药物均为芳香磺酰脲取代物,虽然其取代基有所不同,但药理作用机制都很相似。

3.糖尿病的所有临床表现其根源在于"高血糖",对不同类型的糖尿病患者选择的治疗药物可能不同,其目的都是控制血糖平稳,既不能高也不能低,有效预防治疗糖尿病并发症。

第七节 甲状腺功能亢进治疗药物

一、概述

甲状腺功能亢进(简称甲亢),是由多种原因引起的甲状腺激素分泌过多,导致体内细胞氧化过程加速、代谢紊乱的一组疾病。临床主要表现为高代谢综合征、甲状腺肿大、部分患者合并突眼征,少数患者并发甲状腺危象。

难点释疑

什么是甲状腺危象?

甲状腺危象是指甲状腺功能亢进的少数患者因感冒、感染、手术、创伤、精神刺激等诱发因素导致大量三碘甲状腺原氨酸(T_3)、甲状腺素(T_4)突然释放入血,引起患者烦躁、高热、大汗、恶心、呕吐、心动过速,严重者可能有水、电解质紊乱,心力衰竭,休克及昏迷,甚至死亡的现象,必须及时抢救。

甲亢的治疗包括手术治疗和甲状腺药物治疗,手术治疗的目的是通过破坏甲状腺组织而减少甲状腺激素的产生;抗甲状腺药物治疗是通过抑制甲状腺的分泌而减少甲状腺激素的产生,达到控制症状、促进甲状腺功能恢复的目的。本节主要介绍甲亢的药物治疗。

🔖 **知识链接**

甲状腺激素

甲状腺激素为碘化酪氨酸的衍生物,包括甲状腺素(T_4)和三碘甲状腺原氨酸(T_3)。甲状腺素在维持机体正常能量代谢、物质代谢、产热、促进脑和骨的生长发育、提高神经系统兴奋性和交感神经敏感性等方面有非常重要的作用。

甲亢时甲状腺激素分泌增多,对糖、蛋白质、脂肪的分解代谢增强,患者常感饥饿,食欲旺盛,身体明显消瘦,同时出现乏力、焦虑、怕热多汗、心悸手抖、女性月经失调等高代谢综合征。

克汀病是由胚胎或婴、幼儿时期缺乏碘或甲状腺激素而导致智力低下、身材矮小。

二、常用的甲状腺功能亢进治疗药物

常用的甲亢治疗药物主要有 4 类:①硫脲类:可分为硫氧嘧啶类,包括甲硫氧嘧啶(methylthiouracil)和丙硫氧嘧啶(propylthiouracil);咪唑类,包括甲巯咪唑(thiamazole)和卡比马唑(carbimazole);②碘及碘化物;③放射性碘;④β 受体阻断药。常用的甲亢治疗药物分类及代表药物作用比较见表 5-18。

表 5-18　常用的甲亢治疗药物分类及代表药物作用比较

分类	药物名称	用途、主要不良反应
硫氧嘧啶类	丙硫氧嘧啶 propylthiouracil,PTC	用途:抑制甲状腺激素的合成,抑制外周组织的 T_4 转化为活性更强的 T_3。临床用于甲亢的内科治疗,开始给予大剂量,病情得到控制后药量递减至维持量,疗程 1~2 年。此外可用于甲亢术前准备,也是甲状腺危象治疗的首选药 主要不良反应:过敏反应常见,严重不良反应为粒细胞缺乏症,此外还有消化道反应和诱发甲状腺肿
咪唑类	甲巯咪唑 Thiamazole	用途:抑制甲状腺激素的合成,用于甲亢的内科治疗和术前准备 主要不良反应:同丙硫氧嘧啶
	卡比马唑 carbinmazole	用途:甲巯咪唑的衍生物,在体内转化为甲巯咪唑发挥抗甲状腺的作用,临床应用同丙硫氧嘧啶 主要不良反应:同丙硫氧嘧啶

续表

分类	药物名称	用途、主要不良反应
碘及碘化物	碘化钾 碘化钠 复方碘溶液	用途:小剂量参与甲状腺激素的合成,临床用于防治单纯性甲状腺肿。大剂量主要抑制甲状腺激素的释放,临床用于甲亢术前准备和甲状腺危象的治疗。但不能单独使用,需同时服用硫脲类药物 主要不良反应:有急性反应如血管神经性水肿,慢性碘中毒和诱发甲亢
放射性碘	^{131}I	用途:甲状取碘^{131}I迅速高效^{131}I进入甲状腺组织后释放 β 射线破坏甲状腺实质起到抗甲状腺作用,临床用于不宜手术或术后复发及硫脲类无效或过敏患者;^{131}I进入甲状腺组织后还释放 γ 射线,利用这一点可用于甲状腺功能检查 主要不良反应:甲状腺功能低下等
β受体阻断药	普萘洛尔 propranolol	用途:通过阻断外周和中枢 β 肾上腺素受体,起到降低心率、减轻忧虑的作用。是甲亢、甲状腺危象、甲亢术前准备的重要辅助治疗药物,与硫脲类药物合用效果更好 主要不良反应:参看第三章第五节中的 β 受体阻断药

案例分析

某患者患重症甲亢,医生给予丙硫氧嘧啶、普萘诺尔治疗近 2 个月后患者出现乏力、食欲缺乏、全身皮肤及巩膜黄染,肝功能检查明显异常。停用丙硫氧嘧啶,并加用保肝药,黄疸逐渐消退,肝功能恢复正常。行^{131}I治疗,甲亢症状缓解出院。

分析:

患者是重症甲亢,医生用药符合治疗原则。出现乏力、食欲缺乏、全身皮肤及巩膜黄染、肝功能异常可能是丙硫氧嘧啶所致的药物性肝炎。停用丙硫氧嘧啶,加强保肝治疗,待肝功能恢复后再选择^{131}I治疗是正确的处理方法。

碘剂可明显延缓硫胺类起效时间,两类药物尽量不要同用;另外,磺胺类药物、对氨基水杨酸、巴比妥类、酚妥拉明、维生素 B_{12} 等可增强硫胺类抗甲状腺作用,合用时应特别注意。

点滴积累

1.甲状腺功能亢进治疗药物主要分为硫脲类、碘及碘化物、放射性碘、β 受体阻断药 4 类。学习记忆这些药物的分类,关键要从其药理作用入手。硫脲类主要抑制甲状腺激素的合成,大剂量碘化物主要抑制甲状腺激素的释放,^{131}I通过破坏甲状腺组织发挥作用,β 受体阻断药抑制交感神经活性起到辅助治疗的作用。

2.硫脲类(甲硫氧嘧啶和丙硫氧嘧啶)治疗甲亢,疗程一定要足够长,一般为 1~2 年,疗程过短,甲亢容易复发。

3.大剂量碘化物治疗甲亢应严格掌握适应证。

目标检测

一、单项选择题

1.西咪替丁属于( )。

A.H_1受体拮抗药   B.H_2受体拮抗药

C.M_1受体拮抗药   D.质子泵抑制药

2.组胺 H_2受体拮抗药主要用于( )。

A.抗溃疡   B.抗过敏   C.抗高血压   D.解痉

3.属于质子泵抑制药的是( )。

A.苯海拉明   B.法莫替丁   C.奥美拉唑   D.西替利嗪

4.沙丁胺醇防治支气管哮喘是由于( )。

A.激动 β_1受体   B.激动 β_2受体

C.激动 M 受体   D.激动 N 受体

5.色甘酸钠用于支气管哮喘的机制是( )。

A.选择性激动 β_2受体   B.抑制磷酸二酯酶,减少细胞内 cAMP 降解

C.稳定肥大细胞膜   D.增强支气管平滑肌 β_2受体反应性

6.肝素过量中毒的特效解救药是( )。

A.维生素 K   B.鱼精蛋白   C.钙剂   D.以上均是

7.呋塞米利尿作用的部位为( )。

A.髓袢升支粗段皮质部   B.髓袢升支粗段髓质部

C.髓袢升支粗段髓质部和皮质部   D.远曲小管和集合管

8.呋塞米不宜与哪种药物合用? ( )

A.β-内酰胺类   B.氨基苷类   C.螺内酯   D.甘露醇

9.氨茶碱治疗支气管哮喘的机制是( )。

A.选择性激动 β_2受体   B.抑制磷酸二酯酶,减少细胞内 cAMP 降解

C.稳定肥大细胞膜   D.增强支气管平滑肌 β_2受体反应性

二、多项选择题

1.口服 $MgSO_4$可产生( )。

A.抗惊厥作用   B.利胆作用

C.导泻作用   D.降压作用

E.镇痛作用

2.平喘药主要包括以下哪几类药? ( )

A.肾上腺素受体激动药   B.茶碱类药

C.肾上腺皮质激素类药　　　　　　　D.肥大细胞膜稳定药

E.M 受体阻断药

3.祛痰药包括以下哪几种？（　　　　）

A.恶心性祛痰药　　　　　　　　　　B.黏痰溶解药

C.M 受体阻断药　　　　　　　　　　D.肥大细胞膜稳定药

E.肾上腺皮质激素类药

4.H_1 受体拮抗药常用的临床用途有（　　　　）。

A.防治晕动药　　　　　　　　　　　B.妊娠呕吐、放射病呕吐

C.变态反应性疾病　　　　　　　　　D.过敏性休克

E.血管神经性水肿

5.临床常用的 H_1 受体拮抗药有（　　　　）。

A.苯海拉明　　　　　　　　　　　　B.异丙嗪

C.氯苯那敏　　　　　　　　　　　　D.阿司咪唑

E.格列齐特

6.有利于铁剂吸收的因素有（　　　　）。

A.胃酸、维生素 C　　　　　　　　　B.茶叶

C.多钙、多磷酸饮食　　　　　　　　D.果糖、半胱氨酸

E.四环素

7.临床常用的口服降血糖药有（　　　　）。

A.胰岛素　　　　　　　　　　　　　B.α-葡萄糖苷酶抑制药

C.氯磺丙脲　　　　　　　　　　　　D.双胍类

E.格列齐特

8.下列哪几种属于中枢性镇咳药？（　　　　）

A.氨茶碱　　　　　　　　　　　　　B.可待因

C.喷托维林　　　　　　　　　　　　D.苯佐那酯

E.溴己新

三、简答题

1.组胺 H_1 受体拮抗分几类？请指出每类的代表药物。

2.螺内酯是什么类型的药物？以螺内酯为例说明其药理、作用特点。

3.抗消化性溃疡药分几类？西咪替丁与奥美拉唑的区别是什么？

第六章　解热镇痛抗炎抗风湿药物

解热镇痛抗炎抗风湿药是当今世界各国用量最大的一类以非处方药为主的药物,我国大约每天有 500 万人使用这类药物。这类药物应用广泛、使用方便,加之人口老龄化日显突出,其用量逐年增加。

第一节　概　述

一、解热镇痛抗炎抗风湿药的作用机制

解热镇痛抗炎抗风湿药也称为非甾体抗炎药(NSAIDs),具有解热、镇痛及抗炎抗风湿作用,在临床上主要用于抗炎、抗风湿、退热和缓解慢性疼痛。其中有些药物更多地用于退热和止痛,也常称为解热镇痛药。

🔖 知识链接

抗炎药

抗炎药是指用于治疗组织受到损伤后所发生的炎症反应的药物。抗炎药有两大类:一类是甾体抗炎药;另一类是非甾体抗炎药。糖皮质激素类是甾体抗炎药(SAIDs),但其不良反应多,患者耐受性较差,应用受到限制。非甾体抗炎药在抗感染治疗上使用更加广泛。

炎症的产生过程有多种机制,其中一种机制与花生四烯酸(AA)的代谢过程有关。AA代谢途径之一是在环氧合酶(COX)催化下氧化代谢成前列腺素(PGs)。前列腺素存在于体内各组织中,能够产生广泛而复杂的生物活性。例如,PGE_2、PGI_2 和 PGD_2 能扩张血管增加通透性,并能增强其他炎症介质的致炎作用,促进炎症发展;PGE_2 是目前已知的最强的致热物质之一,引起体温升高;前列腺素是已知的致痛物质之一,并有对疼痛的增敏作用。

解热镇痛抗炎抗风湿药的作用机制是通过抑制环氧合酶,阻断前列腺素的生物合成,

进而达到解热、镇痛、抗炎抗风湿作用。①解热作用:发热通常是由病原体感染或其他因素造成中性粒细胞或其他细胞产生并释放内热源,后者进入中枢神经系统作用于体温调节中枢,使该处前列腺素的合成和释放增多,导致体温调节点上移造成体温升高。本类药物通过抑制环氧合酶减少前列腺素的合成,使异常升高的调节点恢复至正常水平。本类药物只能降低发热患者的体温,对正常体温几乎没有影响。②镇痛作用:本类药物的镇痛机制仍未完全清楚,一般认为作用部位主要在外周神经系统。当组织受损或炎症时,局部产生或释放缓激肽、前列腺素和组胺等致痛化学物质,致痛化学物质作用于神经末梢导致疼痛。其中前列腺素除有致痛作用外,还能提高痛觉感受器对致痛物质的敏感性,对炎性疼痛起到放大作用。本类药物抑制炎症部位的前列腺素的合成,对慢性钝痛有较好的止痛效果。③抗炎和抗风湿作用:前列腺素是参与炎症反应的重要生物活性物质,能增强缓激肽等的致炎作用,尤其在炎症组织中发现有大量前列腺素的存在。

除苯胺类外,本类药物通过抑制炎症反应时的前列腺素合成,能减轻炎症的红、肿、热、痛等反应,可明显地缓解炎症的症状。

✖️ 难点释疑

环氧合酶的两种异构酶

近年来的研究发现,环氧合酶至少具有两种异构酶,即 COX-1 和 COX-2。COX-1 是原生型的酶,多参与机体的一些正常生理反应;而 COX-2 是诱生型的酶,在炎症组织中大量存在,与炎症的病理过程密切相关。选择性 COX-2 抑制剂的研究、开发及应用已成为近年来 NSAIDs 的一个研究热点。

二、药物常见的不良反应

1.胃肠道损害

胃肠道损害是解热镇痛及非甾体抗炎药最常见的不良反应。例如,水杨酸钠、吲哚美辛、阿司匹林、保泰松、甲芬那酸、吡罗昔康等都可以引起消化不良、黏膜糜烂、胃及十二指肠溃疡出血,严重者可致穿孔。不能耐受解热镇痛及非甾体抗炎药或大剂量使用者、年老、有胃肠出血时、溃疡史,或同时使用糖皮质激素、抗凝血药均是造成胃肠道损害的危险因素。

2.肾损害

解热镇痛及非甾体抗炎药引起肾损害的表现为急性肾功能不全、间质性肾炎、肾乳头坏死及水钠潴留、高血钾等。例如,布洛芬、萘普生可致肾病综合征,酮洛芬可致膜性肾病,吲哚美辛可致肾衰竭和水肿。

3.心脑血管损害

选择性 COX-2 抑制剂如塞来昔布、罗非昔布等,在临床使用中都表现出可能增加使用者心血管疾病发生率的倾向。

4.其他不良反应

多数解热镇痛及非甾体抗炎药可抑制血小板聚集,使出血时间延长,还可能引起头痛、头晕、耳鸣、视神经炎等中枢神经系统疾病。有报道称会造成肝损伤等。

解热镇痛及非甾体抗炎药不良反应的预防:①尽可能避免大剂量长期应用;②发现药物致消化性溃疡或出血、肾损害等应及时停药,并积极治疗并发症;③尽量避免和减少各种危险因素对用药的影响,如既往有溃疡病、高血压等疾病或同时使用利尿剂、皮质激素、氨基苷类抗生素等;④老年人一般应从小剂量开始;⑤合理选用不良反应小的品种和剂型,如肠溶阿司匹林或肠溶萘普生对胃肠道的损伤比常规制剂小,可用其肠溶制剂代替常规制剂;⑥加用胃黏膜保护剂以减少药物对胃肠道的损害,如米索前列醇具有抗分泌及胃黏膜保护作用,能减少药物对胃及十二指肠的损伤。

第二节　常见的解热镇痛及抗炎抗风湿药

解热镇痛及抗炎抗风湿药从化学结构上主要可分为水杨酸类、苯胺类、吡唑酮类、邻氨基苯甲酸类、吲哚乙酸类、芳基烷酸类、1,2-苯并噻嗪类等,见表6-1。

表6-1　解热镇痛及非甾体抗炎药的分类

类　别	典型代表药物
水杨酸类	阿司匹林 aspirin
苯胺类	对乙酰氨基酚 paracetamol
吡唑酮类	羟布宗 oxyphenbutazone
邻氨基苯甲酸类	甲芬那酸 mefenamic acid 甲氯芬那酸 meclofenamic acid
吲哚乙酸类	吲哚美辛 indomethacin
芳基烷酸类	布洛芬 ibuprofen 萘普生 naproxen
苯乙酸类	双氯芬酸 diclofenac 吡罗昔康 piroxicam 美洛昔康 meloxicam

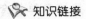 知识链接

阿司匹林的发现

阿司匹林的发现是人类长期服用柳树皮而来的。1899 年,证明阿司匹林具有治疗关节疼痛及解热的作用;1979 年,证明阿司匹林可预防血栓的形成。阿司匹林是目前临床常用的解热镇痛药物。

一、水杨酸类

阿司匹林 Aspirin

【性状】　又名乙酰水杨酸。本品为白色晶体或结晶性粉末;无臭或微带醋酸臭,味微酸。沸点为 135~140℃。在乙醇中易溶,在三氯甲烷或乙醚中微溶,在碱溶液中溶解,但同时水解。具有酸性,遇湿气即缓慢水解。

【化学性质】　本品分子中含有酯的结构,易水解生成水杨酸和醋酸。水杨酸的酚羟基易被空气氧化成醌型有色物质。碱性、光照、温度及微量铜、铁等离子可促进氧化反应进行。要注意成品的储存温度、湿度,以及制剂工艺中工艺条件的控制。

本品的碳酸钠溶液加热放冷后,与稀硫酸反应,析出白色沉淀,并发出醋酸臭气。本品的水溶液加热放冷后,与三氯化铁溶液反应,呈紫堇色。上述两点均可用于本品的鉴别。

在生产中,本品成品中可能残留未反应的水杨酸,可采用与铁盐(如三氯化铁试液)产生紫堇色检查其存在。本反应可以作为中间体质量控制的方法。

本品结构中含有游离羧基,可采用直接中和滴定测定含量。操作过程为防止水解,温度不要超过 10 ℃。

【药理作用及临床应用】　本品有优良的解热、镇痛、抗炎抗风湿作用。广泛用于治疗感冒引起的发热、头痛、神经痛、关节痛、急性和慢性风湿痛及类风湿痛等。为风湿热、风湿性关节炎及类风湿关节炎的首选药。此外,阿司匹林由于抑制 AA 环氧化酶的活性,因此小剂量能不可逆性抑制血小板的 COX,从而抑制血小板中血栓素 A_2(TXA_2)的合成,具有抗血栓形成和血小板凝聚的作用,可用于心血管系统疾病的预防和治疗。小剂量阿司匹林肠溶衣片防治冠状动脉血栓形成和脑血栓,减少缺血性心脏病发作和复发的危险,但大剂量阿司匹林可抑制血管内皮细胞合成前列环素(PGI_2)而促进血小板凝聚和血栓的形成,使用时应注意剂量。

案例分析

某厂阿司匹林片剂生产班组在制粒工序中,温控器失灵导致颗粒干燥温度超过工艺规程温度,干燥后出现较明显的醋酸气味。请问应如何处理?

分析:

这是由于阿司匹林含有酯的结构,在干燥中发生了水解,因此造成整批颗粒料全部报废。

【不良反应】 较常见的有恶心、呕吐、上腹部不适或疼痛、胃肠道出血或溃疡等胃肠道反应。其他还有水杨酸反应、过敏反应、阿司匹林哮喘;肝、肾功能损害、瑞夷综合征等。

胃溃疡、有出血倾向者、哮喘、慢性荨麻疹、血友病患者、妊娠期妇女禁用,青少年儿童病毒感染时慎用。

本品可以和某些碱性药物如碳酸氢钠同时服用以降低其酸性,降低胃肠道的不良反应,并能增进吸收和排泄。

【剂型及规格】 片剂:每片 0.05 g;0.1 g;0.2 g;0.3 g;0.5 g。肠溶片:每片 40 mg;0.15 g;0.3 g;0.5 g。肠溶胶囊:每粒 40 mg;0.15 g;0.3 g;0.5 g。泡腾片:每片 0.3 g;0.5 g。栓剂:每枚 0.1 g;0.3 g;0.45 g;0.5 g。散剂:0.1 g;0.5 g。

课堂活动

1.如何用最简单的方法判断阿司匹林是否发生潮解变质?

2.服用潮解变质的阿司匹林(如水解生成水杨酸)对治疗有何具体后果?

二、苯胺类

对乙酰氨基酚 Acetaminophen

【性状】 别名扑热息痛。本品为白色结晶或结晶性粉末;无臭,味微苦。沸点为 168~172 ℃。在热水或乙醇中易溶,在丙酮中溶解,在水中略溶。

【化学性质】 本品含有游离的羟基,可与三氯化铁试液反应显蓝紫色,为《中国药典》中本品的鉴别方法。

本品为芳伯胺的醋酰胺化合物,干品稳定,水溶液在 pH 值为 6 时最稳定,但在酸性或碱性条件下可发生酰胺的水解,生成对氨基苯酚(或钠盐)和醋酸(或钠盐)。在本品的制剂及储存过程中要注意防止水解。

水解生成的对氨基苯酚可与稀盐酸和亚硝酸钠发生重氮化反应生成重氮盐,再与碱性 β-萘酚偶合,生成红色偶氮化合物。为《中国药典》中本品的鉴别方法。

在合成过程中或因储存不当,本品成品中可能带有少量中间体对氨基苯酚,药典规定样品与亚硝基铁氰化钠试液作用显色后,与对乙酰氨酚对照 1 g 加对氨基苯酚 50 μg 用同一方法制成的对照液比较,颜色不得更深(0.005%)。

【药理作用及临床应用】 本品的解热镇痛作用缓和持久,为良好的解热镇痛药,但无抗炎作用,是常用的感冒药物的复方成分之一。临床主要用于发热、头痛、关节痛、风湿痛、神经痛、痛经及对阿司匹林不能耐受或过敏的患者。它的解热镇痛作用与阿司匹林相当或稍低。

【不良反应】　治疗量时不良反应较少见,偶见皮疹、畏食、恶心、呕吐或高铁血红蛋白血症、粒细胞减少等。大剂量可引起急性肝坏死。过量使用可见肾毒性、肝脏损害,甚至肝坏死及肾乳头坏死、肾衰竭等。3 岁以下儿童及新生儿因肝、肾功能发育不全,应避免使用。

【剂型及规格】　片剂:每片 0.1 g;0.3 g;0.5 g。胶囊:每粒 0.3 g。口服液:每支 0.25 g（10 mL）。栓剂:每粒 0.15 g;0.3 g;0.6 g。

其他临床常用的解热镇痛药见表 6-2。

表 6-2　其他临床常用的解热镇痛药

药物名称	用途、主要不良反应
赖氨匹林 lysine acetylsalicylate	用途:主要用于治疗多种原因引起的发热和疼痛,如上呼吸道感染引起的发热、手术后痛、癌性疼痛、风湿痛、关节痛及神经痛 主要不良反应:偶有轻微胃肠反应（如胃部不适、恶心、呕吐）及出汗等
卡巴匹林钙 Carbasalate calcium	用途:同上 主要不良反应:本品可能引起胃痛,此时应停服;可引起胃肠道出血,久服可致贫血;对阿司匹林过敏、肝功能失调、出血倾向、服用抗凝血药者禁服。拔牙前后不应立即服用本药;饮用含乙醇饮料前后忌服;出水痘、感冒幼儿慎服。孕妇、哺乳期妇女禁服
贝诺酯 benorilate	用途:为对乙酰氨基酚与阿司匹林的酯化产物,主要用于类风湿关节炎,急、慢性风湿性关节炎,风湿痛,感冒发热,头痛,神经痛及术后疼痛等 主要不良反应:可引起呕吐、胃灼热感、便秘、嗜睡及头晕等。用量过大可致耳鸣、耳聋。肝、肾功能不全、阿司匹林过敏者禁用

🔖 **课堂活动**

1.患者因感冒发热需用退热药,但其有胃溃疡病史,请问应该选用阿司匹林还是对乙酰氨酚? 为什么?

2.比较阿司匹林与对乙酰氨基酚在作用、应用及不良反应上有何明显差别,在应用上有何不同及禁忌证?

3.如何区别阿司匹林与对乙酰氨基酚?

三、吡唑酮类

羟布宗　Oxyphenbutazone

【药理作用及临床应用】　羟布宗抗炎抗风湿作用强而解热镇痛作用较弱。临床主要用于风湿性及类风湿关节炎、强直性脊柱炎。不良反应较多,现已少用。

【不良反应】 对胃肠刺激较大,并可致消化道溃疡。可引起粒细胞减少。

【剂型及规格】 片剂:每片 0.1 g。

羟布宗的同类药物及其作用特点见表 6-3。

表 6-3　羟布宗的同类药物及其作用特点

药物名称	保泰松	磺吡酮	γ-酮保泰松
作用与特点	抗炎作用较强,不良反应较多	消炎作用较弱,但具有较强的排出尿酸作用,用于治疗痛风及风湿性关节炎	作用与磺吡酮相似

四、吲哚乙酸类

吲哚美辛　Indomethacin

【药理作用及临床应用】 本品是最强的 COX 抑制剂之一。抗炎及镇痛作用强于阿司匹林。对急性风湿性关节炎、类风湿关节炎有消炎镇痛作用。对痛风性关节炎及骨关节炎疗效更佳。临床应用主要用于水杨酸类疗效不明显或不易耐受的风湿性关节炎、骨关节炎、强直性脊椎炎、癌症发热以及胆绞痛、输尿管结石引起的绞痛等。但其不良反应较严重,限制了其应用。

【不良反应】 胃肠反应可有食欲减退、恶心、腹痛;上消化道溃疡,偶可穿孔、出血;腹泻(有时因溃疡引起);可引起急性胰腺炎。中枢神经系统反应可有前额头痛、眩晕,偶有精神失常。造血系统反应可有粒细胞减少、血小板减少、再生障碍性贫血等。过敏反应常见为皮疹,严重者哮喘。本药抑制 PG 合成酶的作用强大。"阿司匹林哮喘"者禁用本药,因为本药也可发生哮喘。

【剂型及规格】 肠溶片剂:每片 25 mg。胶囊剂:每胶囊 25 mg。胶丸:每丸 25 mg。栓剂:每粒 25 mg;50 mg;100 mg。控释胶囊:每胶囊 25 mg;75 mg。乳膏剂:每支 100 mg(10 g)。

舒林酸是对吲哚美辛的结构改造后得到的衍生物,是具有亚砜结构的前体药,本身几乎无药理活性,在体内转化为硫化代谢产物后,抑制 COX 而具有较强的解热、镇痛、抗炎作用。与吲哚美辛比较,其强度不及后者的一半,但作用较持久,胃肠道不良反应比吲哚美辛小,为目前临床广泛使用的长效抗炎镇痛药。

五、邻氨基苯甲酸类

甲芬那酸　Mefenamic Acid

【性状】 又名甲灭酸或扑湿痛。本品为白色或类白色结晶性粉末;味微苦,无臭。Mp.230~231 ℃。在乙醚中略溶,在乙醇及三氯甲烷中微溶,在水中不溶。

【药理作用及临床应用】　本品是水杨酸的羟基被氨基取代的繁衍生物,具有很强的镇痛和抗炎作用,主要用于风湿性、类风湿关节炎。

【不良反应】　甲芬那酸常见的不良反应有嗜睡、眩晕、头痛、恶心、腹泻,也可发生胃溃疡和出血。偶有溶血性贫血和骨髓抑制,暂时性肝、肾功能异常。连续用药一般不应超过一周。肝、肾功能损害者及孕妇慎用。

【剂型及规格】　片剂:每片 0.2 g。

甲芬那酸还有一系列的结构类似的药物,如甲氯芬那酸(meclofenamic acid)、氯芬那酸(chlofenamic acid)及氟芬那酸(flufenamic acid)等。

六、芳基烷酸类

芳基烷酸类化合物的苯环上增加亲水性基团可使抗炎作用增强。4-异丁基苯乙酸首先用于临床,但长期大剂量服用可使谷草转氨酶升高。在 4-异丁基苯乙酸分子的醋酸的 α-碳原子上引用甲基后,其消炎镇痛作用增强,且副作用小,称为布洛芬。布洛芬是芳基烷酸类消炎镇痛药的代表。

布洛芬 Ibuprofen

【药理作用及临床应用】　本品主要作用特点与阿司匹林相似,而不良反应的发生率明显低于阿司匹林、吲哚美辛,为临床常用的解热、镇痛、抗炎药。解热、镇痛、抗炎作用强而副作用小。适用于风湿性关节炎及类风湿性关节炎、骨关节炎、强直性脊椎炎,也可用于一般性解热镇痛。代谢快,不易蓄积,更适合老年人。

【不良反应】　不良反应较轻,偶见轻度消化不良、皮疹、胃肠道溃疡及出血、氨基转移酶升高、血小板减少和视力模糊。胃与十二指肠溃疡患者慎用。

【剂型及规格】　片剂(胶囊):每片(胶囊)0.1 g;0.2 g;0.3 g。缓释胶囊:每胶囊 0.3 g。颗粒剂:每袋 0.1 g;0.2 g。干混悬剂:每瓶 1.2 g(34 g)。糖浆剂:每支 0.2 g(50 mL)。混悬剂:每瓶 2 g(100 mL)。搽剂:每瓶 2.5 g(50 mL)。栓剂:每粒 50 mg;100 mg。

自从发现布洛芬的镇痛抗炎作用后,又相继开发了许多优良的品种,如氟洛芬(flurbiprofen)、萘普生(naproxen)、非诺洛芬(fenoprofen)、酮洛芬(ketoprofen)、吡洛芬(Pirprofen)等,而且新的药物还在不断地问世。

七、苯乙酸类

双氯芬酸 Diclofenac

【药理作用及临床应用】　双氯芬酸的抗炎作用强,副作用小,是一种新型的强效消炎镇痛药。其镇痛、消炎及解热作用比吲哚美辛强 2~2.5 倍,比阿司匹林强 26~50 倍。本品剂量小,个体差异小,口服吸收迅速,排泄快,长期应用无蓄积作用。用于类风湿关节炎、神经炎、红斑狼疮及癌症、手术后疼痛,以及各种原因引起的发热。

【不良反应】 可引起腹痛、腹泻、恶心等胃肠道反应。偶尔头痛、头晕、氨基转移酶升高。少见的有肾功能下降等。

【剂型及规格】 片剂：每片 25 mg。栓剂：每粒 50 mg。注射液：每支 75 mg（2 mL）。乳胶剂：1%。

吡罗昔康 Piroxicam

【药理应用及临床应用】 别名炎痛喜康。本品抗炎作用比保泰松和萘普生强，与吲哚美辛相似；镇痛作用比布洛芬、萘普生强，与阿司匹林相似。口服吸收迅速、完全，主要特点是 $t_{1/2}$ 长，每日给药 1 次即可。临床用于治疗类风湿和风湿性关节炎、骨关节炎、强直性脊椎炎、急性肌肉骨骼疾病、术后及创伤后疼痛、急性痛风。

【不良反应】 恶心、胃痛、食欲减退及消化不良等胃肠不良反应最为常见。也可有中性粒细胞减少、嗜酸性粒细胞增多、血尿素氮增高、头晕、眩晕、耳鸣、头痛、全身无力、水肿、皮疹或瘙痒、肝功能异常、血小板减少等。对本品过敏、消化性溃疡、慢性胃病患者禁用。

【剂型及规格】 片（胶囊）剂：每片（胶囊）10 mg；20 mg。注射液：每支 20 mg（2 mL）。软膏剂：10 g：0.1 g；20 g：0.2 g。凝胶剂：10 g：50 mg；12 g：60 mg。

其他类似的药物还有舒多昔康（sudoxicam）、伊索昔康（isoxicam）和噻吩昔康（tenoxicam），抗炎作用均优于吲哚美辛。在舒多昔康的 5 位引入甲基，则得到美洛昔康（meloxicam），选择性作用于 COX-2，几无胃肠道副作用，抗炎作用较吲哚美辛强。

解热镇痛及抗炎抗风湿药在使用中应注意：①与其他同类药物合用疗效不加强，而胃肠道不良反应增加，引起出血危险的概率增加，引起肝、肾损害的可能增大；②与抗凝血药、溶栓药合用增加出血危险；③与糖皮质类激素合用增加胃肠溃疡和出血的危险；④吲哚美辛、布洛芬等药物与强心苷合用时，可使后者的血药浓度升高而增加毒性，应注意调整试剂量；⑤与呋塞米合用，本类药物抑制前列腺素的合成，减少肾血流量，能降低呋塞米的利尿作用，加重肾损害。

八、解热镇痛常用的复方制剂

解热镇痛抗炎药经常配伍使用，以增强疗效，减少不良反应。其组成一般包括解热镇痛药、收缩血管药咖啡因、抗过敏药、减轻鼻塞症状的麻黄碱、抗病毒药及镇咳药。常用复方解热镇咳药的成分见表 6-4。

表 6-4　常用复方解热镇痛药的成分

药物名称	成分与含量/(g·片⁻¹)								
	阿司匹林	非那西丁	咖啡因	氨基比林	苯巴比妥	对乙酰氨基酚	盐酸伪麻黄碱	右美沙芬	氯苯那敏
复方阿司匹林片（APC）	0.22	0.15	0.035						
去痛片（索米痛）		0.15	0.05	0.15	0.015				

续表

药物名称	成分与含量/(g·片$^{-1}$)								
	阿司匹林	非那西丁	咖啡因	氨基比林	苯巴比妥	对乙酰氨基酚	盐酸伪麻黄碱	右美沙芬	氯苯那敏
氨酚伪麻美芬片(日片)						0.5	0.03	0.015	
氨麻美敏片(夜片)						0.5	0.03	0.015	0.002

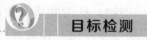 点滴积累

1.解热镇痛及抗炎抗风湿药从化学结构上主要可分为水杨酸类、苯胺类、吡唑酮类、邻氨苯甲酸类、吲哚乙酸类、芳基烷酸类、1,2-苯并噻嗪类等。

2.解热镇痛及抗炎抗风湿药物的作用机制都是抑制 COX。所有解热镇痛及抗炎抗风湿药除对乙酰氨基酚外,都具有解热、镇痛和抗炎 3 个方面的作用。

3.所有本类药物均可能有胃肠道损害、肾损害、心脑血管损害其他不良反应。

4.本类药物的化学性质包括水解及鉴别反应。

目标检测

一、单项选择题

1.在下列药物中,哪一种是芳基烷酸类非甾体抗炎药。(　　)

　　A.双氯芬酸钠　　　　　　　　　B.萘普生

　　C.阿司匹林　　　　　　　　　　D.美洛昔康

2.阿司匹林在(　　)溶液中较稳定。

　　A.强酸　　　　　B.偏酸　　　　　C.中性　　　　　D.碱性

3.以下(　　)是阿司匹林与对乙酰氨基酚所形成的酯。

　　A.吲哚美辛　　　　　　　　　　B.贝诺酯

　　C.吡罗昔康　　　　　　　　　　D.布洛芬

4.非甾体消炎药的结构类型可分为(　　)。

　　A.水杨酸类、吲哚乙酸类、芳基烷酸类、其他类

　　B.吲哚乙酸类、芳基烷酸类、吡唑酮类

　　C.吡唑酮类、邻氨基苯甲酸类、吲哚乙酸类、芳基烷酸类、苯乙酸类

　　D.吡唑酮类、邻氨基苯甲酸类、芳基烷酸类

5.阿司匹林放置后变色,原因是(　　)。

　　A.吸潮水解　　　　　　　　　　B.直接被空气氧化

　　C.吸潮水解后被空气氧化　　　　D.对光敏感

6.非甾体抗炎药物是(　　　)。

A.β-内酰胺酶抑制剂　　　　　　　　B.花生四烯酸环氧合酶抑制剂

C.二氢叶酸还原酶抑制剂　　　　　　D.磷酸二酯酶抑制剂

二、多项选择题

1.分子中含有羧基,临床上可用于解热、镇痛、抗炎的药物是(　　　)。

A.阿司匹林　　　　　　　　　　　　B.双氯酚酸

C.对乙酰氨基酚　　　　　　　　　　D.布洛芬

E.吡罗昔康

2.下列叙述与对乙酰氨基酚不相符的是(　　　)。

A.具有抗炎、抗风湿作用　　　　　　B.易溶于水

C.为水杨酸类衍生物　　　　　　　　D.刺激性较阿司匹林低

E.具有解热作用

三、简答题

1.简述非甾体抗炎药的主要不良反应及预防措施。

2.简述常见非甾体抗炎药的主要临床应用。

3.对选择性 COX-2 抑制剂的发展及应用情况作一简要文献综述。

四、实例分析

某患者因感冒发热、头痛就医。医生处方中有贝诺酯这一药物。贝诺酯是一种由阿司匹林与对乙酰氨基酚脱水生成的酯类药物,在目前临床上使用非常广泛。作为前药,贝诺酯在体外无任何活性。试分析:

1.贝诺酯在体内会发生何种变化?为什么医生处方中会有贝诺酯这一药物?

2.根据药物的化学结构,在药物制剂过程中应特别注意防止药物的哪类化学变化以保证其稳定性?

3.阿司匹林与对乙酰氨基酚脱水生成的贝诺酯在临床应用中常见哪些不良反应?

第七章 抗生素

抗生素是微生物(细菌、真菌、放线菌属)的次级代谢产物或合成的类似物,在小剂量下就能抑制或杀灭各种病原物微生物,临床上抗生素主要治疗各种感染性疾病。另外,某些抗生素还具有抗瘤活性、免疫抑制作用和刺激植物生长等作用。抗生素广泛用于医疗,还可用于农业、畜牧业和食品工业方面。

第一节 概 述

抗生素从起源上分为 3 类:①天然抗生素:是通过微生物发酵,从培养液中提取获得;②半合成抗生素:是通过对天然抗生素的基本化学结构进行改造得到的产品;③全合成抗生素:少数结构较为简单的抗生素可以由化学合成制得。

抗生素按化学结构可分为以下几类:①β-内酰胺类;②四环素类;③氨基苷类;④大环内酯类;⑤氯霉素类;⑥多肽多烯及其他类。

根据抗生素对细菌结构及功能的干扰或阻断环节不同,将其抗菌作用机制分为以下4 类:

1.阻碍细菌细胞壁的合成

通过影响细菌细胞壁主要成分黏肽合成的不同环节而影响细菌细胞壁的合成,致使细胞壁缺损,菌体膨胀、破裂、溶解而死亡,如 β-内酰胺类万古霉素、杆菌肽和磷霉素等。

2.抑制细菌蛋白质合成

通过干扰蛋白质的合成,使细菌存活所必需的酶不能被合成,如利福霉素类、氨基苷类、四环素类和氨霉素类等。

3.与细胞膜相互作用

通过与细菌的细胞膜相互作用而影响膜的渗透性,抑制或杀灭细菌,如短杆菌素和多黏菌素等。

4.抑制核酸的转录和复制

抑制核酸的功能,阻止了细胞分裂和(或)所需酶的合成,如多柔比星等。

据央视 2006 年 4 月 10 日《每周质量报告》报道,北京某医院曾经救治过一位年轻的感染性疾病危重患者,医生根据病情试用了多种抗生素,包括第三代头孢菌素、亚胺培南、万古霉素等疗效最强的抗生素等,都无法控制病情的发展,患者最终死亡。经尸检和药敏培养,证实该患者的感染致病菌是对多种抗生素均耐药的多重耐药肠球菌,这是一类"超级细菌",对目前临床使用的大多数细菌均耐药,包括上述临床疗效最好的抗生素。

分析:

进一步的研究证实,这种可怕的多重耐药肠球菌竟然是死者生前自己"培养"出来的!死者生前有长期自行使用抗生素的经历,对医学知识一知半解,其每天在食堂单位就餐,认为单位食堂卫生条件差,食物和餐具会掺杂细菌,每次饭后都要服用两粒抗生素,并且经常自行更换品种,日积月累,既干扰了人体正常菌群,又逐渐培养了致病菌的耐药性,出现了上述病症及结局。滥用抗生素的危害是相当严重的。

细菌耐药性又称抗药性,是指细菌与药物多次接触后,对药物的敏感性下降甚至消失的现象,从而使药物对耐药菌的疗效降低或无效。

细菌的耐药性

细菌的耐药性是细菌产生对抗生素不敏感的现象,产生原因是细菌在自身生存过程中的一种特殊表现形式。天然抗生素是细菌产生的次级代谢产物,是用于抵御其他微生物、保护自身安全的化学物质。人类将细菌产生的这种物质制成抗菌药物用于杀灭感染的微生物,微生物接触到抗菌药,会通过改变代谢途径或造出相应的灭活物质抵抗抗菌药物。耐药性一旦产生,药物的化疗作用就明显下降。耐药性根据其发生原因可分为获得耐药性和天然药物性。自然界中的病原体,如病菌的某一株可存在天然耐药性。当长期应用抗生素时,占多数的敏感菌株不断被杀灭,耐药菌株就大量繁殖,代替敏感菌株,而使细菌对这种药物的耐药率不断升高。为了保持抗生素的有效性,应重视其合理使用。

细菌对药物产生耐药性的机制有以下 5 种:

1. 产生灭活酶

灭活酶有两种:一是水解酶,如 β-内酰胺酶可水解青霉素类和头孢菌类的 β-内酰胺环;二是钝化酶,又称合成酶,如乙酰转移酶、磷酸转移酶和苷转移酶,可催化某些基团结合到抗生素,如氨基苷类的羟基或氨基上,使抗生素失活。

2. 降低细菌胞浆膜的通透性

G^+ 菌细胞膜发生改变,膜孔蛋白数量减少或孔径减小、关闭,导致细菌对药物的通透性降低。

3.药物主动外排系统活性增强

细菌产生药泵将进入细胞的药物泵出细胞,使药物的排出速度大于药物的内流速度,降低药物在菌体内的浓度。

4.改变靶位结构

细菌体内药物受体和靶位酶蛋白质构型发生变化,不利于药物结合。例如,β-内酰胺类抗生素的作用靶位是青霉素结合蛋白(PBPs),当细菌体内PBPs的质和量发生改变时,导致与药物结合能力下降,即对β-内酰胺类抗生素产生耐药。

5.改变代谢途径

细菌对磺胺类药物产生耐药可能与细菌改变叶酸的代谢途径有关,可产生较多的对药物具有抵抗作用的底物对氨基苯甲酸(PABA)或二氢叶酸合成酶或直接利用外源性叶酸。

✗ 点滴积累

1.抗生素的作用机制:阻碍细菌细胞壁的合成、抑制细胞蛋白质合成、与细胞膜相互作用及抑制核酸的转录和复制。

2.细胞耐药性产生的原因包括产生灭活酶、降低细菌胞浆膜的通透性、药物主动外排系统活性增强、改变靶位结构及改变代谢途径。

第二节　β-内酰胺类抗生素

β-内酰胺类抗生素是一类分子结构中具有四元β-内酰胺环的抗生素,β-内酰胺环是本类抗生素发挥生物活性的必需基团,主要包括青霉素类、头孢菌素类、非典型β-内酰胺类等,此外还有β-内酰胺酶抑制剂等,见表7-1。

表7-1　β-内酰胺类抗生素

类　别	典型代表药物
青霉素类	阿莫西林 amoxicillin
头孢菌素类	头孢哌酮 cefoperazone
头霉素类	头孢西丁 cefoxitin
碳青霉烯类	硫霉素 thienamycin
单环β-内酰胺类	氨曲南 aztreonam
β-内酰胺酶抑制剂	三唑巴坦 tazobactam

常见的细菌性感染性疾病见表 7-2。

表 7-2 常见的细菌性感染性疾病

致病细菌(分类)	感染性疾病
金黄色葡萄球菌(G$^+$)	化脓性炎症,如疖、痈、毛囊炎、脓包疮、伤口化脓等皮肤软组织感染及气管炎、肺炎、脑膜炎等内脏器官感染
溶血性链球菌(G$^+$)	急性化脓性炎症,如经皮肤伤口感染可引起丹毒、蜂窝织炎、痈等;经呼吸道感染引起咽喉炎、扁桃体炎、鼻窦炎等;猩红热及超敏反应性疾病
肺炎链球菌(G$^+$)	大叶性肺炎、中耳炎、鼻窦炎、脑膜炎和败血症等
脑膜炎奈瑟菌(G$^-$)	流行性脑脊髓膜炎(流脑)
淋病奈瑟菌(G$^-$)	淋病
大肠埃希菌属(G$^-$)	泌尿系感染如尿道炎、脑膜炎、肾盂肾炎、胆囊炎、腹膜炎、阑尾炎、肺炎和术后创口感染
沙门氏菌属(G$^-$)	伤寒与副伤寒、食物中毒、婴幼儿腹泻
志贺氏菌属(G$^-$)	细菌性痢疾
肺炎克雷伯菌(G$^+$)	支气管炎、肺炎、泌尿道和创伤感染及脑膜炎、败血症等
军团菌属(G$^+$)	军团菌肺炎(军团病)
铜绿假单胞菌(G$^-$)	皮肤及皮下组织感染、中耳炎、脑膜炎、呼吸道感染、尿路感染等

一、青霉素及半合成青霉素类

青霉素类药物自 20 世纪 40 年代投入使用以来,一直被临床公认为疗效高、毒性小的抗生素而广泛应用。天然青霉素是从菌种发酵制得;半合成青霉素是在青霉素母核上接上适当的侧链获得的稳定性更好或抗菌更广、耐酸及耐酶的青霉素。

(一)天然青霉素

天然青霉素是从霉菌属的青霉菌培养液中提取得到的,共有 7 种,包括青霉素 G、青霉 F、青霉 X、青霉 K 等。其中以青霉素 G 的作用最强且产量更高,具有临床应用价值。青霉素 G 虽然可以全合成,但成本高,目前以粮食为发酵生产为主。

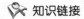 知识链接

青霉素的发现

1928 年 9 月的一天,从事葡萄球菌研究的弗莱明度假回来后发现在一个培养皿边上有一个真菌的菌落,周围的葡萄球菌没有生长,作为实验结果显然失败,因为他忘记给这个已经接种葡萄球菌的培养皿盖上盖子。但他没有把这个受到污染的培养皿丢掉,反而思考这种现象并推论污染培养皿的真菌会产生一种能杀死葡萄球菌的物质。他称这种物质为盘尼西林(penicillin),即青霉素,后来证明这种物质能够杀死许多种病原菌。1940 年,青霉素应用于临床,成为人类使用的第一个抗生素。1945 年弗莱明因此杰出贡献获得诺贝尔奖。

青霉素 Benzylpenicillin

青霉素又名苄青霉素、天然青霉素 G、青霉素 G(缩写 PG)。

【性状】 本品是一个有机酸,不溶于水,可溶于有机溶剂。临床上常用其钠(或钾)盐以增强其水溶性。青霉素钠(或钾)盐为白色结晶性粉末,味微苦,有引湿性。

【化学性质】 本品结构中含有的 β-内酰胺环为该化合物结构中最不稳定的部分,在酸、碱条件下或有 β-内酰胺酶存在时,均易发生水解开环而失去抗菌活性。金属离子、温度和氧化剂均可催化上述水解反应。

1.不耐酸

本品在酸性条件下发生水解反应的同时,进行分子重排。在 pH 值为 2 时,分解为青霉二酸;在 pH 值为 4 时,分解为青霉烯酸,经分子重排生成青霉二酸,在强酸或氯化汞条件下裂解为 D-青霉胺和青霉醛。青霉素不能口服,胃酸会使 β-内酰胺环水解及酰胺侧链水解,导致其失效。临床上通常使用青霉素钠的粉针剂,注射前用注射用水新鲜配制。

2.不耐碱、不耐酶

本品在碱性条件或 β-内酰胺酶作用下水解产生青霉酸而失效,进一步裂解为 D-青霉胺和青霉醛。青霉素在 β-内酰胺酶作用下使 β-内酰胺环开环,失去抗菌活性,是细菌易对青霉素耐药的原因。

本品的钠或钾盐水溶液加稀盐酸则析出游离青霉素白色沉淀,此沉淀在乙醇、三氯甲烷、乙醚或过量盐酸中溶解。本产品在酸性条件下加热,再加盐酸羟胺和三氯化铁显紫红色。此反应为 β-内酰胺环的共同鉴别反应。

✎ 课堂活动

青霉素的 β-内酰胺环不稳定,试讨论在制剂生产中能否将其制备成水针剂供药用。

【抗菌作用及临床应用】 本品主要对 G^+ 细菌和少数 G^- 细菌有效,为 G^+ 细菌感染的首选药,特别是繁殖旺盛的细菌。此外,对放线菌、螺旋体有很强的作用。临床主要用于

敏感细菌引起的各种急性感染,如肺炎、支气管炎、脑膜炎、心内膜炎、腹膜炎、脓肿、败血症、蜂窝织炎、乳腺炎、淋病、钩端螺旋体病、回归热、梅毒、白喉及中耳炎等。

【不良反应】 ①过敏反应:青霉素类最常见的不良反应。以皮疹、皮炎、药物热、关节肿痛、血清病样反应较多见。最严重的是过敏性休克,其发生率为 5~10 人/10 万人。注意:临床出现青霉素过敏性休克时,治疗的首选药物为肾上腺素。

②神经毒性:青霉素全身用药剂量过大和(或)静脉注射速度过快时可引起反射性肌肉痉挛、抽搐、昏迷等神经系统症状,也称为青霉素脑病,是对大脑皮质产生直接刺激引起的,一般于用药后 24~72 h 出现,早可仅 8 h 或迟至 9 d 发生。

③赫氏反应:应用青霉素治疗梅毒、钩端螺旋体等病时,可有症状加剧现象。出现全身不适、寒战、发热、咽痛、肌痛、心跳加快等症状,此反应可能是大量螺旋体被杀死后释放的异体物质所引起的排斥反应,一般于开始治疗后 6~8 h 出现,于 12~24 h 消失。

④局部刺激:肌内注射可出现局部红肿、疼痛、硬结,甚至引起周围神经炎,钾盐尤甚。

难点释疑

β-内酰胺类抗生素产生过敏的原因

β-内酰胺类抗生素的过敏原,一是在生物合成阶段残留的蛋白质多肽类杂质及外源性过敏原;二是在化学合成阶段残留的以及其在储存和使用过程中 β-内酰胺环开环后的产物,经过自身聚合生成的高分子聚合物,即内源性过敏原。另外,β-内酰胺类抗生素在临床使用中常发生交叉过敏反应,青霉素中主要的抗原决定簇是青霉噻唑基,由于不同侧链的青霉素能形成相同结构的抗原决定簇青霉噻唑基,因此青霉素类抗生素之间能发生强烈的交叉过敏反应。而头孢菌素类过敏反应发生率低,且彼此不发生交叉过敏反应。因为 β-内酰胺环开裂后不能形成稳定的头孢噻嗪基,而是生成以侧链为主的各异的抗原簇,所以头孢菌素和青霉素之间只要侧链不同,就不可能发生交叉过敏反应。

【剂型及规格】 注射用青霉素钠:0.12 g;0.24 g;0.48 g;0.6 g;0.96 g;2.4 g。注射用青霉素钾:0.125 g;0.25 g;0.5 g;0.625 g。

案例分析

患者,男,49 岁。患呼吸道感染。开具如下处方:青霉素钠注射液,静脉滴注,320 万 U;5% 葡萄糖注射液 250 mL,静脉滴注,1 次/日,用时 3 h。问该处方用药是否合理?为什么?

分析:

不合理,青霉素钠在近中性(pH 值为 6~7)水溶液中较稳定,若 pH 值小于 5 或 pH 值大于 8 极易水解而失去活性。5% 葡萄糖注射液的 pH 值为 3.2~5.5,且葡萄糖是一种具有还原性的糖,能使 β-内酰胺类(青霉素钠)分解。

（二）半合成青霉素

青霉素虽具有杀菌强、毒性低等优点,但其抗菌普窄、不耐酸、不耐酶、易引起过敏反应等,在临床应用上受到一定限制。通过对青霉素的母核进行化学结构改造,得到了上百种"半合成青霉素",有许多已用于临床。其抗菌机制、不良反应与青霉素相同。根据其特点可分为耐酸半合成青霉素、耐酶半合成青霉素及广谱半合成青霉素。但均与青霉素有交叉过敏反应,用药前需要用青霉素或同种制剂做皮肤过敏试验,口服制剂同样需做皮肤过敏试验。

半合成青霉素的结构特征如下:

（1）耐酸青霉素:对酸稳定,如非奈西林等。

（2）耐酶青霉素:增强对 β-内酰胺酶的稳定性,如萘夫西林等。其中异唑类不仅耐酸而且耐酶,如苯唑西林和氟氯西林等。

（3）广谱青霉素:在青霉素酰胺侧链上引入极性、亲水性基团,扩大了抗菌谱。本类药物有氨苄西林、阿莫西林、羧苄西林及磺苄西林等。

常见的半合成青霉素见表 7-3。

表 7-3　常见的半合成青霉素

药　物	作用特点
非奈西林 phenethicillin	耐酸
苯唑西林 oxacillin	耐酸耐碱
氟氯西林 flucloxacillin	耐酸耐酶
阿莫西林 amoxicillin	广谱

苯唑西林钠　Oxacillin Sodium

【抗菌作用及临床作用】　本品是利用生物电子等排体原理发现的。由此发现了异恶唑类青霉素。其作用特点不仅耐酶,还能耐酸,抗菌作用较强。本品不被胃酸破坏且易吸收,口服和注射均有效。主要用于耐青霉素的葡萄球菌所致的多种感染,如呼吸道感染、心内膜炎、烧伤、骨髓炎、脑膜炎、败血症等。

【不良反应】　本品除易致过敏反应外,还偶有轻度上腹部不适、腹泻、食欲减退、恶心、呕吐等。

【剂型及规格】　注射用苯唑西林钠:0.5 g;1 g。

知识链接

广谱半合成青霉素的发现

广谱半合成青霉素的发现来源于对天然青霉素 N 的研究,即其侧链氨基是产生对 G⁻活性的重要基因。在此基础上,设计和合成了一系列侧链带有氨基的半合成青霉素,并从中发现活性较好的氨苄西林及阿莫西林。用羧基及磺酸基代替氨基得到羧苄西林或磺苄西林,对铜绿假单胞菌和变形杆菌有较强的作用。若将羧基进行酯化可制成前药,可明显改善吸收效果,在体内水解成活性青霉素衍生物。

氨苄西林钠 Ampicillin Sodium

【抗菌作用及临床应用】 又名氨苄青霉素。本品为广谱半合成青霉素。临床上主要用于泌尿系统、呼吸系统、胆道等感染。口服吸收不好,常用粉针剂。

【不良反应】 本品不良反应与青霉素相似,粒细胞和血小板减少偶见于应用氨苄西林的患者。

【剂型及规格】 注射用氨苄西林钠:0.5 g;1.0 g;2.0 g。胶囊剂:每粒 0.25 g。

二、头孢菌素类

头孢菌素类是在头孢菌素的母核上引入不同侧链而制成的半合成抗生素,因与青霉素一样具有 β-内酰胺环,故头孢菌素与青霉素有着相似的理化特征、作用机制和临床应用。

比青霉素类稳定。头孢菌类是四元-六元环稠合系统,比青霉素的四元-五元环稠合系统稳定。

头孢菌素类药物的过敏反应发生率低,且少发生交叉过敏。

天然的头孢素 C 的抗菌活性不够强,且口服不吸收,对其进行结构改造得到了目前临床使用的半合成头孢菌素类药物。

头孢菌素类药物具有抗菌谱广、杀菌力强、耐酸、耐酶、过敏反应少(与青霉素仅有部分交叉过敏现象)等优点,发展很快,日益受到临床重视。根据其抗菌谱、抗菌强度、对β-内酰胺基酶的稳定及对肾毒性大小、临床应用先后的不同,可分为四代。

临床常用的头孢菌素药物见表 7-4。

表 7-4　临床常用的头孢菌素药物

分　代	药物名称	作用特点及用途
第一代	头孢噻吩 cefalotin 头孢匹林 cefairin 头孢唑林 cefazolin	作用特点:抗菌谱较窄,对 G⁺菌抗菌活性高,强于第二代和第三代头孢菌素;对 G⁻菌抗菌活性差;不如第二代和第三代头孢菌素;对铜绿假单胞菌、耐药肠杆菌和厌氧无效。对金黄色葡萄球菌产生的 β-内酰胺酶稳定性高,但仍可被 G⁻菌的 β-内酰胺酶破坏。对肾脏有一定的毒性 用途:主要用于耐青霉素金黄色葡萄球菌及其他敏感菌所致的轻、中度呼吸道,软组织,尿路感染等

分 代	药物名称	作用特点及用途
第二代	头孢呋辛 cefuroxime 头孢孟多 cefamandole 头孢替安 ceftazidime	作用特点:①抗菌谱较广,对 G⁺菌的抗菌活性与第一代相似或较低,但比第三代强;对 G⁻杆菌的抗菌活性增强;对厌氧菌有一定作用,对铜绿单胞菌无效。②对各种 β-内酰胺水解酶比较稳定。③肾脏毒性小 用途:主要用于一般产酶耐药 G⁻杆菌和其他敏感菌引起的胆道感染、肺炎、菌血症、尿路感染等,可作为一般 G⁻杆菌感染的首选药物
第三代	头孢他啶 cafixme 头孢克肟 cefixime 头孢曲松 ceftriaxon	作用特点:①抗菌谱广,对 G⁺菌的抗菌活性大多低于第一代和第二代;对G⁻杆菌的抗菌活性明显优于第二代和第一代;部分品种对铜绿假单胞菌和厌氧菌也有抗菌作用,如头孢他啶为目前铜绿假单胞菌作用最强抗生素。②对各种 β-内酰胺酶具有高度稳定性。③对肾脏基本无毒性 用途:主要用于治疗尿路感染以及危及生命的脑膜炎、败血症、肺炎等严重感染。新生儿脑膜炎和肠杆菌科细菌所致的成人脑膜炎须选用头孢他啶、头孢曲松。头孢哌酮、头孢曲松也可作为治疗伤寒的首选药物
第四代	头孢吡肟 cefevime 头孢匹罗 cefpirome	作用特点:与第三代品种相比,增强了抗 G⁺菌活性,特别对链球菌、肺炎链球菌等有很强的活性。头孢匹罗、头孢唑兰对一般头孢菌素不敏感的粪链球菌有较强的作用。第四代头孢菌素对产 β-内酰胺酶的 G⁻杆菌作用强 用途:可用于对第三代头孢菌素耐药的 G⁻杆菌引起的重症感染。其穿透力强,脑脊液浓度高,对细菌性脑膜炎效果更佳

　　头孢菌素类的不良反应常见为过敏反应,偶可见过敏性休克,与青霉素类有交叉过敏或部分交叉过敏现象。第一代头孢菌素大剂量使用可损害近曲小管细胞,出现肾毒性,应注意给药剂量和给药间隔,要定期检测尿蛋白、血尿素氮,观察尿量、尿色。不宜与有肾毒性的氨基苷类抗生素、强效利尿药合用。肾功能不良患者禁用。口服给药可发生胃肠反应,静脉给药可发生静脉炎。第三代头孢菌素偶见二重感染或肠球菌、铜绿假单胞菌和念珠菌的增殖现象。头孢孟多、头孢哌酮高剂量可出现凝血酶原缺乏症。

头孢克洛 Cefaclor

　　【抗菌作用及临床作用】　本品是半合成可口服第二代头孢菌素,用于敏感菌所致的呼吸道、泌尿道、皮肤和软组织感染以及中耳炎等。

　　【不良反应】　本品常见胃肠道反应、血清病样反应较其他抗生素多见,可有过敏反应等。

　　【剂型及规格】　胶囊:每粒 0.25 g。干混悬剂:0.1 g;0.125 g;1.5 g。片剂:每片 0.25 g。颗粒剂:每袋 0.1 g;0.125 g;0.25 g。

头孢哌酮 Cefoperazone

　　【抗菌作用及临床作用】　又称先锋必素,属第三代头孢菌素,抗菌谱较第一、二代广,对 G⁻杆菌包括一些耐第一、二代药物的细菌具有强大的抗菌活性。对铜绿假单胞菌有效。为严重感染与病因不明的危急患者首选药品。

【不良反应】 本品以皮疹、荨麻疹、斑丘疹、红斑、药物热较为多见,罕见过敏性休克症状。长期使用本品可导致二重感染,还可能引起维生素 K、维生素 B 缺乏。应用头孢哌酮期间饮酒或接受含乙醇药物者可出现双硫仑样反应。

【剂型及规格】 注射用头孢哌酮钠:0.5 g;1.0 g;2.0 g。

✍ 知识链接

双硫仑样反应与抗菌药

双硫仑为一种用于解除乙醇依赖的药物。服用该药的人即使喝少量的酒也会出现严重不适,使好喝酒者对酒产生厌恶而达到戒酒目的。其作用机制是抑制肝中的乙醛脱氢酶,导致乙醇的中间代谢产物乙醛的代谢受阻,乙醛在体内蓄积引起一系列中毒反应——双硫仑样反应由此得名。

应用某些抗感染药物后若饮酒,同样会导致双硫仑样反应。这些药物包括头孢菌素类药物中的头孢哌酮、头孢美唑、头孢孟多、头孢曲松、头孢氨苄、头孢唑林、头孢拉定、头孢克洛等,其中头孢哌酮致双硫仑样反应最多、最敏感,如患者用该药后吃酒心巧克力、服用藿香正气水,甚至仅用乙醇处理皮肤也会发生。其他抗菌药有甲硝唑、替硝唑、氯霉素等。抗真菌药有酮康唑、灰黄霉素等。

三、非典型 β-内酰胺抗生素及 β-内酰胺酶抑制剂

非典型 β-内酰胺抗生素包括头霉素类、氧头孢烯类、单环 β-内酰胺类、碳青霉烯类。

(一)头霉素类

头霉素(cephamycins)是自链霉菌获得的 β-内酰胺抗生素,有 A、B、C 三型,C 型最强。其化学结构与头孢菌素相似,其对 β-内酰胺酶的稳定性较头孢菌素强。目前临床广泛应用者为头孢西丁(cefoxitin),抗菌谱和抗菌活性与第二代头孢菌素相同。最突出的特点是抗厌氧菌作用比第三代头孢菌素强。主要用于腹腔、盆腔、妇科的需氧和厌氧菌混合感染。本类药物还有头孢美唑(cefmetazole)、头孢替坦(cefotetam)等。

(二)氧头孢烯类

已用于临床的代表药有拉氧头孢(latamoxef)和氟氧头孢(flomoxef)。本类药具有与第三代头孢菌素相似的特点即抗菌谱广和抗菌作用强。对厌氧菌,尤其是脆弱类杆菌的作用甚至超过第三代头孢菌素。临床主要用于尿路感染、呼吸道感染、妇科感染、胆道感染、脑膜炎及败血症等。

(三)单环 β-内酰胺类

单环 β-内酰胺类抗生素是由土壤中多种寄生细菌产生的,不能用于临床,对化学结构

进行修饰得到第一个应用于临床的药物氨曲南（aztreonam）。同类药物有卡芦莫南（carumonam）。

氨曲南 Aztreonam

【抗菌作用及临床作用】 本品对大多数需氧 G⁻ 菌包括铜绿假单胞菌具有高度的抗菌活性，对某些除铜绿假单胞菌以外的假单胞菌属和不动杆菌属的抗菌作用较差，对葡萄球菌属、链球菌属等需氧 G⁺ 菌以及厌氧菌无抗菌活性。临床主要用于敏感的革兰氏阴性菌所致的呼吸道感染、肺部感染、尿路感染、腹腔感染、骨和关节感染、皮肤和软组织炎症及妇科感染、淋病等。

【不良反应】 本品常见的不良反应有消化道症状，如腹泻、恶心、呕吐、味觉改变、血清转氨酶升高等。有皮肤症状，如皮疹、瘙痒、紫癜、瘙痒等，大多轻微。

【剂型及规格】 注射剂：每瓶 1 g；0.5 g。

（四）碳青霉烯类

已用于临床的代表药有亚胺培南（imipenem）、帕尼培南（panipenem）、美洛培南（meropenem）等。本类药物抗菌谱广，作用强，对 β-内酰胺酶高度稳定。对 G⁻ 菌有一定抗菌后效应（PAE），与第三代头孢菌素无交叉耐药性。亚胺培南在体内易被肾脱氢肽酶水解而灭活失效，需与抑制肾脱氢肽酶的西司他丁按 1∶1（泰能 Tienam，供静脉滴注）联合应用才能发挥作用。本类药物主要用于多重耐药菌引起的严重感染、医院感染、严重需氧菌和厌氧菌混合感染。大剂量应用可引起惊厥、抽搐、头痛等中枢神经系统不良反应。

（五）β-内酰胺酶抑制剂

β-内酰胺酶是细菌产生的保护性酶，使某些 β-内酰胺酶类抗生素在未达到细菌作用部位之前使其水解失活，这是细菌对 β-内酰胺酶类抗生素产生耐药性的主要机制。β-内酰胺酶抑制剂是针对细菌的耐药机制的产生进行研究发现的一类药物，按化学结构分为氧青霉素类和青霉烷砜酸类。克拉维酸是第一个用于临床的 β-内酰胺酶抑制剂，属氧青霉素类。其本身抗菌作用弱，但与 β-内酰胺类抗生素合用能大大增强后者的抗菌效力和减少后者的用量。舒巴坦属青霉烷砜酸类，是一种广谱的酶抑制剂，它的抑酶活性比克拉维酸稍差，化学稳定性比克拉维酸强。

克拉维酸 Clavulanic Acid

【抗菌作用及临床作用】 又名棒酸。本品为光谱 β-内酰胺酶抑制剂，可与大多数的 β-内酰胺酶牢固结合，生成不可逆的结合物，从而使不耐酶的青霉素类或头孢菌素类抗生素免遭酶的破坏，增强抗菌性并扩展抗菌谱，如可使阿莫西林增效 130 倍，使头孢菌素增效 2~8 倍。与青霉素类及头孢菌素类药物合用，可大大减小这些药物的剂量，常和头孢菌素类药物配制成复合制剂而供临床使用。

【不良反应】 本品可制过敏反应，应做青霉素皮试。

【剂型及规格】 注射用阿莫西林钠克拉维酸钾：1.2 g。阿莫西林钠克拉维酸钾片：每片 0.375 g；0.625 g；0.3125 g；0.457 g；0.1 g。

舒巴坦 Sulbactam

本品又称青霉烷砜酸,是一种 β-内酰胺酶抑制剂,对金黄色葡萄球菌与多数 G⁻杆菌产生的 β-内酰胺酶有很强和不可逆的抑制作用。用于治疗对氨苄西林耐药的金黄色葡萄球菌、脆弱拟杆菌、肺炎杆菌、普通变形杆菌引起的感染。

本品口服吸收差。为改变其口服吸收能力,将氨苄西林与舒巴坦以 1:1 的形式以次甲基相连形成双酯结构的前体药物,称为舒他西林,口服后可迅速吸收。在舒巴坦的结构基础上取代 3 位甲基可得到活性更强的化合物,如他唑巴坦已上市,其抑制酶活性和抑制酶谱均优于克拉维酸及舒巴坦。

🔨 知识链接

β-内酰胺类抗生素研究进展

1.β-内酰胺增效剂的研究。以往抗感染药都是直接作用于病原体的物质。近年来,为提高抗感染治疗的实际疗效,人们开始注意寻找提高与保护抗感染药物效能、提高机体免疫能力、抑制微生物病原性和致病力的有效物质。例如,某些物质与 β-内酰胺抗生素合用可使其对耐甲氧西林金黄色葡萄球菌的最小抑菌浓度下降 500 倍,而对其他抗生素如万古霉素等无显著作用,这些物质称为 β-内酰胺增效剂。

2.新用途 β-内酰胺类化合物。研究发现某些 β-内酰胺类化合物具有抗菌作用以外的活性,如抗真菌作用、抗肿瘤作用、激素样作用、胆固醇吸收抑制剂与降胆固醇作用等。可以预测,通过进一步研究 β-内酰胺类化合物,可以开发出具有抗菌作用以外的新药物。

🔨 点滴积累

1.β-内酰胺类抗生素均含有 β-内酰胺环,分为 β-内酰胺类和非典型 β-内酰胺类,临床最为常用的是青霉素类和头孢菌素类。

2.青霉素为 β-内酰胺环骈合氢化噻唑构成,在酸碱及 β-内酰胺酶作用下易水解,进行结构改造得到耐酸、耐酶及广谱青霉素。其不良反应为过敏反应,使用前必须做皮试。

3.头孢菌素类为 β-内酰胺环骈合氢氧化噻嗪环构成,现已在临床发展了四代头孢菌素类抗生素。

4.非典型 β-内酰胺抗生素包括头霉素类、氧头孢烯类、单环 β-内酰胺类、碳青霉烯类。碳青霉烯类亚胺培南与抑制肾脱氢肽酶的西司他丁按 1:1(泰能,供静脉滴注)联合应用疗效较好。β-内酰胺酶抑制剂克拉维酸及舒巴坦常与青霉素及头孢类联合使用,增强疗效。

第三节　大环内酯类抗生素

大环内酯类抗生素是链霉菌产生的一类弱碱性抗生素。因分子中含有一个内酯结构的十四元至十六元大环而得名。属于十四元大环的有红霉素和竹子桃霉素、克拉霉素、罗红霉素;属于十五元大环的有阿奇霉素;属于十六元大环的有麦迪霉素、交沙霉素、螺旋霉素、乙酰螺旋霉素、吉他霉素等。其中,红霉素、麦迪霉素、螺旋霉素等为天然抗生素;克拉霉素、罗红霉素、阿奇霉素等为半合成抗生素。

本类药物具有相似的结构,具有相似的理化性质。氨基显弱碱性,可与酸成盐,盐易溶于水。内酯环和苷键遇酸或碱均易水解,在体内也易被酯酶所分解,降低或丧失抗菌活性。

天然大环内酯类抗生素易被胃酸破坏,口服吸收少。在碱性环境中抗菌活性增强。新型半合成大环内酯类不易被胃酸破坏,生物利用度提高。食物可影响红霉素和阿奇霉素的吸收,增加克拉霉素的吸收。大环内酯类抗生素可广泛分布到除脑脊液以外的各种体液和组织如肺、皮下组织、胆汁、前列腺等组织中。部分药物有肝肠循环,如红霉素、克拉霉素经肾脏排泄,肾功能不良者应适当调整剂量。

大环内酯类抗生素的抗菌机制主要为抑制细菌蛋白质的合成,通常为快速抑菌剂,高浓度时为杀菌剂。

细菌可通过改变核糖体上的结合靶位,产生灭活酶,改变细胞壁的渗透性或染色体突变或获得耐药质粒产生耐药性。本类抗生素之间存在不完全交叉耐药。

大环内酯类抗生素主要用于治疗 G^+ 菌感染,可代替青霉素用于对青霉素过敏患者;还可治疗衣原体感染,特别是阿奇霉素可代替多西环素治疗尿道、直肠、附睾和子宫内感染。

知识链接

大环内酯类抗生素在非感染性疾病的临床应用

以红霉素及其衍生物克拉霉素、罗红霉素、阿奇霉素等为代表的大环内酯类抗生素是迄今发现的抗菌药物中唯一一类具有诸多非抗菌活性的品种,在许多非感染性疾病的治疗中发挥卓越疗效。主要表现为防治心血管疾病,如冠心病、高血压、动脉粥样硬化等;治疗呼吸系统疾病,如支气管哮喘、肺间质纤维化、支气管扩张等;治疗消化系统疾病,如口腔溃疡、胃轻瘫、非溃疡性消化不良、胆囊疾病等;治疗某些皮肤疾病,如特发性慢性荨麻疹、痤疮、酒糟鼻、寻常性银屑病;治疗免疫系统疾病,如类风湿关节炎、干燥综合征、自身免疫性血小板减少性紫癜;抗肿瘤,如克拉霉素有可能成为治疗胃淋巴瘤的药物之一。

大环内酯类抗生素毒性低,一般很少引起严重的不良反应。常见的不良反应主要是胃肠道反应,半合成品胃肠道反应发生率低,有一定的肝损害。静脉滴注过快可有心脏毒

性,临床表现为昏厥或猝死。

红霉素 Erythromycin

红霉素是由红色链丝菌产生的抗生素,包括红霉素 A、红霉素 B、红霉素 C 三种。红霉素 A 为抗菌的主要成分,红霉素 C 的活性较弱,红霉素 B 不仅活性低且毒性大。

【性状】 本品为白色或微红色的结晶性粉末;无臭,味苦;有微吸湿性。易溶于甲醇、乙醇或丙酮,极微溶解于水。

【化学性质】 本品在酸、碱条件下均不稳定,除前述的水解和内酯环的破解外,还易发生脱水环合反应。本品在酸性条件下导致进一步反应而失活。

【抗菌作用及临床作用】 本品抗菌谱与青霉素近似,对 G^+ 菌如葡萄球菌、化脓性链球菌、白喉杆菌等有较强的抑制作用。对 G^- 菌如淋球菌、螺旋杆菌、百日咳杆菌、军团菌以及流感嗜血杆菌也有相当的抑制作用。此外,对支原体、放线菌、螺旋体、立克次体、衣原体和阿米巴原虫有抑制作用。

临床主要用于耐青霉素的金黄色葡萄球菌感染及对青霉素过敏的金黄色葡萄球菌感染,为耐青霉素的金黄色葡萄球菌和溶血性链球菌引起感染的首选药。此外,对白喉患者,本品与白喉抗毒素联合则疗效显著。

【不良反应】 本品胃肠道反应有腹泻、恶心、呕吐、胃绞痛、口舌疼痛、胃纳减退等,其发生率与剂量大小有关。过敏反应表现为药物热、皮疹、嗜酸性粒细胞增多等。

【剂型及规格】 肠溶片:0.125 g(12.5 万 U);0.25 g(25 万 U)。红霉素软膏:1%。红霉素眼膏:0.5%。

红霉素水溶性较小,只能口服,但易被胃酸破坏,分解失活。一方面,为增加其稳定性,与硬脂酸成盐,得到红霉素硬脂酸盐,在酸中稳定,更适于口服;另一方面,改变其剂型,制备注射剂,与乳糖醛酸成盐,得到红霉素乳糖醛酸盐,增加其在水中的溶解,可供注射使用。

为从结构上增加其稳定性,研制出一批衍生物和类似物,在临床上广泛应用。

罗红霉素,对酸稳定,口服吸收迅速,具有更佳的治疗指数,副作用小,多用于儿科;克拉霉素,可耐酸,活性比红霉素强 2~4 倍,毒性只有红霉素的 1/24~1/2;氟红霉素,对酸稳定,对肝脏毒性很低;阿奇霉素,为十五元大环内酯,比十四元环具有更为广泛的抗菌谱。

难点释疑

针对用于治疗细菌感染的大环内酯类抗生素,如何针对细菌感染合理选用,在此作简单的归纳。

本类药物均具有大环内酯的共同结构,为无色碱性化合物。主要作用于革兰氏阴性菌及某些革兰氏阴性球菌,属"窄谱抗生素"。对其进行一系列的结构改造,20 世纪 90 年代后本类新品种克拉霉素、罗红霉素、阿奇霉素等相继上市,不仅具有红霉素相同的作用特点,而且增强了抗菌活性,口服易吸收,对酸稳定,延长半衰期 $t_{1/2}$,减少不良反应,同时还具有良好的抗菌后效应(PAE),现已成为治疗呼吸道感染的主要药物。新大环内酯抗生素的特征可归纳为:①抗菌谱扩大,抗菌活性增强,对一些难对付的病原体(分枝杆菌、包柔螺旋体等)有效;②组织、细胞内药物浓度高,血药浓度有所提高,体内分布广,半衰期延长,体内抗菌作用强;③具有良好的免疫调节作用;④对酸的稳定性好,不需肠衣保护,口服吸收好,给药剂量及给药次数减少;⑤副作用轻,易于耐受。

红霉素衍生物及红霉素类似物见表7-5。

表7-5 红霉素衍生物及红霉素类似物

红霉素衍生物	红霉素类似物
红霉素碳酸乙酯 EX ethyl carbonate	罗红霉素 roxithromycin EX
红霉素硬脂酸酯 EX stearate	克拉霉素 clarithromycin CM
依托红霉素 EX estolete	氟红霉素 flurithromycin FM

林可霉素(cincomycin,洁霉素)由链霉菌发酵制取。其结构稳定耐热,在70 ℃放置6个月活性不下降。克林霉素(clindamycin,氯洁霉素)是它的半合成衍生物。因克林霉素在口服吸收、抗菌活性、毒性和临床疗效方面均优于克林霉素,故临床常用克林霉素取代林可霉素。

克林霉素为抗菌谱窄的抑菌剂,抗菌谱与红霉素相似而较窄。它最主要的特点是对各类厌氧菌有强大抗菌作用。主要用于对 β-内酰胺类抗生素无效或过敏的金黄色葡萄球菌感染,对由金黄色葡萄球菌引起的骨髓炎和关节腔内感染为首选药。口服或注射给药常发生胃肠道反应。大剂量静脉滴注或静脉注射过快可导致血压下降,甚至心跳、呼吸暂停,不宜大量快速静脉给药。

点滴积累

1.大环内酯类药物结构特点为 β-内酯结构、十四元或十六元大环、碱性苷。氨基显弱碱性,可与酸成盐,盐易溶于水;内酯环和苷键遇酸或碱均易水解,在体内也易被酯酶所分解,降低或丧失抗菌活性。通常为快速抑菌剂,高浓度时为杀菌剂。

2.红霉素为耐青霉素的金黄色葡萄球菌和溶血性链球菌引起感染的首选药。但其稳定性差,对其进行结构改造:①将9位酮基转变成肟得到罗红霉素,对酸稳定,口服吸收迅速,多用于儿科;②将6位羟基转为甲氧基得到克拉霉素,可耐酸;③用氟取代8位氢,得到氟红霉素,对酸稳定。

3.林可霉素由链霉菌发酵制取。盐酸克林霉素为林可霉素7位被氯所取代的半合成抗生素,为抗菌谱窄的抑菌剂。最主要的特点是对各类厌氧菌有强大的抗菌作用。

第四节 氨基苷类抗生素

氨基苷类抗生素是由氨基糖分子和非糖部分的苷元结构而成,主要包括链霉素、庆大霉素、卡那霉素、妥布霉素、大观霉素和小诺米星等天然类,以及半合成的阿米卡星、奈替米星等。结构上的共性决定这类抗生素具有一些共同特点。

本类药物结构中存在多个氨基,极性大,脂溶性小,口服难吸收。注射给药吸收迅速完全。主要分布于细胞外液,在肾皮质及内耳内、外淋巴中浓度高,为引起肾、耳毒性的主要原因。可通过胎盘,孕妇慎用。在体内不代谢,主要以原形经肾排泄,尿药浓度高而有利于尿路感染治疗。在碱性环境中,抗菌作用增强,Ca^{2+}、Mg^{2+} 等阳离子可抑制其抗菌活性。

本类药物的抗菌机制是能阻碍细菌蛋白质合成的多个环节,抑制蛋白质合成或造成蛋白质合成紊乱,并能增加细菌细胞膜的通透性,使菌体内重要物质外漏而死亡,为静止期杀菌剂。

本类药物主要用于敏感需氧革兰氏阴性杆菌所致的全身性感染,如呼吸道、泌尿道、胃肠道、皮肤软组织、烧伤、创伤及骨关节感染等。

所有氨基苷类均有耳毒性和肾毒性,尤其是儿童和老人更易引起。毒性的产生与服药剂量和时程有关,也随药物不同而异,甚至在停药后也可出现不可逆的毒性反应。氨基苷类与强效利尿药、甘露醇、万古霉素、止吐药合用可使耳毒性增强;与头孢菌素、磺胺类、多黏菌素、两性霉素 B、杆菌肽等合用可增加其肾毒性;与抗组胺药苯海拉明、美克洛嗪、布可立嗪等合用可掩盖其耳毒性,应避免合用。本类药物也有可能出现过敏反应甚至引起过敏性休克,尤其是链霉素,其发生率仅次于青霉素,但死亡率高于青霉素。神经肌肉阻断作用是本类药物比较特殊的不良反应,静脉滴注过速或大剂量腹膜内或胸膜内应用后表现为肌肉麻痹,甚至呼吸衰竭而死亡。

案例分析

据北京临床药学研究所分析 1 039 例聋哑患者,在各种致聋哑原因的人数中,因药所致的竟高达 618 人(59.5%),而药物致聋是小儿时因病使用氨基苷类抗生素引起的。特别是多种氨基苷类抗生素联合应用,使很多发育正常的儿童造成终身残疾。试据本类药物的结构特点分析如何对其进行改造以减少其毒性?

分析:

(1)1-N 取代衍生物:应用氨酰基或烷基取代 1-N 位上氨基的策略非常成功,不仅能耐受许多钝化酶,而且保持了未取代分子对敏感菌的体内活性,这一发现引导半合成了卡那霉素及庆大霉素的 1-N 酰基衍生物,非常成功地获得了阿米卡星、异帕米星。

(2)1-N 烷基衍生物:在 1-N 位上引入烷基取代物,成功地获得了奈替米星、依替米星,本类药物耐酶且耳毒性较庆大霉素轻。

（3）3,4-二脱氧衍生物:地贝卡星是3,4-二脱氧衍生物的成功典范,因最低抑菌浓度低于卡那霉素,故正常使用毒性较小。

硫酸链霉素 Streptomycin Sulfate

【抗菌作用及临床应用】　本品是第一个发现的氨基苷类抗生素。对结核分枝杆菌有强大抗菌作用,对许多 G⁻杆菌如大肠埃希菌、克雷伯菌属、变形杆菌属、沙门菌属、肠杆菌属等具有抗菌作用;脑膜炎奈瑟菌和淋病奈瑟菌对本品敏感。本品临床主要用于抗结核,对尿道感染、肠道感染、败血症也有效,与青霉素联合应用有协同作用。

【不良反应】　本品主要表现为耳毒性、肾毒性、过敏反应及神经肌肉阻断。

✖ 难点释疑

如何避免氨基苷类抗生素的不良反应?

为避免氨基苷类药物不良反应的发生,在使用时:①正确把握药物的适应证;②家族中有药物性聋患者的其他家族成员禁用;③避免联合使用耳毒性药物;④婴幼儿、老人、孕妇及肾功能不全者更应慎用;⑤早期发现耳毒性和肾毒性,及时治疗可缓解毒性损害;⑥延长用药时间间隔,即每日1次给药可减少不良反应的发生。

【剂型及规格】　注射用硫酸链霉素:0.75 g;1 g;2 g;5 g。

为了克服天然氨基苷类抗生素的耐药性及耳毒性、肾毒性,对此类抗生素进行结构改造,得到了依替米星(etimicin)、奈替米星(netilmicin)、西索米星(sisomicin)、异帕米星(iseoamicin)、阿贝卡星(arbekacin)等药物。针对耐药菌所产生的钝化酶的作用部位,对氨基苷类结构中的羟基或氨基进行改造,得到了对耐药菌有效的半合成氨基苷类抗生素,如将氨基羟丁酰基侧链引入卡那霉素分子的链霉胺部分得到阿米卡星。

常用的氨基苷类抗生素见表7-6。

表 7-6　常用的氨基苷类抗生素

药物名称	用途、主要不良反应
庆大霉素 gentamicin	与链霉素相似,但不用于抗结核病
卡那霉素 kanamycin	作用强,但细菌易对其产生耐药性。对耐药金黄色葡萄球菌有效
阿米卡星 amikacin	突出优点是对许多氨基苷类抗生素钝化酶稳定。适用于耐药菌感染,尤其是铜绿假单胞菌感染

点滴积累

1.氨基苷类药物的结构中含多个氨基或胍基,显弱酸性,与酸成盐,溶于水制成水针剂。在酸碱条件下可水解失效;是快速杀菌剂,主要用于敏感需氧 G^- 引起的全身感染。均有肾毒性及耳毒性。

2.硫酸链霉素含有苷键,水解生成的链霉胍可发生坂口反应,且是第一个发现的氨基苷类抗生素。

第五节　四环素类抗生素

本类药物的化学结构为两性物质。在酸、碱性溶液中均不稳定。临床一般用其盐酸盐。四环素类可分为天然品与半合成品两类:天然品有四环素、土霉素、金霉素;半合成品有多西环素和米诺环素。

一、天然四环素

天然四环素包括四环素(tetracycline)、土霉素(oxytetracycline)和金霉素(chlortetra-cycline),结构特征基本相似。

本类药物在干燥状态下稳定,遇光变色,应避光保存。酸碱条件下均不稳定,在不同酸碱度的溶液中生成不同的产物。

四环素类药物属广谱抗生素,通过抑制细菌蛋白质的合成,对多数 G^+ 和 G^- 菌、立克次体、支原体、衣原体、螺旋体、某些厌氧菌及放线菌均有抑制作用,对阿米巴原虫也有间接抑制作用。但对病毒、真菌、铜绿假单胞菌无效。对 G^+ 菌作用不如 β-内酰胺类,对 G^- 菌的作用较氨基苷类和氯霉素弱。四环素对立克次体感染、斑疹伤寒、支原体肺炎和霍乱等疗效较好,列为首选。

细菌的耐药状况严重,耐药机制主要是通过耐药质粒介导,可传递、诱导其他敏感菌转为耐药菌,耐药菌可使抗生素内流减少而排出增加。天然品间存在交叉耐药。

不良反应主要有:①胃肠道反应:可引起恶心、呕吐、上腹部不适、腹胀、腹泻等症状,以土霉素多见;②二重感染:常见的有白色念珠菌感染,如鹅口疮、肠炎、阴道炎以及假膜性肠炎;③对骨和牙齿的影响:四环素类能与形成期牙及骨骼中的沉积钙结合,造成恒齿永久性棕色色素沉着、牙釉质发育不全,同时对骨骼生长也造成抑制。怀孕5个月以上的孕妇、哺乳期妇女、7~8岁换牙前的小儿不宜用。

"四环素牙"的发生与预防

儿童牙冠发育期时,主要是钙化阶段服用四环素类抗生素,药物与钙离子生成四环素钙的黄色-灰色配合物,这种配合物沉积在牙冠上,使牙齿发育不全并出现黄染现象,称为"四环素牙"。一般认为牙齿的着色,金霉素呈灰棕色,四环素和土霉素偏于黄色,去甲金霉素黄色最深。妊娠期和授乳期及7~8岁换牙期前的儿童禁用四环素类抗生素。

二、半合成四环素

天然四环素的结构不稳定,抗菌活性较差,且易产生耐药性,对其进行结构改造,可增强其稳定性,减少其耐药性的发生,如多西环素(doxycycline)、米诺环素(minocycline)、美他霉素等。半合成四环素具有速效、长效、强效的特点,抗菌机制如同四环素。对耐四环素和耐青霉素的金黄色葡萄球菌、化脓性链球菌、大肠埃希菌等仍有作用,现已取代四环素作为本类药物各种适应证的首选药,此外,特别适合肾外感染伴肾衰以及胆道系统感染者。半合成四环素药物分布广泛,也用于呼吸道感染如肺炎和慢性支气管炎、痤疮、酒糟鼻、前列腺炎及旅游腹泻等。耐药菌株少,与天然品间无明显交叉耐药。

多西环素 Doxycycline

【抗菌作用及临床应用】 本品抗菌谱类似四环素,抗菌作用比四环素强2~10倍,且对四环素、土霉素耐金黄色葡萄球菌及脆弱拟杆菌有效。口服吸收良好。主要用于敏感的 G^+ 菌和 G^- 杆菌所致的上呼吸道感染、扁桃体炎、胆道感染、尿道炎、老年慢性支气管炎等。本品对肾无明显毒性,特别适用于四环素适应证而合并肾功能不全的感染者。

【不良反应】 本品肠道反应多见,如恶心、呕吐、腹泻等,饭后服药可减轻。

【剂型及规格】 片剂:每片 0.05 g;0.1 g。胶囊剂:每粒 0.1 g。

1.四环素类药物结构中均含有酸性的酚羟基和烯醇式羟基及碱性的二甲氨基,均为两性化合物。在 pH 值小于 2 的条件下,可脱水生成无活性的橙黄色脱水物;在 pH 值为 2~6 的条件下,生成具有内酯结构的异构体。

2.本类药物中含有多个酚羟基、烯醇羟基及羧基,能与多种金属离子形成不溶性的螯合物,与钙离子的螯合物可沉积在骨骼及牙齿上,影响小儿发育,应慎用或禁用。

3.环素类药物属广谱抗生素,细菌对其耐药性较严重。现多用半合成四环素代替。多西环素结构中无 6 位羟基,脂溶性高,口服吸收良好。特别适用于四环素适应证而合并肾功能不全的感染者。

第六节 氯霉素类

　　氯霉素(chloramphenicol)最初是从委内瑞拉链丝菌的培养液中提得的。其左旋体具有生物活性,其结构简单,目前所用为人工合成左旋品。1950年发现氯霉素有抑制骨髓造血功能这一严重不良反应,临床应用受到很大限制。

知识链接

依据不同类别抗菌药物细菌的作用性质的分类及联合应用

　　Ⅰ类:繁殖期杀菌剂,青霉素类、头孢菌素类、喹诺酮类。

　　Ⅱ类:静止期杀菌剂,氨基苷类、多黏菌素类。

　　Ⅲ类:速效抑菌剂,四环素类、大环内酯类、氯霉素、林可霉素类。

　　Ⅳ类:慢效抑菌剂,磺胺类。

　　1.Ⅰ类、Ⅱ类联合应用可获得增强作用。例如,青霉素类破坏细菌细胞壁的完整性,有利于氨基苷类进入细胞内发挥作用,这种联合有临床意义。但头孢菌素类与氨基苷类合用有可能导致肾毒性增强。

　　2.Ⅱ类、Ⅲ类联合应用常有相加作用。Ⅱ类、Ⅲ类抗菌类的作用机制都是干扰敏感菌的蛋白质合成,只是干扰的环节不同,有相加作用。

　　3.Ⅲ类、Ⅳ类联合应用一般可获得相加作用。

　　4.Ⅰ类、Ⅳ类合用对两者的作用无重大影响,若有联合用药指征时,也可合用,如流行性脑膜炎,青霉素与磺胺嘧啶(SD)合用可提高疗效。

　　5.Ⅰ类、Ⅲ类联合应用产生拮抗作用,临床上应加以避免。例如,青霉素与四环素或大环内酯类抗生素合用,后者迅速抑制细菌蛋白质合成,组织细菌生长、繁殖,而使细菌处于静止状态,致使青霉素干扰细胞壁合成的作用不能充分发挥,从而降低青霉素的杀菌效果。

氯霉素 Chloramphenicol

　　【抗菌作用及临床应用】 本品是人类发现的第一个广谱抗生素。其抑制细菌蛋白质合成,为快速抑制剂。对 G^- 细菌作用较强,特别是对伤寒杆菌、副伤寒杆菌、脑膜炎奈瑟菌作用强,对流感嗜血杆菌、百日咳鲍特菌、痢疾杆菌作用较强,对立克次体、螺旋体、支原体、衣原体有效,对 G^+ 球菌的作用不及青霉素和四环素类。临床上主要用于治疗伤寒、副伤寒、斑疹伤寒等。其他如对百日咳、沙眼、细菌性痢疾及尿道感染等也有疗效。但若长期和多次应用可损害骨髓的造血功能,引起再生障碍性贫血。

　　【不良反应】 本品最严重的毒性反应是抑制骨髓造血功能,主要表现为:①可逆性血细胞减少;②再生障碍性贫血。为防止造成毒性,应严格按照其适应证使用。其他不良反应还有口服可发生恶心、呕吐、腹泻等症状;少数患者有过敏反应(皮疹、药物热、血管神经性水肿)、视神经炎、视力障碍等。

难点释疑

氯霉素应严格按照其适应证使用

氯霉素可能对造血系统产生严重的毒性作用,一般不作为首选药物使用。现仅用于治疗威胁生命的严重污染,如①细菌性(流感杆菌)脑膜炎严重污染或立克次体感染(多西环素通常为立克次体感染的首选药);②伤寒:目前氯霉素已不作为首选药,而多选用喹诺酮类或第三代头孢菌素,后两者有速效、低毒、复发少和愈合后不带菌等特点;③其他:与其他抗菌药联合使用,治疗腹腔或盆腔的厌氧菌感染,也可为眼科的局部用药,用于敏感菌引起的眼内感染。

【剂型及规格】 片剂:每片 0.25 g。胶囊:每粒 0.25 g。注射液:每支 0.25 g(2 mL)。滴眼液:20 mg(8 mL)。

为了避免氯霉素的苦味,增强抗菌活性,延长作用时间减少毒性,合成了它的酯类和类似物,如琥珀氯霉素是氯霉素的丁二酸酯。甲砜霉素(thiamphenicol)抗菌性有所增强,水溶性增强,但抗菌谱与氯霉素基本相同。临床用于呼吸道感染、尿道感染、败血症、脑炎和伤寒等,副作用较少。

点滴积累

1.氯霉素结构中含有酰胺键,较稳健,但在强酸、强碱条件下易水解;含硝基可用于鉴别。

2.氯霉素是人类发现的第一个广谱抗生素。其抑制细菌蛋白质合成,为快速抑制剂。其最严重的毒性反应是抑制骨髓造血功能,即造成可逆性血细胞减少、再生障碍性贫血。

 目标检测

一、单项选择题

1.属氨基苷类抗生素的药物是(　　)。

    A.青霉素　　　　　　　　　　B.红霉素

    C.链霉素　　　　　　　　　　D.土霉素

2.可影响骨、牙生长的抗生素是(　　)。

    A.氯霉素　　　　　　　　　　B.青霉素

    C.链霉素　　　　　　　　　　D.四环素

3.下列选项中不是抗菌药物的作用机制的是（　　　）。

　　A.阻碍细菌细胞壁的合成　　　　　　　B.抑制细菌蛋白质的合成

　　C.影响细菌胞浆膜的通透性　　　　　　D.促进细菌核酸代谢

4.下列 β-内酰胺类抗生素中对伤寒沙门菌有效的是（　　　）。

　　A.青霉素 V　　　　　　　　　　　　　B.苯唑西林

　　C.羧苄西林　　　　　　　　　　　　　D.氨苄西林

5.阻碍细菌细胞壁合成的药物有（　　　）。

　　A.大环内酯类　　　　　　　　　　　　B.氨基苷类

　　C.青霉素类　　　　　　　　　　　　　D.四环素类

6.青霉素的主要不良反应是（　　　）。

　　A.耳毒性　　　　　　　　　　　　　　B.肾毒性

　　C.肝毒性　　　　　　　　　　　　　　D.过敏反应

7.金黄色葡萄球菌引起的急、慢性骨髓炎的首选药是（　　　）。

　　A.红霉素　　　　　　　　　　　　　　B.克林霉素

　　C.氨苄西林　　　　　　　　　　　　　D.林可霉素

8.下列对四环素类的不良反应叙述错误的是（　　　）。

　　A.空腹口服易引起胃肠道反应

　　B.可导致幼儿乳牙釉质发育不全、牙齿发黄

　　C.不引起过敏反应

　　D.可引起二重感染

9.治疗伤寒和副伤寒的首选药物是（　　　）。

　　A.氯霉素　　　　　　　　　　　　　　B.四环素

　　C.土霉素　　　　　　　　　　　　　　D.多西环素

二、多项选择题

1.头孢菌素比青霉素稳定的原因是（　　　）。

　　A.头孢菌素的六元环比青霉素的五元环稳定

　　B.氢化噻嗪环中的双键与 β-内酰胺环中的氮原子孤电子对形成共轭

　　C.头孢菌素只有 2 个手性碳原子

　　D.头孢菌素的侧链在 7 位

　　E.头孢菌素的分子量比青霉素的大

2.下列药物属于 β-内酰胺酶抑制剂的是（　　　）。

　　A.氨苄西林　　　　　　　　B.克拉维酸

　　C.塞替派　　　　　　　　　D.舒巴坦

　　E.阿卡米星

3.青霉素结构改造的目的是希望得到（　　　）。

　　A.耐酶青霉素　　　　　　　B.广谱青霉素

　　C.价廉的青霉素　　　　　　D.无交叉过敏的青霉素

E.口服青霉素

4.属于半合成抗生素的药物有（　　　　）。

　　A.氨苄西林　　　　　　　　　B.氯霉素

　　C.土霉素　　　　　　　　　　D.米诺环素

　　E.阿米卡星

5.第一代头孢菌素的主要特征是（　　　　）。

　　A.对β-内酰胺酶很稳定　　　　B.对 G^+ 菌作用比第二、第三代头孢菌素

　　C.与青霉素有交叉过敏性　　　D.大剂量时可能产生肾毒性

　　E.对 G^- 杆菌的作用比第三代差

6.可供口服的抗生素药物是（　　　　）。

　　A.青霉素　　　　　　　　　　B.阿莫西林

　　C.头孢氨苄　　　　　　　　　D.苯唑西林

　　E.氯唑西林

7.克林霉素比林可霉素常用是因为（　　　　）。

　　A.抗菌作用强于林可霉素　　　B.口服吸收较林可霉素好

　　C.胃肠反应较林可霉素少　　　D.抗菌谱较林可霉素广

　　E.进入血脑屏障较林可霉素多

8.应制成粉针剂的药物是（　　　　）。

　　A.青霉素钠　　　　　　　　　B.链霉素

　　C.罗红霉素　　　　　　　　　D.苯巴比妥钠

　　E.四环素

9.下列对多西环素叙述正确的是（　　　　）。

　　A.口服吸收快,完全　　　　　B.抗菌作用较四环素强

　　C.可用于肾功能不良患者　　　D.作用持续时间较四环素长

　　E.不良反应主要为二重感染

10.理论上分析能发生水解反应的抗生素类有（　　　　）。

　　A.β-内酰胺类抗生素　　　　　B.氨基苷类抗生素

　　C.大环内酯类抗生素　　　　　D.巴比妥类

　　E.青霉素类抗生素

11.含酰胺结构的药物有（　　　　）。

　　A.β-内酰胺类抗生素　　　　　B.氨基苷类抗生素

　　C.大环内酯类抗生素　　　　　D.氯霉素类抗生素

　　E.青霉素类抗生素

12.下列有关氨基苷类抗生素的叙述正确的是（　　　　）。

　　A.溶液性质较稳定

　　B.对革兰氏阴性菌作用强

　　C.易透过血脑屏障,但不易透过胎盘屏障

D.抗菌机制是阻碍细菌蛋白质的合成

E.胃肠道不易吸收

三、简答题

1.头孢菌素类药物为何比青霉素类稳定?

2.四环素类抗生素在酸性、中性及碱性溶液中均不稳定,其原因是什么?

3.链霉素和其他氨基苷类抗生素有耳毒性吗?

四、实例分析

1.青霉素类抗生素是 β-内酰胺类中一大类抗生素的总称,因 β-内酰胺类作用于细菌的细胞壁,而人类只有细胞膜、无细胞壁,故对人类的毒性较小,除能引起严重的过敏反应外,在一般用量下其毒性不甚明显。但它不能耐受耐药菌株(如耐药金葡)所产生的酶,易被其破坏,且其抗菌谱较窄,主要对革兰氏阳性菌有效。试从结构上分析如何对其进行结构改造得到耐酸、耐酶、广谱的青霉素?

2.红霉素自问世至今,人们逐渐认识到了其许多不足,如口服吸收不规则、生物利用度较低、在胃酸中不稳定、清除半衰期短、有胃肠道刺激性等,近年来利用生物和化学方法半合成了许多衍生物。试分析如何对其进行结构改造得到化学性质更加稳定的衍生物?

第八章 化学合成抗感染药物

化学合成抗感染药是指化学合成的除抗生素外的用于抗病原微生物感染的药物。此类药物自生产以来，得到迅猛发展，是近几年临床上应用最广泛的药物之一，其销售额占全世界药品销售额的15%左右，位居第二位。近年来，抗感染药物滥用，致病微生物的耐药性问题日益严重，成为目前困扰抗感染治疗的一大难题。抗生素虽然属于抗感染药物，但其来源独特、种类和数量繁多，已在第七章中单独介绍。本章将讨论磺胺药及抗菌增效剂、喹诺酮类抗菌药、抗结核病药、抗真菌药、抗病毒药和抗寄生虫病药物。

📐 知识链接

感 染

感染是指病原体侵入人体并在体内繁殖的病理现象。感染后可引起组织损伤，导致不同的临床现象。感染常见有5种表现：①病原体被消灭或排至体外；②形成病原体携带状态，即病毒携带者、带菌者和携带寄生虫者；③隐性感染，即人体受病原体感染后，不出现症状，但能产生特异性免疫，如特异性抗体阳性、皮内试验阳性等，而且不易再感染该种病原体；④潜伏性感染，即病原体长期地潜伏在人体内，与人体的抵抗力保持平衡状态；⑤显性感染，即感染病原后出现症状，发生疾病。

第一节 磺胺药及抗菌增效剂

磺胺类药物是20世纪30年代发现的能有效防治全身细菌感染的第一类人工合成抗菌药。这类药物的发现，开创了人工合成抗菌药物治疗的新纪元，使死亡率很高的细菌性传染疾病得到控制。虽然磺胺类药物临床应用现已大部分被抗生素及其他合成抗菌药所取代，但其对某些感染性疾病仍具有较好疗效，尤与抗菌增效剂合用，使抗菌作用显著增强，且有价格低廉、使用方便、不易变质等特点，仍为目前临床较常用的一类抗菌药。

磺胺类药物多为白色或淡黄色结晶或结晶粉末；无臭，几乎无异味；难溶于水，易溶于乙醇、丙酮，几不溶于三氯甲烷、乙醚。具有一定的熔点。

关于磺胺类药物的作用机制有许多学说,其中以 Wood-Fields 学说为公认,并为实验所证实。细菌在二氢叶酸合成酶催化下,将对氨基苯甲酸(PABA)、谷氨酸及二氢蝶啶焦磷酸酯合成二氢叶酸。再经二氢叶酸还原酶还原为四氢叶酸,后者进一步合成叶酸辅酶F,该辅酶为细菌 DNA 合成中所需核苷酶合成提供一个碳单位。Wood-fields 学说认为磺胺类药物作用靶点是细菌的二氢叶酸合成酶,使其不能充分利用 PABA 合成二氢叶酸。抗菌增效剂甲氧苄啶通过抑制细菌二氢叶酸还原酶的活性,使二氢叶酸不能还原为四氢叶酸,影响细菌核酸的合成而产生抑制细菌作用。甲氧苄啶还能增强四环素、庆大霉素、红霉素等多种抗生素抗菌作用。

磺胺类药物与磺胺类增效剂合用使细菌的叶酸代谢受到双重阻断,从而使其抗菌作用增强数倍至数十倍,同时对细菌的耐药性减少,临床上多用其复方制剂,如图 8-1所示。

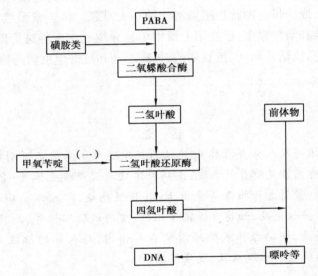

图 8-1　磺胺及甲氧苄啶影响细菌叶酸代谢示意图

知识链接

抗代谢原理

磺胺类药物是利用抗代谢原理进行设计的,开辟了从代谢拮抗寻找新药的途径,这是磺胺类药物在药物化学研究理论方面的巨大贡献。所谓抗代谢原理就是设计与生物体内基本代谢物的结构有某种程度相似的化合物,使其与基本代谢物竞争或干扰基本代谢物的被利用,或掺入生物大分子的合成之中形成伪生物大分子,导致致死合成,从而影响细胞的生长。抗代谢原理已广泛应用于抗菌及抗癌等药物设计中。

磺胺类药物抗菌作用较弱,易产生耐药性,目前主要用于敏感菌引起的全身感染、肠道感染和局部感染。

磺胺类药物不良反应较多,主要有泌尿系统损害,磺胺类药物或其乙酰化代谢产物在尿中溶解度较低,易析出晶体,引起血尿、结晶尿、尿痛,甚至尿闭等。服用磺胺嘧啶或磺胺甲噁唑时应适当增加饮水量并同服等量碳酸氢钠以碱化尿液,服用超过一周者,应定期检查尿常规。其他还可有过敏反应、血液系统反应、神经系统反应和消化系统反应等。新生儿、早产儿、孕妇不应使用磺胺药。肝功能受损者也应避免使用。

目前临床仍在使用的磺胺类药物及抗菌增效剂见表 8-1。

表 8-1 目前临床仍在使用的磺胺类药物及抗菌增效剂

药物名称	用途、主要不良反应
磺胺嘧啶 sulfadiazine	用途:为防治脑膜炎球菌所致流行性脑脊髓膜炎的首选药物。也应用于敏感菌所致呼吸道、消化道、泌尿系统、皮肤软组织等感染。与甲氧苄啶合用产生协同抗菌作用 主要不良反应:泌尿系统受损、过敏反应较为常见。当皮疹或其他反应早期征兆出现时应立即停药
磺胺甲噁唑 sulfamethoxazole	用途:主要用于敏感菌所致单纯性尿路感染、肠道感染、呼吸道感染的治疗 主要不良反应:常见变态反应,如药疹、过敏性皮炎、药物热、关节及肌肉痛、血清病样反应等。胃肠道反应一般较轻微,偶有血液系统、肝脏等不良反应
磺胺嘧啶银 Sulfadiazine silver	用途:主要用于防治创伤、烧伤等创面感染 主要不良反应:偶有局部刺激、短暂疼痛、皮疹等,对磺胺类药物过敏者禁用
甲氧苄啶 trimethoprim	用途:本品为抗菌增效剂。临床多用于磺胺类制成复方制剂,用于敏感菌所致呼吸道、尿路、肠道感染和脑膜炎、败血症以及伤寒、副伤寒等肠道传染病 主要不良反应:本品毒性较小,可引起恶心、呕吐等胃肠反应

🔖 **点滴积累**

磺胺类药物作用的靶点是细菌的二氢叶酸合成酶,抗菌增效剂甲氧苄啶通过抑制细菌二氢叶酸还原酶的活性,使二氢叶酸不能还原为四氢叶酸。当磺胺类药物与磺胺增效剂合用时使细菌的叶酸代谢受到双重阻断,从而使其抗菌作用增强数倍至数十倍,同时对细菌的耐药性减少,临床常用复方制剂。

第二节 喹诺酮类抗菌药

一、喹诺酮类药概述

喹诺酮类抗菌药是 20 世纪 60 年代发展的新一代抗菌药物,此类药物的问世具有划时代的意义。此类药物抗菌谱广、活性强、毒性低,与多数抗菌药物尤其是多数抗生素类药物之间无交叉耐药性,而且容易人工合成,其中一些药物的抗菌作用可完全与优良的半合成头孢菌素媲美。自 1962 年萘啶酸问世以来,喹诺酮类抗菌药目前已发展到第三代,有二十几个品种在临床上使用,为合成抗菌药的重要分支。

喹诺酮类药物通过抑制敏感菌 DNA 螺旋菌,从而抑制细菌合成所需的蛋白质而杀死细菌。

✖ 难点释疑

杀菌剂、抑菌剂、多重耐药性及交叉耐药性

1.杀菌剂和抑菌剂的相对性:"杀菌"和"抑菌"是相对的。对极敏感细菌,应用较大量抑菌剂,则血清和组织中的药物浓度也足以杀菌;而低浓度的杀菌剂对较不敏感的细菌也只能起抑制作用。

2.多重耐药性(MDR)是指病原体同时对多种抗微生物药物发生的耐药性。

3.交叉耐药性是指病原体间的耐药性互相传递,使得多种病原体同时对某种抗菌药或某种病原体对某类药物敏感性降低。交叉耐药性多见于结构相似的抗菌药物之间,如目前大肠埃希菌对喹诺酮类的交叉耐药率已超过 60%。

目前临床主要使用的第三代喹诺酮类抗菌药的代表药物为诺氟沙星、环丙沙星和氧氟沙星。药物结构中都引入氟,C7 位引入哌嗪基或吡咯啉基的衍生物,又称氟喹诺酮类,为目前临床广泛应用的喹诺酮类药物。此类药物具有更广的抗菌谱,它们不仅对革兰氏阴性菌显活性,而且对革兰氏阳性菌也有明显的抑制作用。在组织中有良好的渗透性,除在脑组织和脑髓骨外,在其他组织和液体中均有良好的分布。例如,可用于尿道感染、淋病、呼吸道感染、皮肤感染、骨和关节感染、腹腔感染、胃肠道感染、伤寒、败血症及慢性阻塞性呼吸道疾病的急性发作,某些第三代喹诺酮类抗菌药还具有抗结核作用。本品极易和 Ca^{2+}、Mg^{2+}、Zn^{2+} 等金属离子形成配合物,不仅降低药物的抗菌活性,同时也使体内的金属离子流失,尤其对妇女、老人和儿童引起缺钙、缺锌、贫血等不良反应。使用这类药物时,不宜和牛奶等含钙、铁的食物或药品同服,同时老人和儿童也不宜大剂量长时间使用。

二、常用喹诺酮类药物

吡哌酸 Pipemidic Acid

【抗菌作用及临床应用】 本品为第二代喹诺酮类代表药,对革兰氏阴性杆菌,如大肠埃希菌、肺炎克雷伯菌、产气肠杆菌、奇异变形杆菌、沙雷菌属、伤寒沙门菌、志贺菌属、铜绿假单胞菌等具抗菌作用。口服吸收在体内不被代谢,多以原形经肾排泄。主要用于敏感革兰氏阴性菌和葡萄球菌所致尿路、肠道和耳道感染等。

【不良反应】 主要为恶心、上腹不适、食欲减退、稀便或便秘等胃肠道反应。本品用于数种幼龄动物时,可引起关节病变,不宜用于18岁以下小儿及青少年。孕妇、哺乳期妇女不宜应用。

【剂型及规格】 因本品在水中溶解度较小,临床上仅有片剂和胶囊剂。片剂:每片0.25 g;0.5 g。胶囊剂:每粒0.25 g。

诺氟沙星 Norfloxacin

【抗菌作用及临床作用】 又名氟哌酸。本品为20世纪70年代末期开发的第三代喹诺酮类抗菌药,在6位引入氟原子,加之7位哌嗪基团的存在,此类药物具有良好的组织渗透性和抗菌活性。对大肠埃希菌、痢疾杆菌、伤寒杆菌、沙雷菌、肺炎杆菌、流感杆菌、铜绿假单胞菌、淋球菌等大多革兰氏阴性致病菌有高效杀菌作用。对葡萄球菌、链球菌、厌氧菌等有较强杀菌作用。主要用于敏感菌所致肠道、泌尿道、妇产科感染和淋病,也可外用治疗皮肤和眼部的感染。对支原体、衣原体、军团菌属感染无临床价值。

【不良反应】 本品可发生胃肠道反应,偶有转氨酶升高、外周神经刺激症状。本品可影响承重关节及骨发育,儿童、孕妇及哺乳期妇女禁用。

【剂型及规格】 软膏剂:每支0.1 g。胶囊:每粒0.1 g。

环丙沙星 Ciprofloxacin

【化学性质】 又名环丙氟哌酸。本品稳定性好,室温下保存5年未见变化。但在酸性下加热或长时间光照下,可检出类似诺氟沙星的哌嗪环开环产物和脱羧产物。

🔍 **案例分析**

盐酸环丙沙星在制剂生产中与金属器皿接触,可能发生颜色改变。

分析:

本品极易和钙、镁、锌、铝等金属离子形成配合物,降低药物的抗菌活性,使用时应注意。在生产中禁与金属容器接触,防止容器溶解的微量金属离子与药物形成配合物而引起变色变质。

【抗菌作用及临床应用】 本品对肠杆菌、流感杆菌、铜绿假单胞菌、脆弱拟杆菌、淋球菌、军团菌、金黄色葡萄球菌、链球菌的最低抑菌浓度显著低于其他同类药物及头孢菌素、氨基苷类等抗生素。临床用于敏感菌所致呼吸系统、肠道、胆道、泌尿生殖系统、皮肤、软组织、骨关节等感染及败血症。对多重耐药伤寒杆菌所致伤寒有良好疗效。

【不良反应】 本品常见腹部不适或疼痛、腹泻、恶心或呕吐等胃肠道反应。可有头昏、头痛、嗜睡、皮疹等神经系统反应及过敏反应。偶有粒细胞减少及血清转氨酶、血肌酐、尿素氮增高。由于本药可引起未成年动物关节病变,因此孕妇禁用,哺乳期妇女应用本品时应暂停哺乳。婴幼儿及 18 岁以下青少年不宜使用。

【剂型及规格】 片剂:每片 0.25 g。胶囊:每粒 0.25 g。滴眼液:每支 5 mL;8 mL。

难点释疑

环丙沙星抗菌活性比较

环丙沙星为诺氟沙星分子中 1 位乙基被环丙基取代所得的喹诺酮类抗菌药。虽然抗菌谱与诺氟沙星相似,但对肠杆菌、铜绿假单胞菌、流感嗜血杆菌、淋球菌、链球菌、军团菌、金黄色葡萄球菌、脆弱拟杆菌等的最低抑菌浓度为 $0.008 \sim 2$ μg/mL,这显然优于其他同类药物及头孢菌素和氨基苷类抗生素。另外,对耐 β-内酰胺类或耐庆大霉素类致病菌也有效,这使得环丙沙星在临床上被广泛使用。

其他常用的喹诺酮类抗菌药见表 8-2。

表 8-2 其他常用的喹诺酮类抗菌药

药物名称	用途、主要不良反应
氧氟沙星 Ofloxacin	用途:主要用于敏感菌所致的呼吸道感染、泌尿生殖道感染、胆道感染、皮肤软组织感染及盆腔感染等 主要不良反应:主要为消化道反应,如腹部不适、恶心、呕吐、腹痛、腹泻等。还可有头痛、失眠、皮疹、瘙痒等
左氧氟沙星 Levofloxacin	用途:其抗菌活性是氧氟沙星的两倍。对敏感菌引起的各种急、慢性感染,难治的感染均有良好效果 主要不良反应:不良反应发生率低于多数氟喹诺酮类药物,主要不良反应是胃肠道反应
洛美沙星 Lomefloxacin	用途:主要用于敏感细菌引起的呼吸道感染,泌尿生殖系统感染,胃肠道细菌感染,腹腔、胆道、伤寒等感染 主要不良反应:主要为胃肠道反应。本品对小鼠皮肤具有光致癌作用,应提醒患者在用药期间避免照射

续表

药物名称	用途、主要不良反应
氟罗沙星 fleroxacin	用途：主要用于敏感菌引起的中、重度呼吸系统，泌尿系统，消化系统以及皮肤软组织感染，败血症，妇科感染等 主要不良反应：主要为消化反应及神经系统反应。本品易产生光敏反应，用药期间应避免日晒
司氟沙星 sparfloxacin	用途：主要用于敏感菌所致的呼吸系统、泌尿生殖系统和皮肤软组织感染，也可用于骨髓炎和关节炎等 主要不良反应：可能引起上腹部不适、恶心、腹泻、皮疹、头痛等，偶见肌腱炎、过敏综合征等
莫西沙星 moxifloxacin	用途：主要用于敏感菌所致的上呼吸道和下呼吸道感染，也可用于皮肤、软组织感染等 主要不良反应：轻中度腹痛、头痛、恶心、腹泻、呕吐、消化不良等

尿碱化药可降低环丙沙星在尿中的溶解度，导致结晶尿和肾毒性；含铝或镁的制酸药可减少环丙沙星口服的吸收；去羟肌苷可减少环丙沙星的口服吸收。建议与以上药品避免合用。环丙沙星与茶碱类合用时可能出现茶碱中毒症状，合用时应测定茶碱类血药浓度和调整剂量。环孢素与环丙沙星合用时，其血药浓度升高，必须监测环孢素血浓度，并调整剂量。环丙沙星与华法林同用时可增强其抗凝作用，合用时应严密监测患者的凝血时间。丙磺舒可减少环丙沙星自肾小管分泌，合用时可因环丙沙星血浓度增高而产生毒性。环丙沙星干扰咖啡因的代谢，从而导致咖啡因消除减少，并可能产生中枢神经系统毒性。

🐦 点滴积累

1.喹诺酮类药物通过抑制敏感菌 DNA 螺旋酶，从而抑制细菌合成所需的蛋白质而杀死细菌。

2.目前临床主要使用的第三代喹诺酮类抗菌药的代表药物为诺氟沙星、环丙沙星和氧氟沙星。

3.喹诺酮类药物结构中的 3 位羧基与 4 位羰基极易和钙、镁、锌等金属离子形成配合物，不仅降低药物的抗菌活性，同时也使体内的金属离子流失，尤其对妇女、老人和儿童易引起缺钙、缺锌、贫血等不良反应。

第三节　抗结核病药物

一、抗结核病药物概述

结核病是结核分枝杆菌引起的慢性传染病,可侵及多个脏器。肺结核最为常见,其余有结核性脑膜炎、淋巴结结核、骨结核、肾结核等。随着抗结核病药物的有效运用,人类对结核病的治疗取得显著成效,发病率及死亡率均在很大程度上得到控制。近年来,耐药性结核杆菌感染、抗结核治疗不规范等多种原因,使结核病在世界范围内流行增多,重新成为危害人类健康、造成死亡的重要传染病。

抗结核病药是一组化学结构不同,通过不同作用机制抑制结核杆菌生长繁殖,或杀灭结核杆菌的药物。根据化学结构的不同可分为抗结核抗生素和合成抗结核药。抗结核抗生素主要有链霉素、利福平等。合成抗结核药主要包括异烟肼、乙胺丁醇等。

知识链接

抗结核病药的分类

临床上根据抗结核病药抗菌作用强弱、不良反应及临床作用的不同,主要分为两类:①一线药物:主要的抗结核病药,疗效高、不良反应少、患者较易耐受,常作为初治病例的药物使用,包括异烟肼、利福平、乙胺丁醇、吡嗪酰胺、链霉素等;②二线药物:次要的抗结核病药,作用稍弱,毒性较大,多作为复治病例的配伍药物,如对氨基水杨酸、丙硫异烟胺、乙硫异烟胺、卡那霉素、卷曲霉素和环丝氨酸等。此外,近几年又开发出一些疗效较好、毒副作用相对较小的新一代的抗结核药,如利福喷汀、利福定和司帕沙星等。其中,一线抗结核药及对氨基水杨酸与丙硫异烟胺被列为国家基本药物。

二、常用抗结核病药物

(一)抗生素抗结核病药

案例分析

患者受凉后低热、咳嗽、咳白色黏痰,给予抗生素及祛痰治疗 1 个月,症状不见好转,体重逐渐下降,来诊。拍胸片诊为"浸润型肺结核"。利福平 450 mg/d,空腹顿服;异烟肼

300 mg/d,顿服。治疗 3 个月,症状逐渐减轻,继续巩固治疗半年,症状消失,再复查胸片正常。

分析:

利福平具有广谱抗菌作用,对结核杆菌和麻风杆菌作用强,主要用于各种类型结核病的初治和复治。异烟肼对各种类型的结核病患者均为首选药物。两者合用可有效地治疗肺结核。

利福平 Rifampin

【抗菌作用及临床作用】　又名甲哌利福霉素。水溶液遇光易氧化损失效价。本品在 pH 值为 4.0~6.5 条件中稳定。本品具有广谱抗菌作用,对结核杆菌和麻风杆菌作用强。对繁殖期和静止期结核杆菌均有效。对多数革兰氏阳性菌和阴性球菌如金黄色葡萄球菌、脑膜炎球菌等均有强大的抗菌作用,对一些阴性杆菌如大肠埃希菌、流感杆菌、铜绿假单胞菌等也有抑制作用,高浓度对衣原体和某些病毒也有作用。抗菌机制为抑制细菌 DNA 依赖 RNA 聚合酶(DDRP),阻碍 mRNA 的合成。主要用于各种类型结核病的初治和复治。用于耐药金黄色葡萄球菌和其他敏感菌所致感染,也用于严重的胆道感染。本品极易产生耐药性,通常不单独应用,常与其他抗结核病药合用,防止耐药性的产生。

【不良反应】　本品胃肠道反应较常见,多不严重,患者可耐受。慢性肝病患者、嗜酒者服用或与异烟肼合用时可见黄疸、肝大等肝损害。再大剂量间歇疗法后较易出现"流感综合征"样反应,表现为发热、寒战、头痛、肌肉酸痛等症状。偶有过敏反应,严重可致过敏性休克。本药对动物有致畸作用,孕妇禁用。

【剂型及规格】　片剂:每片 0.15 g。胶囊:每粒 0.15 g;0.3 g。

以利福平为基础,进一步合成新的衍生物,其中在临床和药效方面较为突出的有利福定(rifandia)和利福喷汀(rifapentine)。利福定在临床上主要与其他抗结核药物联用治疗各型结核病,对胃肠道有轻微刺激性,偶有恶心、呕吐、腹泻等主要不良反应,对肾脏、造血系统无明显损害。利福喷汀在临床上主要与其他抗结核药联用于各种结核病的初治与复治,也可用于非结核性分枝杆菌感染的治疗。少数病例可出现白细胞、血小板减少,皮疹,头昏,失眠等不良反应。

(二)合成抗结核病药

异烟肼 Isoniazid

【抗菌作用及临床应用】　又名雷米封。本品对结核杆菌具高度选择性,对繁殖期及静止期结核杆菌均有强大作用,尤对繁殖期结核杆菌,呈杀菌作用。可渗入纤维化、干酪化病灶及细胞内发挥作用。异烟肼对各种类型的结核病患者均为首选药物。除早期轻症肺结核或预防时可单用外,常需与其他一线药合用。对粟粒性结核和结核性脑膜炎应增大剂量,延长疗程,必要时注射给药。

【不良反应】　本品在一般剂量时不良反应较小,仅有眩晕、失眠、反射亢进等。如大剂量长期应用,可引起维生素 B_6 缺乏症,表现为周围神经炎及中枢神经症状。精神失常或癫痫病史及肝功能明显减退者禁用,疗程中忌饮酒。

【剂型及规格】 片剂:每片 50 mg;100 mg;300 mg。注射剂:注射用异烟肼是粉针剂,每支 0.1 g(100 ℃、30 min 灭菌,使用前再配成水溶液,并应用盐酸调 pH 值为 5~6。本品可与铜离子、铁离子、锌离子等金属离子螯合。配制注射剂时应避免与金属器皿接触)。

课堂活动

课堂讨论:可否用铁制容器配制异烟肼注射液?

乙胺丁醇 Ethambutol

【抗菌作用及临床应用】 本品对分枝杆菌有较强抑制作用,对细胞内和细胞外结核杆菌杀菌作用强;对耐异烟肼、链霉素或其他抗结核药物的结核杆菌仍有效。单用时可产生耐药性,与其他抗结核药物无交叉耐药性。其作用机制为与二价金属离子,如 Mg^{2+} 配合,阻止菌体内亚精胺与 Mg^{2+} 结合,干扰细菌 RNA 的合成,起到抑制结核杆菌的作用。用于各种结核病,特别是对链霉素和异烟肼治疗无效的患者。对氨基水杨酸和异烟肼及利福平合用效果更好。

【不良反应】 本品在治疗剂量下较为安全,但连续大量使用 2~6 个月可产生不良反应,如球后视神经炎引起的弱视、视野缩小、红绿色盲等,停药后可恢复。偶见过敏反应、胃肠反应及高尿酸血症等。

【剂型及规格】 片剂:每片 0.25 g。胶囊:每粒 0.25 g。

其他常见的合成抗结核病药物见表 8-3。

表 8-3 常见的合成抗结核病药

药物名称	用途、主要不良反应
吡嗪酰胺 pyrazinamide	用途:仅对分枝杆菌有效,与其他抗结核药联合用于治疗结核病 主要不良反应:易发生关节痛;较少发生食欲减退、发热、乏力、眼或皮肤黄染、畏寒等
对氨基水杨酸钠 sodium aminosalicylate	用途:与异烟肼、利福平、链霉素等合用以增强疗效,延缓耐药性的产生 主要不良反应:常见胃肠道炎反应及过敏反应,长期大量使用可出现肝功能损害
丙硫异烟胺 protionamide	用途:主要与其他抗结核病药联合应用,治疗各型结核病 主要不良反应:主要为胃肠道反应和肝损害,偶见精神障碍
乙硫异烟胺 ethionamide	用途:仅用于一线抗结核药治疗无效的患者,并需联合使用其他抗结核药 主要不良反应:较多且发生率高,以胃肠道反应常见,患者难以耐受。孕妇和12岁以下儿童不宜使用

利福平是肝药酶诱导剂,可加速自身及许多药物的代谢,能使许多药物如糖皮质激素、口服抗凝血药、巴比妥类药物、磺酰脲类口服降血糖药、洋地黄毒苷、美沙酮、维拉帕米、普萘洛尔等作用降低;对氨基水杨酸可延缓利福平的吸收,使其在血中达不到足够的浓度;利福平与异烟肼或对氨基水杨酸合用可增加肝毒性。异烟肼为肝药酶抑制剂,可使双香豆素类抗凝血药、苯妥英钠及交感胺的代谢减慢,血药浓度升高,合用时应调整剂量。饮酒和与利福平合用均可增加对肝的毒性作用。与肾上腺皮质激素合用时,血药浓度降低。

三、拮抗核病药的应用原则

抗结核化学药物的治疗是治疗结核病的主要手段。早期、联合、适量、全程规律用药是结核病药物治疗的基本原则。

1.早期用药

早期病灶内结核菌生长旺盛,对药物敏感,病灶部位血液供应丰富,药物易渗入病灶内,达到高浓度,加之机体状态较好,抵抗力较强,此时药物治疗效果最佳。

2.联合用药

根据不同病情和抗结核药的作用特点,联合两种或两种以上药物联用以增强疗效,并可避免严重的不良反应和延缓耐药性的产生,未经治疗的结核病致病菌多对抗结核药物敏感,但能或快或慢地产生耐药性,尤其结核病治疗是一个较长期的过程。为了提高疗效,防止或延缓耐药性的产生,必须联合用药。

3.用药适量

药量不足,组织内药物难以达到有效浓度,且易诱发细菌产生耐药性使治疗失败;药物剂量过大则易产生严重不良反应而使治疗难以继续。

4.全程规律用药

严格按用药方案用药是保证治疗成功的关键,未坚持全程规律用药是导致治疗失败或复发的主要原因。结核病是一种容易复发的疾病,过早停药会使已被抑制的细菌再度繁殖或迁延,导致治疗失败。规律全程用药,不要过早停药是治疗成功的关键。

目前,结核病治疗方案主要有以下3种:

(1)标准疗法:采用每日给药,疗程长(12~18个月),疗效好,但患者难坚持,易出现不规律用药或过早停药而使治疗失败。

(2)间歇疗法:采用减少用药次数(每周2次),达到与长程疗法相同的效果,并减轻不良反应。对毒性小的利福平、异烟肼可增加每次用量。

(3)短程疗法:将疗程缩短为6~9个月,采用杀菌力强的抗结核药合用,以在短期内杀灭体内结核杆菌。

1.利福平具有广谱抗菌作用,对结核杆菌和麻风杆菌作用强,主要用于各种类型结核病的初治和复治。

2.异烟肼对各种类型的结核病患者均为首选药物,但其可与 Cu^{2+}、Fe^{3+}、Zn^{2+} 等金属离子螯合,形成有色螯合物,配制注射剂时应避免与金属器皿接触。

3.早期、联合、适量、全程规律用药是结核病药物治疗的基本原则。

第四节 抗真菌药物

一、抗真菌药物概述

自然界大多数真菌对人类无害,只有少部分可引起真菌疾病。真菌感染一般分为两类:一类为浅表部真菌感染;另一类为深部真菌感染。前者常由各种癣菌引起,主要侵犯皮肤、毛发、指(趾)甲、口腔或阴道黏膜等,发病率高。后者常发生于深部组织和内脏器官,致病菌为白色念珠菌、新型隐球菌,可引起炎症、坏死或脓疡等,发病率虽低,但病情严重甚至危及生命。近年来,广谱抗生素、免疫抑制剂及糖皮质激素的应用增多,深部脏器的真菌感染发病率越来越高、越来越严重,对抗真菌药物的研究与开发日益受到重视。

抗真菌药物是指能抑制或杀死真菌生长或繁殖的药物。根据化学结构的不同可分为抗生素类抗真菌药、唑类抗真菌药和其他类抗真菌药。

二、常用抗真菌药

(一)抗生素类

抗真菌抗生素根据结构特点,分为多烯类和非多烯类。非多烯类抗生素主要对浅表真菌有效,其代表药物主要为灰黄霉素(griseofulvin)和西卡宁(siccanin)。其中灰黄霉素对皮肤真菌有效,但有一定毒性,一般外用。西卡宁用于浅表真菌感染,疗效与灰黄霉素相似,不良反应少见。

从 1951 年开始至今,已发现了由放线菌产生的 60 多种烯类抗生素。庚烯类抗生素的代表药物为两性霉素 B(amphotericin B)。丁烯类抗生素主要为制霉菌素(nystatin),被推荐为治疗由白色念珠菌感染而引起艾滋病患者的鹅口疮和食管炎。

其中两性霉素 B 毒性大,不良反应多见,但它是某些致命性全身真菌感染的唯一有效的治疗药物,本品的使用必须从其拯救生命的效益和可能发生的不良反应的危险性两个方面权衡考虑。

🔖 **知识链接**

深部真菌病的发病原因

深部真菌病的主要易感因素有以下几个方面:①大量、长期或多联使用广谱和高效抗生素;②使用激素或免疫抑制剂;③老年患者;④严重的基础疾病,如白血病、肺癌和肝癌等恶性肿瘤、慢性肾炎、尿毒症、肾移植术后、慢性阻塞性肺疾患、天疱疮、脑出血、糖尿病和艾滋病(AIDS)等;⑤器官移植;⑥器官插管和导尿管等各种导管介入治疗;⑦放疗、化疗。

深部真菌感染一旦发生,往往病情重、疗程长、费用高、预后较差。

深部真菌病用药有制霉菌素、两性霉素 B、氟康唑、酮康唑等。

(二)唑类

唑类抗真菌药为 20 世纪 60 年代后发展起来的一类合成抗真菌药,包括咪唑类和三唑类。咪唑类有克霉唑、咪康唑和酮康唑等,主要为局部用药;三唑类有氟康唑和伊曲康唑等,其中氟康唑用作治疗深部真菌感染药。本类药选择性抑制真菌细胞色素 P450 依赖酶,抑制真菌细胞膜麦角固醇合成,使通透性增加,胞内重要物质外漏而使真菌死亡。

硝酸益康唑 Econazole Nitrate

【抗菌作用及临床应用】　本品通过抑制真菌细胞色素 P450,抑制真菌细胞内麦角固醇的生物合成而起作用。主要局部应用治疗阴道、皮肤或者指甲的真菌感染。

【不良反应】　本品偶见局部刺激、瘙痒或烧灼感。

【剂型及规格】　乳膏:每只 0.1 g。栓剂:每枚 50 mg;150 mg。

其他常见的唑类抗真菌药物见表 8-4。

表 8-4　常见的唑类抗真菌药物

药物名称	用途、主要不良反应
氟康唑 fluconazole	用途:主要用于念珠菌和隐球菌病及各种真菌引起的脑膜炎和颅内真菌感染 主要不良反应:不良反应较少,常见有恶心、呕吐、腹痛、头痛及肝功能异常等。哺乳期妇女及儿童禁用,孕妇慎用
酮康唑 ketoconazole	用途:口服可有效治疗深部、皮下及浅表真菌感染,也可局部用药治疗浅表部真菌感染 主要不良反应:常见恶心、呕吐等肠胃道反应,以及皮疹、头晕、嗜睡、畏光等,偶见肝毒性
咪康唑 miconazole	用途:局部应用治疗阴道、皮肤或指甲的真菌感染 主要不良反应:常见局部刺激、瘙痒和灼热感,偶见荨麻疹、皮肤丘疹等过敏反应

续表

药物名称	用途、主要不良反应
克霉唑 clotrimazole	用途:治疗皮肤癣菌所致体癣、手癣、足癣及阴道、耳道真菌感染 主要不良反应:偶见过敏反应和一过性刺激症状,如瘙痒、刺痛、红斑、水肿等
伊曲康唑 itraconazole	用途:有效治疗深部、皮下及浅表真菌感染,为治疗罕见真菌如组织胞浆菌感染和芽生菌感染的首选药物 主要不良反应:主要为胃肠道反应、头痛、头昏、低血钾、高血压、水肿和皮肤瘙痒等

(三)其他类

1981 年发现了烯丙胺型化合物萘替芬(naftifine),随后又发现了抗真菌活性更高、毒性更低的特比萘芬(terbinafine)和布替萘芬(butenafine)。

萘替芬类药物具有较高的抗真菌活性,局部外用治疗皮肤癣菌的效果优于益康唑,治疗白念珠菌病的效果同克霉唑。因其良好的抗真菌活性和新颖的结构特征而受到重视。另外,胞嘧啶衍生物氟胞嘧啶(flucytosine)对念珠菌、隐球菌等疗效较好。

点滴积累

1.浅表部真菌感染常由各种癣菌引起,发病率高。深部真菌感染常发生于深部组织和内脏器官,发病率虽低,但病情严重甚至危及生命。

2.两性霉素 B 毒性大,不良反应多,但它是某些致命性全身真菌感染的唯一有效的疗药物,本品的使用必须从其拯救生命的效益和可能发生的不良反应的危险性两个方面权衡考虑。

第五节 抗病毒药物

一、抗病毒药物概述

病毒性感染病是严重危害人类健康的传染病,临床传染性疾病约 75% 由病毒引起,某些病毒感染的致死率或致残率很高,并发症严重。迄今,全世界已发现的病毒超过 3 000 种,而且新的病毒还在不断被发现,其中使人类致病的病毒有 1 200 多种。20 世纪 80 年代以来,科学家新发现重要的人类传染性病毒有人获得性免疫病毒(HIV)、SARS 冠状病毒、人疱疹 8 型病毒(HHV-8)、埃博拉(Ebola)病毒、肺和肾综合出血热辛诺伯(Sin Nombre)病毒、南美出血热 Sabi 病毒和 Guanarito 病毒、高致病性 H5N1 禽流感病毒以及新型冠状病毒（COVID-19）等。

病毒是病原性微生物中最小的一种，在细胞内繁殖，其核心是核糖核酸（RNA）或脱氧核糖核酸（DNA），外壳是蛋白质，不具有细胞结构。病毒寄生在宿主细胞内，依赖宿主细胞代谢系统进行增殖复制。在病毒基因提供的遗传信息调控下合成病毒核酸和蛋白质，然后在胞浆内包装配为成熟的感染性病毒体，以各种方式自细胞释出而感染其他细胞。多数病毒缺乏酶系统，不能独立自营生活，必须依靠宿主的酶系统才能使其本身繁殖（复制）。病毒核酸有时整合于细胞内，不易消除。抗病毒药研究发展缓慢。

抗病毒感染的途径很多，如直接抑制或杀灭病毒、干扰病毒吸附、阻止病毒穿入细胞、抑制病毒生物合成、抑制病毒释放或增强宿主抗病毒能力等。

按化学结构的不同，抗病毒药物包括三环胺类、核苷类和其他类。本节只介绍常用的核苷类抗病毒药物。

知识链接

抗病毒药物的发展

抗病毒药物的研究始于 20 世纪 50 年代，1959 年发现碘苷对某些 DNA 病毒有抑制作用，但由于其严重的骨髓抑制作用而被禁止全身使用，目前只局部应用治疗疱疹性角膜炎。20 世纪 70 年代末，随着第一个安全有效抗病毒药阿昔洛韦的问世，干扰病毒因子 DNA 合成的抗病毒药物的研制开始了。20 世纪 90 年代初，艾滋病在全球传播，促进了抗反转录病毒 HIV（人类免疫缺陷病毒）药，如齐多夫定等的研制，极大地推动了抗病毒药物的发展。

二、常用抗病毒药物

利巴韦林 Ribavirin

【药理作用及临床应用】　又名三氮唑核苷、病毒唑。本品为人工合成鸟苷类衍生物，为广谱抗病毒药。对流感病毒（A 型、B 型）、DNA 和 RNA 病毒均有效，但对乙肝病毒作用不明显；对病毒性肺炎、甲型肝炎、疱症、麻疹有防治作用，但临床评价不一。国内已证实对流行性出血热特别是早期疗效明显，有降低病死率、减轻肾损害、降低出血倾向、改善全身症状等作用。临床用于病毒性呼吸道感染和疱疹病毒，如角膜炎、结膜炎、口炎、小儿腺病毒肺炎等。

【不良反应】　本品常见的不良反应有贫血、乏力等，停药后即消失。头痛、失眠、食欲减退、恶心、轻度腹泻、便秘等少见。动物实验有致畸作用，妊娠初期 3 个月者禁用。

【剂型及规格】　片剂：每片 20 mg；50 mg；100 mg；200 mg。注射液：100 mg（1 mL）。

阿昔洛韦 Acyclovir

【药理作用及临床应用】　又名无环鸟苷。本品可选择性抑制病毒 DNA 多聚酶，阻止病毒 DNA 的复制。对人疱疹病毒有效,对单纯疱疹病毒抑制作用最强,对乙型肝炎病毒也有一定作用。本品为单纯疱疹病毒感染的首选药。主要用于防治 Ⅰ 型及 Ⅱ 型单纯疱疹病毒引起的感染、带状疱疹病毒感染、乙型肝炎等。

【不良反应】 本品不良反应少,常见为胃肠道功能紊乱、头痛和斑疹。静脉滴注可致静脉炎。有致畸作用,孕妇禁用。

【剂型及规格】 片剂:每片 0.1 g;0.2 g。胶囊:每粒 0.2 g。粉针剂:250 mg/支。滴眼剂:0.1%,8 mL/支。

难点释疑

病毒性肝炎的分型

根据病毒的生物特征、临床、流行病学特征将病毒性肝炎分为甲、乙、丙、丁、戊、庚 6 型,急性病毒性肝炎包括甲型、戊型病毒性肝炎及非嗜肝病毒性肝损害,此类肝炎属于自限性的,一般以保证休息和摄入易消化吸收的营养为主,过度治疗对患者无益。乙、丙型较为严重,可演变为慢性肝炎、肝硬化及原发性肝癌,且目前仍缺少有效的治疗方法。系统的乙肝治疗包括抗病毒、抗纤维化、保肝、免疫调节等几个方面,其中有些属于对症治疗,有些属于对因治疗。过去很长一个阶段只注意保肝治疗,甚至错误地认为转氨酶正常了,肝脏的损害就停止了。其实,保肝不过是治标而没有治本,当前在医学界已经达成共识,治疗乙肝最关键的措施还是抗病毒治疗。

齐多夫定 Zidovudine

【药理作用及临床应用】 又名叠氮胸苷,缩写 AZT,商品名克度、立妥威。本品是第一个上市的抗 HIV 药,也是治疗 AIDS 的首选药。可降低 HIV 感染患者的发病率,并延长其存活期;可显著减少 HIV 从感染孕妇到胎儿的子宫转移发生率;除了抑制人和动物的反转录病毒外,也能治疗 HIV 诱发的痴呆和血栓性血小板减少症。用于治疗 HIV 感染的成年人和儿童。

【不良反应】 本品最常见贫血、中性粒细胞减少症、白细胞减少、再生障碍性贫血,也可引起恶心、腹痛、呕吐等胃肠道不适症状,剂量过大可出现焦虑、精神错乱和震颤。

【剂型及规格】 片剂;每片 0.3 g。

知识链接

"鸡尾酒"疗法

该疗法是在新思路指导下的联合用药,被誉为艾滋病治疗中的一个里程碑。临床实践表明,单独使用任何一种抗反转录病毒药物,均易产生耐药性,并且毒性很大,往往不能达到满意效果,目前,已经不再推崇单一的治疗。相反,积极鼓励选用没有重叠毒性作用,而又有抗病毒协同作用的药物联合治疗,是目前针对 AIDS 公认有效的治疗方法。

"鸡尾酒"疗法就是将反转录酶抑制剂和蛋白酶抑制剂联合应用,分别作用于 HIV 复制周期中的不同阶段、不同细胞群和细胞部位,减少抗药病毒株出现,减少各协同药物剂量和毒性。大多数情况下,连续治疗几个月,就能使病毒负荷量降低 90% 以上。一般选用 2 种核苷类和 1 种二代的蛋白酶抑制剂,这种疗法对病毒负荷量的降低达到 99%,且 3 年内保持稳定。

"鸡尾酒"疗法有一定缺陷,如强烈的消化道反应,有人甚至因为无法忍受而拒绝服药。此外治疗费用昂贵(每年仅药费一项可达 2 万美元)。

其他常见的核苷类抗病毒药物见表 8-5。

表 8-5 其他常见核苷类抗病毒药物

药物名称	用途、主要不良反应
伐昔洛韦 valacyclovir	用途:用于治疗带状疱疹和原发性生殖器疱疹 主要不良反应:偶见恶心、腹泻和头痛
更昔洛韦 ganciclovir	用途:用于艾滋病、器官移植、恶性肿瘤时严重巨细胞病毒感染性肺炎、肠炎及视网膜炎等 主要不良反应:骨髓抑制等发生率较高
阿糖腺苷 vidarabine	用途:用于单纯疱疹脑炎,局部外用治疗单纯疱疹病毒性角膜炎 不良反应:有恶心、呕吐、腹泻、腹痛等胃肠反应,偶见骨髓抑制,孕妇禁用
拉米夫定 lamivudine	用途:用于慢性乙型肝炎。与其他药物合用治疗 HIV 感染 主要不良反应:主要为头痛、失眠、疲劳和胃肠道不适等
司他夫定 stavdine	用途:本品适用于 HIV 感染者的联合用药。常用于不能耐受齐多夫定或齐多夫定治疗无效的患者 不良反应:主要为外周神经病变,表现为手足麻木、刺痛

点滴积累

1.利巴韦林为人工合成鸟苷类衍生物,为广谱抗病毒药。对流感病毒(A 型、B 型)、DNA 和 RNA 病毒均有效。

2.阿昔洛韦可选择性抑制病毒 DNA 多聚酶,阻止病毒 DNA 的复制,为单纯疱疹病毒感染的首选药。

3.齐多夫定是第一个上市的抗 HIV 药,也是治疗 AIDS 的首选药。

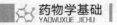
第六节 抗寄生虫病药物

一、抗寄生虫病药物概述

寄生虫病遍布于世界各地,在一些发展中国家,寄生虫病发病率高达80%。其发病率往往与一个国家的经济水平呈负相关。中华人民共和国成立前,寄生虫病是常见病,当时广泛流行的有血吸虫病、疟疾等。中华人民共和国成立后,经济不断发展,人民生活水平不断提高,现在我国寄生虫病发病率已经明显下降,抗寄生虫药物市场份额在整个药物中所占比例越来越小。

知识链接

寄生虫病的分类

寄生虫病一般包括:①蠕虫病类,蛔虫病、蛲虫病、钩虫病、丝虫病、鞭虫病等;②吸虫病类,血吸虫病、肝吸虫病、布氏姜片吸虫病等;③原虫病类,疟疾、阿米巴痢疾、滴虫性阴道炎和黑热病等。

抗寄生虫病药是指能杀灭、驱除和预防寄生于人与动物体内各种寄生虫的一类药物。抗寄生虫病药数目种类繁多,结构体型迥异。本节根据寄生虫的种类,分别介绍驱肠虫药、抗血吸虫病药、抗疟药、抗阿米巴病药、抗滴虫病药和抗丝虫病药。

二、常用抗寄生虫病药物

(一)驱肠虫药

凡能作用于肠道寄生虫,如蛔虫、蛲虫、钩虫、鞭虫及绦虫等,并将其杀灭或驱出体外的药物称为驱肠虫药。

驱肠虫药按化学结构可分为哌嗪类、咪唑类、嘧啶类和酚类。常用驱肠虫药见表8-6。

表 8-6 常用驱肠虫药

类别	药物名称	用途、主要不良反应
哌嗪类	哌嗪 piperazine	用途:临床用于肠蛔虫病、蛔虫所导致的不完全性肠梗阻和胆道蛔虫病绞痛的缓解期。此外还可用于驱蛲虫 主要不良反应:本药用量大时可引起头晕、头痛、恶心、呕吐等,少数病例可出现荨麻疹、乏力、胃肠功能紊乱、共济失调等反应。有肝、肾功能不良,神经系统疾患及癫痫史的患者禁用
咪唑类	阿苯达唑 albendazol	用途:抗线虫病的首选药。用于蛔虫、蛲虫、钩虫、鞭虫感染以及绦虫感染。也可用于肠道外寄生虫病,如囊虫病、肺吸虫病、棘球蚴病等 主要不良反应:恶心、头昏、失眠、食欲缺乏等反应,在治疗脑囊虫病时可导致癫痫、颅内高压,甚至脑疝等中枢神经反应。孕妇禁用
	左旋咪唑 levamisole	用途:具有广谱驱肠虫作用,临床上用于驱蛔虫、钩虫、蛲虫及其混合感染,治疗丝虫病和某些与免疫功能低下有关的疾病 主要不良反应:畏食、恶心、呕吐及腹痛等。可发生激动、头晕、头痛、味觉和嗅觉障碍。偶见流感样症状如头痛、畏寒、高热、肌肉酸痛、全身不适等
嘧啶类	噻嘧啶 pamoate	用途:对蛔虫、蛲虫、钩虫感染有疗效,对鞭虫也有一定疗效,为广谱高效驱肠虫药 主要不良反应:轻度恶心、眩晕、腹痛,偶有呕吐、腹泻、畏寒。急性肝炎或肾炎、严重心脏病、发热患者应暂缓给药。孕妇、冠心病及有严重溃疡病史者慎用
酚类	氯硝柳胺 niclosamide	用途:临床上用于驱除牛肉绦虫、猪肉绦虫和短膜壳绦虫,又用作灭螺剂 主要不良反应:有轻微头晕、胸闷、腹部不适或腹痛、发热、瘙痒等

(二)抗血吸虫病药

血吸虫病是寄生虫病中流行最广、对人类健康及生命危害最大的病种之一,是由日本血吸虫、曼氏血吸虫及埃及血吸虫 3 种裂体吸虫寄生人体所致的疾病。我国较为常见的是日本血吸虫病,疫区主要分布于长江流域和长江以南 13 个省(区、市)。

血吸虫病治疗药可分为锑剂和非锑剂两类。锑剂的毒性较大,现较少用。非锑剂药物主要有吡喹酮、硝硫氰胺、硝硫氰酯和呋喃丙胺等。常用的非锑剂血吸虫病治疗药见表8-7。

表 8-7　常用非锑剂血吸虫病治疗药

药物名称	用途、主要不良反应
吡喹酮 praziquantel	用途:治疗各种血吸虫病,适用于慢性、急性、晚期及有并发症的血吸虫病患者,也可用于其他吸虫病及囊虫病 主要不良反应:不良反应轻微、短暂,主要有腹痛、恶心、头昏、头痛、乏力、肌肉酸痛、肌束颤动等,偶见发热、瘙痒、荨麻疹、关节痛、肌肉痛等,少数患者有心电图改变。孕妇禁用
硝酸氰胺 nithiocyananmine	用途:用于各型血吸虫病,对急性患者退热快,对慢性患者远期治疗可达75% 主要不良反应:有头昏、头痛、乏力、共济失调、视力模糊等中枢症状及腹胀、腹痛和恶心、呕吐等
硝酸氰酯 nitroscanate	用途:有明显的抗血吸虫作用,毒性较低,用于治疗血吸虫病 主要不良反应:主要有头晕、头痛、眩晕、腹胀、腹泻、恶心、呕吐等

(三)抗疟药

🔖 **案例分析**

　　42岁的于某为一电影演员,从热带拍片回来几日后出现交替的发热和寒战,医生怀疑感染了疟疾,经血液培养证实感染了耐氯喹疟原虫并给出以下处方:

　　　　奎宁硫酸盐　　　　　　1次650 mg,8 h一次
　　　　乙胺嘧啶　　　　　　　1日75 mg
　　　　磺胺二甲氧嘧啶　　　　1日1 500 mg

分析:

　　奎宁可控制疟疾的临床症状,主要用于耐氯喹的恶性疟;乙胺嘧啶可使疟原虫核酸的合成受阻,失去繁殖能力。两者和磺胺二甲氧嘧啶合用,对疟原虫产生双重抑制作用而获得协同效果,并减少耐药性的产生。

　　疟疾由疟原虫所引起,由雌性按蚊传播的寄生虫性传染病。人类疟疾主要有间日疟、三日疟及恶性疟等。我国以间日疟最常见,恶性疟次之,三日疟较少。

　　抗疟疾药是防治疟疾的有效手段,根据化学结构的不同可分为喹啉类、氨基嘧啶类和萜内酯类等。常用抗疟疾药见表8-8。

表 8-8 常用抗疟药

类别	药物名称	用途、主要不良反应
喹啉类	奎宁 Quninine	用途:主要用于耐氯喹或耐多药的恶性疟,尤其是严重的脑性疟 主要不良反应:对特异体质者出现急性溶血、血管神经性水肿、支气管哮喘。中毒时可出现体温下降、心律失常、呼吸麻痹。心肌病者、孕妇禁用
	氯喹 Chloroquine	用途:可根治恶性疟,控制间日疟的症状,也可用于症状性预防。适用于甲硝唑无效或禁忌的阿米巴肝脓肿,还可治疗自身免疫性疾病,如类风湿关节炎、红斑性狼疮等 主要不良反应:大剂量长期用药可引起视力障碍、精神失常及阿斯综合征,也可造成儿童耳聋、智力迟钝。孕妇禁用
	伯氨喹 Primaquine	用途:与血液裂殖体杀灭剂(如氯喹)合用,能根治良性疟,减少耐药性的发生。能杀灭各种疟原的配子体,阻止各型疟疾传播 主要不良反应:大剂量时多数患者可导致高铁血红蛋白血症。少数特异质者在小剂量时也可发生急性溶血性贫血和高铁血红蛋白症
	甲氟喹 Mefloquine	用途:主要用于耐氯喹或多药的恶性疟 主要不良反应:半数患者可出现神经、精神系统不良反应
氨基嘧啶类	乙胺嘧啶 Pnyrimethamie	用途:临床上用于预防疟疾和休止期抗复发治疗 主要不良反应:长期大量应用会出现叶酸缺乏症状,如恶心、呕吐、腹痛、腹泻等,偶可出现巨幼细胞贫血、白细胞缺乏症等
萜内酯类	青蒿素 Artemether	用途:主要用于间日疟、恶性疟的症状控制,以及耐氯喹虫株的治疗,也可用于治疗凶险型恶性疟,如脑型、黄疸型等。疟原虫对本品有耐药性,与伯氨喹、磺胺增效剂或乙胺嘧啶合用,可延缓耐药性的发生 主要不良反应:少数患者出现轻度恶心、呕吐、腹泻等。大剂量使用可致畸,孕妇慎用
	蒿甲醚 Artemether	用途:适用于各型疟疾,但主要用于抗氯喹恶性疟疾治疗和凶险型恶性疟的急救 主要不良反应:个别患者有门冬氨酸氨基转移酶、丙氨酸氨基转移酶轻度升高,网织细胞一过性降低
	青蒿琥酯 Artesunat	用途:适用于脑性疟及各种危重疟疾的抢救 主要不良反应:使用过量(>2.75 mg/kg)可能出现外周网织细胞一过性降低
	双氢青蒿素 Dihydroartemisinin	用途:适用于各种类型疟疾的症状控制,尤其是对抗氯喹恶性及凶险型疟疾有较好疗效 主要不良反应:推荐剂量未见不良反应,少数病例有轻度网织红细胞一过性减少

其中萜内酯类的青蒿素是我国科学家在 1971 年首次从菊科植物黄花蒿提出有新型结构的倍半萜内酯,具有十分优良的抗疟作用。1983 年全合成成功。

知识链接

青蒿素的发现及结构改造

中国抗疟新药的研究源于 1967 年成立的五二二项目,其全称为中国疟疾研究协作项目,成立于 1967 年的 5 月 23 日,为绝密军事项目,代号为 523。

历经 380 多次鼠疟筛选,1971 年 10 月取得中药青蒿素筛选的成功。1972 年从中药青蒿中分离得到抗疟有效单体,命名为青蒿素,对鼠疟、猴疟的原虫抑制率达到 100%。

1973 年经临床研究取得与实验室一致的结果,抗疟新药青蒿素由此诞生。

1981 年 10 月在北京召开的由世界卫生组织主办的"青蒿素"国际会议上,中国《青蒿素的化学研究》的发言引起与会代表极大的兴趣,被认为"这一新的发现更重要的意义是在于将为进一步设计合成新药指出方向"。

1986 年,青蒿素获得新一类新药证书,双氢青蒿素也获得一类新药证书。这些成果分别获得国家发明奖和全国十大科技成就奖。

2015 年 10 月,中国著名药学家屠呦呦凭借发现青蒿素并通过其对抗疟的研究,获得诺贝尔生理学或医学奖,以表彰她对疟疾治疗所作的贡献。屠呦呦是首位获得诺贝尔科学类奖项的中国女科学家。

(四)抗阿米巴病药及抗滴虫病药

阿米巴病主要是由组织内阿米巴原虫所引起的疾病,包括急性、慢性阿米巴痢疾及肠道外阿米巴病。根据药物的作用部位不同,把抗阿米巴药分为抗肠内阿米巴药,抗肠外阿米巴药及抗肠内、外阿米巴药三类。

抗肠道内阿米巴药主要有氯碘羟喹、双碘喹啉等卤代 8-羟基喹啉类以及四环素、红霉素、新霉素等抗生素类;抗肠道外阿米巴药主要有氯喹、依米丁等;抗肠道内、外阿米巴药有甲硝唑等(表 8-9)。

表 8-9　常用的抗阿米巴病药

类　别	常用药物
抗肠道内药	氢碘羟喹、双碘喹啉
抗肠道外药	氯喹
抗肠道内、外药	甲硝唑、替硝唑

阴道毛滴虫为原虫,寄生于泌尿生殖道,为妇科常见病,临床上甲硝唑用于治疗阴道毛滴虫病。1970 年用于肠内、外阿米巴病,疗效高、毒性低、应用广。替硝唑作用与甲硝唑

相似,对阿米巴肝肿的治疗效果更好。

甲硝唑(metronidazole)的作用:①抗阿米巴作用。对肠内、肠外阿米巴滋养体有强大杀灭作用,用于治疗急性阿米巴痢疾和肠道外阿米巴的感染。②抗滴虫作用。对阴道毛滴虫有直接杀灭作用,是治疗阴道滴虫病的首选药,对女性和男性泌尿生殖道感染均有良好疗效。③抗厌氧菌作用。对厌氧性革兰氏阴性及阳性菌有较强的抗菌作用,尤其对脆弱类杆菌有杀菌作用,用于口腔及盆腔和腹腔内的厌氧菌感染、败血症及气性坏疽等。不良反应有恶心、呕吐、腹痛、腹泻等胃肠反应,以及头痛、眩晕、肢体麻木、共济失调等神经系统反应。长期大量使用有致癌和致突变作用,孕妇禁用。

点滴积累

1.血吸虫病治疗药可分为锑剂和非锑剂两类。锑剂的毒性较大,现较少使用。非锑剂药物主要有吡喹酮、硝硫氰酯和呋喃丙胺等。

2.抗疟疾是防治疟疾的有效手段,根据化学结构的不同可分为喹啉类、氨基嘧啶类和萜内酯类等。

3.甲硝唑的作用包括抗阿米巴作用、抗滴虫作用和抗厌氧菌作用。

 目标检测

一、单项选择题

1.喹诺酮类药物对革兰氏阴性菌的抗菌作用机制为(　　　)。

　　A.抑制 β-内酰胺酶　　　　　　　　　B.抑制细菌 DNA 螺旋酶

　　C.抑制二氢叶酸还原酶　　　　　　　D.抑制细菌细胞壁的合成

2.下列药物中,体外菌活性最强的是(　　　)。

　　A.诺氟沙星　　　　　　　　　　　　B.环丙沙星

　　C.萘啶酸　　　　　　　　　　　　　D.吡哌酸

3.抗结核杆菌作用强,能渗入细胞内、干酪样病灶及淋巴结杀灭结核杆菌的首选药物是(　　　)。

　　A.链霉素　　　　　　　　　　　　　B.对氨基水杨酸

　　C.乙胺丁醇　　　　　　　　　　　　D.异烟肼

4.为延缓耐药性的发生,可以与青蒿素合用的药物是(　　　)。

　　A.青蒿琥酯　　　　　　　　　　　　B.咯萘啶

　　C.双氢青蒿素　　　　　　　　　　　D.长效磺胺

5.治疗各种类型结核病的首选药是(　　　)。

　　A.链霉素　　　　　　　　　　　　　B.利福平

　　C.异烟肼　　　　　　　　　　　　　D.对氨基水杨酸

6.在下列喹诺酮类抗体菌药物中具有抗结核作用的药物是(　　)。

    A.巴罗沙星   B.妥美沙星

    C.司帕沙星   D.培氟沙星

7.在下列药物中不属于第三代喹诺酮类抗体菌药物的是(　　)。

    A.依诺沙星   B.西诺沙星

    C.诺氟沙星   D.洛美沙星

8.药用的乙胺丁醇为(　　)。

    A.右旋体   B.内消旋体

    C.左旋体   D.外消旋体

9.仅对浅表真菌感染有效的药物是(　　)。

    A.灰黄霉素   B.酮康唑

    C.两性霉素 B   D.制霉菌素

10.金刚烷胺能特异性抑制下列哪种病毒感染？(　　)

    A.甲型流感病毒   B.乙型流感病毒

    C.麻疹病毒   D.单纯疱疹病毒

11.在下列药物中,抗疱疹病毒作用最强的是(　　)。

    A.碘苷   B.金刚烷胺

    C.阿昔洛韦   D.利巴韦林

12.甲硝唑最常见的不良反应是(　　)。

    A.白细胞减少   B.急性溶血性贫血

    C.恶心和口腔金属味   D.肢体麻木

13.控制疟疾症状发作的最佳药物是(　　)。

    A.伯氨喹   B.氯喹

    C.乙胺嘧啶   D.奎宁

二、多项选择题

1.氟喹诺酮类药物具有的特点是(　　)。

    A.抗菌谱广   B.抗菌活性强

    C.口服方便   D.与其他常用抗菌药无交叉耐药性

    E.价格低廉

2.氟喹诺酮类药物可用于(　　)。

    A.泌尿系统感染   B.呼吸系统感染

    C.肠道感染   D.伤寒

    E.胆道感染

3.下列哪些情况下不能使用喹诺酮类药物？(　　)

    A.孕妇   B.未发育完全的儿童

    C.有癫痫病史者   D.服用抗酸药

    E.哺乳期妇女

4.下列药物属一线抗结核药的是(　　　)。

　　A.异烟肼　　　　　　　　　　　B.链霉素

　　C.乙胺丁醇　　　　　　　　　　D.利福平

　　E.吡嗪酰胺

5.抗结核病药联合用药的目的是(　　　)。

　　A.提高疗效　　　　　　　　　　B.扩大抗菌范围

　　C.延缓耐药性　　　　　　　　　D.降低毒性

　　E.以上都是

6.甲硝唑的临床应用是(　　　)。

　　A.厌氧菌感染　　　　　　　　　B.幽门螺杆菌感染

　　C.肠内、外阿米巴感染　　　　　D.阴道滴虫病

　　E.病毒感染

7.主要用于深部真菌感染的药物是(　　　)。

　　A.制霉菌素　　　　　　　　　　B.氟康唑

　　C.两性霉素 B　　　　　　　　　D.酮康唑

　　E.克霉唑

8.属于第三代喹诺酮抗菌药的是(　　　)。

　　A.环丙沙星　　　　　　　　　　B.西诺沙星

　　C.诺氟沙星　　　　　　　　　　D.司帕沙星

　　E.氧氟沙星

9.属于抗真菌类药物的有(　　　)。

　　A.抗生素　　　　　　　　　　　B.唑类

　　C.磺胺类　　　　　　　　　　　D.喹诺酮类

　　E.利福霉素

10.属于抗生素类抗结核药物的有(　　　)。

　　A.链霉素　　　　　　　　　　　B.利福平

　　C.利福喷汀　　　　　　　　　　D.利福定

　　E.环丝氨酸

11.利福平在酸性或碱性条件下,氧化或分解的产物为(　　　)。

　　A.醌型衍生物　　　　　　　　　B.3-甲酰利福霉素

　　C.1-氨基-4-甲基哌嗪　　　　　D.利福定

　　E.利福喷汀

12.诺氟沙星在空气中吸收水分,遇光色渐变深,储存时应(　　　)。

　　A.遮光　　　　　　　　　　　　B.密封

　　C.在干燥处　　　　　　　　　　D.熔封

　　E.冷处

三、简答题

1.喹诺酮类药物是否能干扰骨骼的生长？

2.简述喹诺酮药物的结构与活性的关系。

3.甲硝唑的药理作用和临床应用有哪些？

四、实例分析

1.某一农村患儿,男,8岁,剑突下突然出现阵发性钻顶样疼痛,大汗淋漓,但腹部体征不明显,经诊断为胆道蛔虫,急诊处理后好转。为了防止再次复发,请分析应首选何种药物(氯硝柳胺、二氢依米丁、吡喹酮、乙胺嗪和甲苯咪唑)进行治疗。

2.《中国药典》采用的异烟肼含量测定法如下:"取本品约 0.2 g,精密称定,置 100 mL量瓶中,加水使溶解并稀释至刻度,摇匀;精密量取 25 mL,加水 50 mL、盐酸 20 mL 与甲基橙指示液一滴,用溴酸钾滴定液(0.016 67 mol/L)缓慢滴定(温度保持在 18~25 ℃)至粉红色消失。"试分析该方法的基本原理。

第九章　抗肿瘤药物

　　恶性肿瘤是一种常见的严重危害人类健康的疾病。恶性肿瘤的死亡率仅次于心脑血管疾病,居第二位。目前,恶性肿瘤的治疗方法常采用手术治疗、放射治疗、药物治疗(化学治疗)和免疫治疗,其中化学结构占有重要地位。用于恶性肿瘤治疗的药物称为抗肿瘤药物。抗肿瘤药物按其化学结构、作用原理和来源可分为烷化剂、抗代谢药物、抗肿瘤抗生素及抗肿瘤植物药等。

第一节　烷化剂

　　烷化剂是抗肿瘤药物中使用最早的一类重要药物。这类药物在体内能形成缺电子的活泼中间体或者具有活泼的亲电性基团的化合物,进而与生物大分子中含有丰富电子的基团发生共价结合,使其丧失活性或使 DNA 分子发生断裂。

　　生物烷化剂在抑制和杀灭增生活跃的肿瘤细胞的同时,对其他增长较快的正常细胞同样产生抑制作用,会产生许多严重的不良反应,同时易产生耐药性而使疗效下降。

　　目前,临床使用的烷化剂按化学结构可分为:①氮芥类;②乙撑亚胺类;③亚硝基脲类;④甲磺酸酯类及多元醇类;⑤金属铂类配合物。

一、氮芥类

　　氮芥类是 β-氯乙胺类化合物的总称,是治疗恶性肿瘤最早的药物,属于双功能基团烷化剂。

氮芥类化合物的分子由两部分组成,即烷基化部分(双-β-氯乙胺)和载体部分。烷基化部分是抗肿瘤活性的功能基,载体部分的改变可改善本类药物在体内的吸收、分布等药代动力学性质。根据载体结构的不同,可将氮芥类药物分为脂肪氮芥、芳香氮芥、氨基酸氮芥等。

氮芥 Chlorethine

【化学性质】 本品在水溶液中很不稳定。氮芥在 pH 值大于 7 时发生水解而失活。盐酸氮芥在 pH 值为 3~5 时较稳定,制成水针剂使用时 pH 值必须保持在 3~5。

【药理作用及临床应用】 氮芥作为抗肿瘤药物,主要以区域动脉内给药或"半身化疗"(压迫主动脉阻断下身循环)治疗头颈部肿瘤,也用于恶性淋巴瘤的联合治疗。临床上主要治疗恶性淋巴瘤、淋巴肉瘤、霍奇金病、网状细胞肉瘤等。

【不良反应】 胃肠道反应有恶心、呕吐、腹泻等。全身反应有疲倦、乏力、头昏、寒战及发热等。骨髓抑制作用强而持久,对皮肤黏膜有刺激,可引起破溃。肝、肾功能不全的患者应慎用。

【剂型及规格】 针剂:每支 5 mg(1 mL);10 mg(2 mL)。

环磷酰胺 Cyclophosphamide

【药理作用及临床应用】 本药体外无抗肿瘤活性,进入体内先在肝脏中经微粒体功能氧化酶转化成醛磷酰胺,而醛磷酰胺不稳定,在肿瘤细胞内分解成酰胺氮芥及丙烯醛,酰胺氮芥对肿瘤细胞有细胞毒作用。环磷酰胺是双功能烷化剂,可干扰 DNA 及 RNA 的功能,尤以对 DNA 的影响更大,它与 DNA 发生交叉连接,抑制 DNA 合成,主要用于恶性淋巴瘤、急性淋巴细胞白血病、儿童神经母细胞瘤等,疗效显著,对多发生性骨髓瘤、肺癌、乳腺癌、卵巢癌、鼻咽癌等也有效。

【不良反应】 常见不良反应有骨髓抑制、出血性膀胱炎、胃肠道反应、闭经及精子减少等。

【剂型及规格】 注射剂:每支 100 mg;200 mg。片剂:每片 50 mg。

案例分析

有些抗肿瘤药物在使用中有可能导致癌症,环磷酰胺就是一个典型的案例。环磷酰胺有膀胱毒性,造成膀胱炎甚至膀胱癌。

分析:

环磷酰胺虽然在正常细胞中的代谢物没有毒性,但在肿瘤细胞中的代谢物毒性极大。随着肿瘤细胞的死亡,有毒代谢物释放到组织间进入血液,最终从肾脏排泄出体外,对机体尤其是膀胱造成很大的刺激和伤害。

二、乙撑亚胺类

塞替派 Thiotepa

【药理作用及临床应用】　本药进入体内后,乙撑亚胺环开环与 DNA 的碱基结合进行烷基化反应。临床上主要用于治疗卵巢癌、乳腺癌、膀胱癌和消化道癌,是治疗膀胱癌的首选药物。

🔍 **难点释疑**

氮芥类药物体内代谢物与乙撑亚胺类抗肿瘤药物的发现

在对氮芥类体内生物转化过程中发现氮芥类药物,尤其是脂肪氮芥类药物是通过转化为乙撑亚胺活性中间体而发挥烷基化作用的,在此基础上合成了一些直接含有活性的乙撑亚胺基团的化合物。同时为了降低乙撑亚胺基团的反应活性,在氮原子上用吸电子基团取代,以达到降低其毒性作用。

【不良反应】　本药对骨髓有抑制作用,引起白细胞和血小板减少;消化道反应有恶心、呕吐、食欲缺乏及腹泻等,个别有发热及皮疹等。

【剂型及规格】　针剂:每支 10 mg(1 mL);20 mg(2 mL)。

三、亚硝基脲类

卡莫司汀 Carmustine

【药理作用及临床作用】　本品及其代谢物可通过烷化作用与核酸交联,也可因改变蛋白而产生抗癌作用。临床可用于脑癌、脑恶性肿瘤转移、脑性白血病及霍奇金病等,对肺癌、乳腺癌、淋巴肉瘤、黑色素瘤及睾丸肿瘤有一定疗效。

【不良反应】　主要为恶心、呕吐及迟发性骨髓抑制,白细胞和血小板下降,对肝、肾有一定毒性。应避免此药与皮肤接触,以免引起发炎及色素沉着。

【剂型及规格】　针剂:每支 125 mg(2 mL)。

同类药物洛莫司汀(lomustine)对脑瘤的疗效不及卡莫司汀,但对霍奇金病、肺癌及若干转移性肿瘤的疗效优于卡莫司汀。司莫司汀(semustine)抗肿瘤疗效优于卡莫司汀和洛莫司汀,毒性较低。链佐星(streptozocin)的分子结构中引入糖作为载体,其水溶性增加,毒副作用降低。将链佐星结构中的 N-甲基换成 β-氯乙基,可以得到氯脲霉素(chlorozotocin)。

四、甲磺酸酯及多元醇类

白消安 Busulfan

【药理作用及临床应用】 本药对粒细胞的生成有选择性抑制作用,对慢性粒细胞白血病疗效显著。

【不良反应】 长期或大量使用可引起严重骨髓再生障碍,或有闭经、胎儿发育障碍、色素沉着、脱发、皮疹、男性乳腺发育、睾丸萎缩等不良反应。

【剂型及规格】 片剂:每片 0.5 mg;2 mg。

多元醇类药物主要是卤代多元醇,如二溴甘露醇(mitobronitol,DBM)和二溴卫矛醇(mitolactol,DBM)。

五、金属铂类配合物

1969 年首次报道顺铂对动物肿瘤有强烈的抑制作用,引起人们对金属配合物抗肿瘤研究的重视。近年来已证实铂、铑、钌、锗、锡等的化合物具有抗肿瘤活性,其中尤以铂的配合物效果较好。

顺铂(cisplatin)临床用于治疗膀胱癌、前列腺癌、肺癌、头颈部癌、乳腺癌、恶性淋巴癌和白血病等,目前被公认为是治疗睾丸癌和卵巢癌的一线药物,与甲氨蝶呤、环磷酰胺等有协同作用,无交叉耐药性,并有免疫作用。本品水溶性差,且仅能注射给药,缓解短期,并伴有严重的肾毒性、胃肠道毒性、耳毒性及神经毒性,长期使用会产生耐药性。

为了克服顺铂的缺点,用不同的胺类和各种酸根与铂(Ⅱ)络合,合成一系列铂的配合物。卡铂(carboplatin)治疗小细胞肺癌、卵巢癌的效果比顺铂好,但对膀胱癌、头颈部癌的效果不如顺铂。奥沙利铂(oxaliplatin)属于新的铂类衍生物,没有顺铂的肾脏毒性,也无卡铂的骨髓毒性,但出现种属特异的心脏毒性。奥沙利铂用于经氟尿嘧啶治疗失败后的结直肠癌转移的患者,可单独或联合氟尿嘧啶使用。

点滴积累

1.烷化剂按结构可分为氮芥类、乙撑亚胺类、亚硝基脲类、甲磺酸酯类、卤代多元醇类、金属铂类配合物等多种类型。

2.烷化剂抑制肿瘤生长,同时对正常细胞也会造成损伤,其不良反应较多,但其抗瘤谱广、抗肿瘤效果较好,目前是最广泛使用的抗肿瘤药。

第二节 抗代谢药物

抗代谢药物通过抑制 DNA 合成所需的叶酸、嘌呤、嘧啶及嘧啶核苷酸途径,从而抑制肿瘤细胞的生存和复制所必需的代谢途径,导致肿瘤细胞死亡。抗代谢药物的结构与细胞代谢产物嘧啶、嘌呤、叶酸很相似,将代谢物的结构作细微的改变可得到大多数抗代谢药物。由于抗代谢药物的作用点不同,因此交叉耐药性相对较少。常用的抗代谢药物有嘧啶拮抗药、嘌呤拮抗药、叶酸拮抗药等。

一、嘧啶拮抗药

氟尿嘧啶 Fluorouracil

【药理作用及临床应用】 简称 5-FU。氟尿嘧啶与正常代谢物竞争性占据胸腺嘧啶合成酶,使其失去生物活性,从而抑制 DNA 的合成;可欺骗性地掺入生物大分子中,使其失去活性,导致肿瘤细胞的"致死合成",使肿瘤细胞死亡。本药抗瘤谱比较广,对绒毛膜上皮癌及恶性葡萄胎有显著疗效,对结肠癌、直肠癌和乳腺癌、头颈部癌等有效,是治疗实体肿瘤的首选药物。

【不良反应】 可引起严重的消化道反应和骨髓抑制等。

【剂型及规格】 注射剂:0.25 g(10 mL)。

为了降低毒性、提高疗效,研制了大量的衍生物,如替加氟(tegafur)、双呋氟尿嘧啶(difuradin)、卡莫氟(carmofur)、去氧氟尿苷(doxiflurldine)等均为前药,在体内转化为氟尿嘧啶发挥作用,毒性较氟尿嘧啶低。

盐酸阿糖胞苷(cytarabine hydrochloride)主要用于急性淋巴细胞性及非淋巴细胞性白血病的诱导缓解期或维持巩固期、慢性粒细胞性白血病的急变期,也可联合用于非霍奇金淋巴瘤。也用于病毒性眼病,如树枝状角膜炎、角膜虹膜炎、流行性角膜、结膜炎等。不良反应有白细胞减少、血小板减少和巨幼细胞贫血等骨髓抑制,常见恶心、呕吐。此外,可出现口腔溃疡、血栓静脉炎和肝功能受损。

为了减轻盐酸阿糖胞苷在体内脱氨失活,将其氨基用链烃基酸酰化,如依诺他滨(enocitabine)可在体内代谢为盐酸阿糖胞苷而起作用,抗肿瘤作用比盐酸阿糖胞苷强而持久。环胞苷(cyclocytidine)为盐酸阿糖胞苷的中间体,体内代谢比盐酸阿糖胞苷慢,作用时间长,副作用较轻。氮杂胞苷(azacitidine)主要用于急性粒细胞白血病,对结肠癌、乳腺癌有一定疗效。

二、嘌呤拮抗药

巯嘌呤 Mercaptopurine

【药理作用及临床应用】 简称6-MP。本药结构与体内活性物质次黄嘌呤相似,在体内经酶促作用转变为有活性的6-硫代次黄嘌呤核苷酸,作为次黄嘌呤核苷酸的伪物质而抑制腺酰琥珀酸合成酶和肌苷酸脱氢酶的作用,从而干扰 DNA 和 RNA 的合成。临床用于急性白血病效果好,对慢性粒细胞白血病有效,也可用于绒毛膜上皮癌和恶性葡萄胎。另外,对恶性淋巴瘤、多发性骨髓瘤也有一定疗效。

【不良反应】 食欲减退、恶心、呕吐、腹泻、口腔炎、口腔溃疡;白细胞和血小板下降,严重者可有全血象抑制。

【剂型及规格】 片剂:每片 25 mg;50 mg;100 mg。

根据巯嘌呤在体内能抑制嘌呤核苷酸合成原理,对鸟嘌呤的结构进行类似的改造,同样得到巯鸟嘌呤(thioguanine,6-TG)。另外,嘌呤拮抗药中的喷司他丁(pentostatin)对腺苷酸脱氨酶具有较强抑制作用。

三、叶酸拮抗药

甲氨蝶呤 Methotrexate

甲氨蝶呤可以看成叶酸蝶啶基中的羟基被氨基取代后的叶酸衍生物。叶酸是核酸生物合成的代谢物,也是红细胞发育的重要因子,临床用作抗贫血药。

【药理作用及临床应用】 本药主要抑制二氢叶酸还原酶而使二氢叶酸不能还原成有生理活性的四氢叶酸,从而使嘌呤核苷酸和嘧啶核苷酸的生物合成过程中一碳基团的转移作用受阻,导致 DNA 的生物合成受到抑制。主要适用于治疗乳腺癌、绒毛膜上皮癌及葡萄胎,也可与其他化疗剂联合用于急性淋巴细胞性白血病。

【不良反应】 主要有口腔炎、胃炎、腹泻,严重时可便血。骨髓抑制主要表现为白细胞下降。长期用药可有肾功能损害、药物性肝炎等。

【剂型及规格】 片剂:2.5 mg;5 mg;10 mg。针剂:每支 5 mg;10 mg;25 mg;50 mg;100 mg。

✎ 点滴积累

1.抗代谢药物主要是通过影响叶酸、嘌呤、嘧啶及嘧啶核苷酸代谢,从而导致肿瘤细胞死亡。

2.氟尿嘧啶可作为实体瘤首选用药。此类药物的不良反应主要是胃肠道反应和骨髓抑制。

第三节　抗肿瘤抗生素及抗肿瘤植物药

抗肿瘤抗生素是由微生物产生的具有抗肿瘤活性的化学物质。现已发现的抗肿瘤抗生素有许多种,这些抗生素大多是直接作用或嵌入 DNA,干扰其模板的功能,为细胞周期非特异性抗肿瘤药。

抗肿瘤抗生素按化学结构可分为多肽类抗生素(表 9-1)和蒽醌类抗生素(表 9-2)。

表 9-1　多肽类抗生素

药物名称	用途、主要不良反应
放线菌素 D dactinomycin D	用途:主要用于治疗肾母细胞瘤、霍奇金病、绒毛膜上癌、恶性葡萄胎及恶性淋巴瘤等 主要不良反应:食欲下降、恶心、呕吐、腹泻;白细胞和血小板下降
博来霉素 bleommycin	用途:主要用于治疗鳞状上皮细胞癌、宫颈癌和脑癌 主要不良反应:恶心、呕吐、口腔炎、皮肤反应、药物热、脱发等
平阳霉素 pingyangmycin	用途:主要用于治疗鳞状上皮细胞癌、宫颈癌和脑癌 主要不良反应:发热、胃肠道反应、皮肤反应、脱发、肢端麻痛、口腔炎、肺炎样或肺纤维化等
培洛霉素 peplomycin	用途:主要用于治疗鳞状上皮细胞癌、宫颈癌和脑癌、肺鳞癌、食管癌 主要不良反应:恶心、呕吐、口腔炎、皮肤反应、药物热、脱发等

表 9-2　蒽醌类抗生素

药物名称	用途、主要不良反应
多柔比星 doxorubicin	用途:主要用于治疗乳腺癌、甲状腺癌、肺癌、卵巢癌、肉瘤等实体癌 主要不良反应:骨髓抑制和心脏毒性
柔红霉素 daunorubicin	用途:主要用于治疗急性粒细胞白血病及急性淋巴细胞白血病 主要不良反应:骨髓抑制和心脏毒性
佐柔比星 zorubicin	用途:主要用于治疗急性淋巴细胞白血病、急性原始粒细胞白血病 主要不良反应:心脏毒性、白细胞减少、畏食、口腔炎等
阿柔比星 aclarubicin	用途:主要用于治疗子宫体癌、胃肠道癌、胰腺癌、肝癌和急性白血病 主要不良反应:心脏毒性、白细胞减少、畏食、口腔炎等
米托蒽醌 mitoxantrone	用途:主要用于治疗晚期乳腺癌、非霍奇金淋巴瘤和成人急性非淋巴细胞白血病复发 主要不良反应:消化道反应,如恶心、呕吐

续表

药物名称	用途、主要不良反应
丝裂霉素 C mitomycin C	用途：主要用于治疗胃肠肿瘤、乳腺癌、肺癌、子宫癌、膀胱癌等 主要不良反应：白细胞和血小板下降、食欲减退、恶心、呕吐

从植物中寻找抗肿瘤药物，在国内外已成为抗瘤药物研究的重要组成部分。植物药抗肿瘤的有效成分研究属于天然药物化学的内容，但在天然药物有效成分上进行结构修饰，半合成一些衍生物，寻找疗效更好的药物近年来发展较快，已成为抗肿瘤药物的一个重要组成部分。此类药物简要介绍见表9-3。

表9-3　抗肿瘤的植物有效成分

药物名称	用途、主要不良反应
羟喜树碱 camptothecin	用途：主要用于胃癌、肝癌、头颈部癌及白血病的治疗 主要不良反应：有恶心、呕吐、白细胞下降
长春碱 vinbiastine	用途：主要对淋巴瘤、绒毛膜上皮癌及睾丸肿瘤有效 主要不良反应：神经系统毒性
紫杉醇 taxol	用途：主要用于一线或其后的卵巢转移性癌化疗失败以后的治疗 主要不良反应：白细胞、血小板减少，贫血、感染、黏膜炎等

 点滴积累

1.抗生素类抗肿瘤药物大多是直接作用或嵌入 DNA，干扰其模板的功能产生抗肿瘤作用。按化学结构可分为多肽类抗生素和蒽醌类抗生素。

2.抗肿瘤的植物有效成分是抗肿瘤药物研究和发展的新方向。

目标检测

一、单项选择题

1.烷化剂类抗肿瘤药物的结构类型不包括（　　）。
　　A.氮芥类　　　　　　　　　　　B.乙撑亚胺类
　　C.亚硝基脲类　　　　　　　　　D.硝基咪唑类

2.抗肿瘤药物卡莫司汀属于（　　）。
　　A.亚硝基脲类烷化剂　　　　　　B.氮芥类烷化剂
　　C.嘧啶类抗代谢物　　　　　　　D.嘌呤类抗代谢物

3.下列药物中不具酸性的是( )。

    A.维生素 C   B.氨苄西林

    C.磺胺甲基嘧啶   D.盐酸氮芥

4.属于抗代谢类药物的是( )。

    A.盐酸氮芥   B.氟尿嘧啶

    C.多柔比星   D.顺铂

5.主要用于一线或其后的卵巢转移癌化疗失败以后治疗的是( )。

    A.盐酸多柔比星   B.紫杉醇

    C.伊立替康   D.鬼臼毒素

6.环磷酰胺主要用于( )。

    A.解热镇痛   B.心绞痛的缓解和预防

    C.淋巴肉瘤   D.治疗胃溃疡

7.下列哪一个药物是烷化剂?( )

    A.氟尿嘧啶   B.巯嘌呤

    C.甲氨蝶呤   D.塞替派

8.白消安属哪一类抗癌药?( )

    A.抗生素   B.烷化剂

    C.生物碱   D.抗代谢类

9.氟尿嘧啶属于( )。

    A.氮芥类抗肿瘤药物   B.烷化剂

    C.抗代谢抗肿瘤药物   D.抗生素类抗肿瘤药物

二、多项选择题

1.烷化剂是一类可形成碳正离子或其他亲电性基团的化合物,通常具有下列结构特征之一( )。

    A.双 β-氯乙胺   B.乙烯亚胺   C.抗肿瘤抗生素

    D.亚硝基脲   E.多肽

2.按作用机制分类的抗肿瘤药物有( )。

    A.烷化剂   B.抗代谢物   C.抗肿瘤抗生素

    D.生物碱抗肿瘤药   E.金属络合物

3.属于烷化剂的抗肿瘤药物有( )。

    A.环磷酰胺   B.塞替派   C.巯嘌呤

    D.甲氨蝶呤   E. 三尖杉酯碱

4.常用的抗肿瘤抗生素有( )。

    A.多肽抗生素   B.醌类抗生素   C.青霉素抗生素

    D.氯霉素抗生素   E.氨基苷类抗生素

三、简答题

1.按化学结构,可将烷化剂分为哪几类?

2.抗代谢抗肿瘤药分为哪些结构类型？

3.氮芥类结构中常用的载体分为哪些类型？载体的主要作用是什么？

四、实例分析

1.替加氟、双呋氟尿嘧啶、卡莫氟、去氧氟尿苷为什么毒性比氟尿嘧啶低？分析其原因。

2.环磷酰胺为什么有抗肿瘤活性？在体内时是否对正常组织无毒而对肿瘤组织有毒？

第十章 甾体激素类药物

甾体激素(steroid hormones)是由肾上腺皮质或性腺分泌的人体最重要的内分泌激素之一,在生命活动的各个方面都具有极其重要的作用。甾体激素类药物通过替代、影响或调控甾体激素的作用而具有十分广泛的临床应用。

此类药物无论是天然品种还是人工合成品及其衍生物,其化学结构均具有环戊烷并多氢菲的母核,称为甾环。一般按其药理作用分为性激素和肾上腺皮质激素类药两大类。

第一节 性激素

性激素为性腺(睾丸、卵巢)所分泌,肾上腺皮质内层的网状带也分泌微量性激素。性激素主要包括雌激素、孕激素和雄激素。

一、雌激素

雌激素是最早发现的甾体激素,天然雌激素包括雌二醇(estradiol)、雌酮(estrone)和雌三醇(estriol),其中雌二醇的活性最强。雌二醇、雌酮在体内可互相转化,最终代谢成雌三醇。某些非甾体化合物如己烯雌酚,其反式异构体的立体构型与雌酚酮的立体结构相似,同样具有很强的雌激素活性,且可口服,制备方便。

雌二醇 Estradiol

【药理作用及临床应用】 本品可促进和调节女性性器官与第二性征的正常发育。临床用于卵巢激素分泌不足或卵巢功能不全引起的各种症状,如功能性子宫出血、子宫发育不全、原发性闭经及月经失调、更年期综合征等,也用于前列腺的治疗。

【不良反应】 恶心、呕吐、子宫内膜过度增生、乳房胀痛等。子宫内膜炎和肝、肾功能不全者慎用,哺乳期妇女禁用。

【剂型及规格】 注射剂:2 mg(1 mL)。凝胶:每支80 g。透皮贴片剂:每片2.5 mg。

雌二醇肌内注射起效迅速,口服因首关消除明显而无效。经结构改造得到长效、高效、可口服的衍生物,具体药物见表10-1。

表 10-1　雌二醇的衍生物

药物名称	用途、主要不良反应
炔雌醇 ethinylestradiod	用途:用于月经紊乱、子宫发育不全、前列腺癌等,也是口服避孕药中最常用的雌激素 主要不良反应:可有恶心、呕吐、头痛、乳房胀痛等,肝、肾病患者忌用
炔雌醇-3-环戊醚 quinestrol	用途:本品与孕激素合用可作为口服长效避孕药 主要不良反应:同上
苯甲酸雌二醇 Estradiol Benzoate	用途:补充雌激素不足、治疗萎缩性阴道炎等,也用于晚期前列腺癌。与孕激素类药物合用抑制排卵 主要不良反应:同上,偶有血栓症、皮疹、水钠潴留等
戊酸雌二醇 Estradiol valerate	用途:补充雌激素不足,治疗萎缩性阴道炎、功能性闭经、更年期综合征等,也用于晚期前列腺癌 主要不良反应:同上,肝、肾病,乳腺癌及卵巢癌患者禁用

己烯雌醇 Diethylstilbesteolum

本品含有酚羟基,在空气中易氧化变质,应遮光、密闭保存。

【药理作用及临床应用】　本品作用类似雌二醇,口服为雌二醇的 2~3 倍。临床用于卵巢功能不全或垂体功能异常引起的子宫发育不全、功能性子宫出血、退乳等。

【不良反应】　可有恶心、呕吐、畏食、头痛等,口服给药多见;长期应用可致子宫内膜增生过度而导致子宫肥大与子宫出血。肝、肾病患者及孕妇禁用。

【剂型及规格】　片剂:每片 0.5 mg;1 mg;2 mg;3 mg。注射液:每支 0.5 mg;1 mg;2 mg;3 mg(1 mL)。

二、孕激素及甾体避孕药

孕激素是由黄体分泌的激素,又称黄体激素。天然孕激素是黄体酮,体内含量极少。临床多用其人工合成品。孕激素按化学结构分为两类:

(1)17α-羟孕酮类属于孕甾烷的衍生物,其结构特征为 4-烯-3-酮、17 位有甲酮基。

(2)19-去甲基睾酮类在睾酮 17α-为引入乙炔基得到炔孕酮(ethisterone),无雄激素活性而具有孕激素活性。如去掉 19 位角甲基,得到活性更强的炔诺酮(norethisterone)。

孕激素在月经后期促进子宫内膜由增殖期转为分泌期,有利于孕卵的着床和胚胎发育,并抑制子宫收缩;在妊娠后期促使乳腺腺泡发育,为哺乳作准备。一定剂量的孕激素可抑制卵巢排卵过程,这是其单独或与雌激素合用于避孕的主要机制,也可与雌激素合用于绝经期后的替代治疗,包括功能性子宫出血、痛经和子宫内膜异位症、先兆流产与习惯性流产等。子宫内膜腺癌、前列腺肥大、前列腺癌也可选用。

甾体避孕药是最主要的女用避孕药,一般是孕激素和雌激素联合使用。其作用机制包括:①通过性激素负反馈调剂机制抑制排卵;②改变宫颈黏液性质,阻止精子进入宫腔;③干扰子宫内膜的正常发育转化,不利于受精卵着床;④影响输卵管正常收缩,使受精卵不能按时正常到达子宫。

甾体避孕药的不良反应较多,但一般可以耐受,主要有:①类早孕反应;②突破性出血;③长期使用月经量减少,经期缩短;④凝血功能加强;⑤抑制乳汁分泌等。有急、慢性肝病,肾炎,糖尿病、心脏病、严重高血压者慎用。

黄体酮 Progesterone

【药理作用及临床应用】 本品具有孕激素的一般作用。临床用于习惯性流产、痛经、功能性闭经、功能性子宫出血、经血过多和血崩症。此外,黄体酮可以与雌激素药物合用抑制排卵,发挥避孕作用。

【不良反应】 头晕、恶心及乳房胀痛等。长期应用可引起子宫内膜萎缩、月经量减少,并易诱发阴道真菌感染。肝病患者不能口服。

【剂型及规格】 注射液:每支 10 mg(1 mL);20 mg(1 mL)。

炔诺酮 Norethisterone

【药理作用及临床应用】 本品能抑制排卵,常与炔雌醇合用为口服避孕药。单独应用较大剂量(5 mg)可作为速效避孕药(也称探亲避孕药)。此外,还可用于治疗功能性子宫出血、子宫内膜异位症、子宫内膜增生过度、痛经、闭经、月经不调和不育症等。

案例分析

患者,女,婚后采用每日 1 次(睡前)口服短效避孕药的方法避孕,因漏服 1 次药物,向药师咨询如何处理。药师建议如果漏服在 24 h 内,补服即可;如果超过 24 h,可口服炔诺酮片,每天 1 片,连服 14 d,停药 3~5 d 出现月经后,重新按规定口服短效避孕药。

分析:

口服短效避孕药主要影响排卵功能,必须按照月经周期给药,应在月经第 5 天开始,不间断服用 22 d,停药 2~4 d 出现撤退性出血,为人工月经周期,一般漏服 24 h 以内补服仍可达到避孕目的。而炔诺酮等事后避孕药主要影响孕卵着床,不受月经期影响,可以作为事后紧急使用,也可以用作夫妻探亲期间的避孕药物。

【不良反应】 恶心、头晕、困倦和无力等;个别有下腹痛、面部水肿、胸闷、失眠和食欲亢进等。肝、肾功能不全者禁用。

【剂型及规格】 片剂:每片 0.625 mg;0.25 mg。滴丸:每丸 3 mg。

左炔诺孕酮 Levonorgestrel

【药理作用及临床应用】 左炔诺孕酮抑制垂体分泌促性腺激素而抑制排卵,并能使宫颈黏液变稠、子宫内膜萎缩不利于孕卵着床。临床作为速效、短效避孕药。

【不良反应】 恶心、呕吐。患急、慢性肝,肾疾病,高血压,糖尿病,甲亢,肿瘤,严重的静脉曲张,有血栓疾病史者以及哺乳期妇女禁用。

【剂型及规格】 片剂:每片 0.75 mg;1.5 mg。

其他孕激素及甾体避孕药见表 10-2。

表 10-2 其他孕激素及甾体避孕药

药物名称	用途、主要不良反应
甲羟孕酮 medroxyprogesterone	用途:主要用于治疗肾癌、乳腺癌、子宫内膜癌、前列腺癌 主要不良反应:不规则出血等。肝、肾功能不全者禁用
醋炔诺酮 norethisterone acetate	用途:作用同炔诺酮。具有排卵抑制作用,可作为短效口服避孕药 主要不良反应:类早孕反应,不规则出血、闭经等不良反应。肝病、肾炎、乳房肿块患者忌用
氯地孕酮 chlormadinone	用途:具有抑制排卵作用,作为长效口服避孕药 主要不良反应:少数有血压升高、糖代谢轻度变化,高血压和有糖尿病史者慎用

✎ **知识链接**

女性避孕药的合理使用

1.用药前应做妇科检查及宫颈细胞学检查,严格按剂量和时间服药,宜进餐时或睡前服用,减少胃肠道反应。观察有无水肿、黄疸、阴道不规则出血;肝功能不全、乳房肿块、子宫肌瘤和宫颈癌患者禁用。

2.服用初期可出现类早孕反应,2~3 个月后减轻或消失,同服维生素 B_6、维生素 C、山莨菪碱等可缓解症状。长期服用时,不可骤然停药,需逐渐减量,避免出现撤药性子宫出血。

3.发生漏服可采用事后避孕药或抗早孕药物等补救,待经期后,重新按周期用药。准备生育妇女应停药 1 年以上方可怀孕。

三、抗早孕药

本类药物通过阻断孕激素受体发挥抗孕激素作用,主要用于抗早孕,也可用于乳腺癌的辅助治疗。

米非司酮 Mifepristone

【药理作用及临床应用】 本品拮抗黄体酮的维持妊娠作用从而终止妊娠。抗孕激素作用可阻断排卵、阻止受精卵着床或延缓子宫内膜发育,可用于事后紧急避孕。

【不良反应】 可有恶心、呕吐、头晕、子宫痉挛性痛、腹痛、阴道出血等。

【剂型及规格】　片剂:每片 10 mg;25 mg;0.2 g。

同类药物还有奥那司酮(onapristone)等。

四、雄激素和蛋白同化激素

雄激素和蛋白同化激素均属于雄甾烷类药物,其结构特征为甾环上 4-烯-3-酮,C18、19位为角甲基,17 位有羟基或其衍生物。

(一)雄激素

雄激素具有促进男性生殖器官发育和维持第二性征的作用,并有抗雌雄作用。雄激素还能显著地促进蛋白质合成(同化作用)。减少氨基酸分解(异化作用),使肌肉增长、体重增加,大剂量雄激素可刺激骨髓造血功能。

天然雄激素以睾酮(testosterone)的活性最强,但作用时间短,易在消化道破坏而口服无效,一般采用其油溶液肌内注射。通过结构改造,早 17α 位引入甲基,可得到口服有效的甲睾酮(methyltestosterone)。将 17β-OH 酯化,可得到长效的丙酸睾酮(testosterone propionate)等。

甲睾酮 Methyltestosterone

【药理作用及临床应用】　本品主要促进男性性器官发育,维持第二性征,对抗雌激素,抑制子宫内膜生长及卵巢、垂体功能,刺激骨髓造血功能,还能促进蛋白质的合成及骨质的形成。用于睾丸功能不全,如睾丸症或类无睾症;妇科疾病如子宫肌瘤、月经过多;再生障碍性贫血及其他贫血;老年骨质疏松。

【不良反应】　长期应用可使女性男性化;对肝脏有一定损害;舌下含服可致口腔炎。肝功能不全者慎用;前列腺癌患者、孕妇、哺乳期妇女禁用。

【剂型及规格】　片剂:每片 5 mg。

(二)蛋白同化激素

常用的蛋白同化激素可分为两类:①19-去甲睾酮类,如苯丙酸诺龙(nandrolone phenylpropionate)是常用的注射用同化激素;②17α-甲睾酮衍生物,如司坦唑醇(stanozolol)和羟甲烯龙(oxymetholone)是常用的口服同化激素。本类药物的雄性激素作用弱,但引起水钠潴留等作用明显。

苯丙酸诺龙 Nandrolone Phenylpropionate

【药理作用及临床应用】　本品可促进体内蛋白质合成并使钙质等沉着于骨内促进骨的增长。其同化作用强大而持久,而男性化作用较小,主要用于蛋白质缺乏症、营养不良、骨质疏松症、骨折不易愈合、手术前后及慢性消耗性疾病、不宜手术的乳癌、功能性子宫出血和子宫肌瘤,也可以纠正糖皮质激素所致的负氮平衡。

【不良反应】　本品有轻微男性化作用。长期使用后可能引起黄疸及肝功能障碍,也可能使水钠潴留造成水肿。本品还能增强抗凝药作用,降低葡萄糖耐量。

【剂型及规格】　注射液:每支 10 mg(1 mL);25 mg(1 mL)。

课堂活动

蛋白同化激素被某些运动员作为提高运动成绩的"灵丹妙药"。

课堂讨论：分析这些体育违禁药物对运动员身体的危害有哪些？

常见的雄性激素和蛋白同化激素见表10-3。

表10-3 常见的雄性激素和蛋白同化激素

药物名称	用途、主要不良反应
丙酸睾酮 testosterone propionate	用途：用于无睾症、阴睾症、男性性腺功能减退症；妇科疾病如月经过多、子宫肌瘤；老年性骨质疏松以及再生障碍性贫血等 主要不良反应：女性男性化、水肿、肝损害、黄疸、头晕等。有过敏反应者应立即停药
羟甲烯龙 oxymetholone	用途：临床用于慢性消耗性疾病、骨质疏松症、再生障碍性贫血、白细胞减少症、高脂血症等 主要不良反应：水肿、肝功能障碍及黄疸等。肝、肾功能不全，前列腺癌患者及孕妇忌用
司坦唑醇 stanozolol	用途：临床用于慢性消耗性疾病、再生障碍性贫血，还用于防治长期使用皮质激素引起的肾上腺皮质功能减退 主要不良反应：同上

点滴积累

1.性激素属甾体激素，包括雌激素、孕激素和雄激素。孕激素和雌激素按一定比例配伍组成女性避孕药。雄激素的衍生物又称为同化激素。

2.女性激素主要用于某些妇科疾病，如功能性子宫出血等的治疗，并广泛地用于计划生育，应重点掌握其结构、分类和主要用途。蛋白同化激素应用比雄激素广泛，同时应注意合理使用，避免滥用。

第二节　肾上腺皮质激素类药物

一、概述

肾上腺皮质激素是指肾上腺皮质束状带和球状带分别分泌的盐皮质激素（醛固酮、皮质酮等）和糖皮质激素（可的松、氢化可的松等）。本类药物属甾烷类化合物。

盐皮质激素的主要作用是保钠排钾、水钠潴留，以调节水盐代谢，维持体内电解质平衡。临床主要采用补充疗法，治疗慢性肾上腺皮质功能减退症。

糖皮质激素的作用广泛而复杂，且随剂量不同而异。生理情况下所分泌的糖皮质激素主要影响糖的代谢过程，对脂肪和蛋白质代谢也有调节作用，对电解质平衡影响较小。超生理剂量的糖皮质激素则具有十分广泛的作用。

（一）糖皮质激素的药理作用

1.抗炎作用

糖皮质激素具有强大的抗炎作用，能对抗各种原因如物理、化学、生物、免疫反应等原因引起的炎症。对炎症病理发展的不同阶段都有明显的非特异性抑制作用；在炎症早期可减轻渗出、水肿、毛细血管扩张、白细胞浸润及吞噬反应，从而改善红、肿、热、痛等症状；在后期可抑制毛细血管和纤维母细胞的增生，延缓肉芽组织生成，防止粘连及瘢痕形成，减轻后遗症。

2.抗毒作用

糖皮质激素能增强机体对细菌内毒素的耐受力，对抗和缓解细菌内毒素引起的反应，但对细菌内毒素无直接中和作用，也不能对抗细菌外毒素的损害。早期应用可迅速改善毒血症状，如退热、增加食欲等，而且能减少机体组织细胞的受损，保护机体度过危险期。

3.免疫抑制作用

对免疫反应的许多环节均有抑制作用，包括抑制巨噬细胞对抗原的吞噬和处理，以及引起暂时性淋巴细胞减少。可以治疗急性原淋巴细胞白血病以及迟发性过敏反应，还可以抑制异体组织脏器移植的排斥反应。

4.抗休克作用

超大剂量的糖皮质激素类药物广泛用于抢救各种严重休克，特别是中毒性休克。其作用与下列因素有关：①扩张痉挛收缩的血管，提高心脏收缩力；②降低血管对某些缩血管活性物质的敏感性，改善微循环，缓解休克状态；③稳定溶酶体膜，减少心肌抑制因子（MDF）的形成；④提高机体对细菌菌内毒素的耐受力。

5.其他作用

①糖皮质激素能刺激骨髓造血功能，使红细胞和血红蛋白含量增加；大剂量可使血小

板增多并提高纤维蛋白原浓度,缩短凝血时间;促使中性白细胞数增多,但却降低其游走、吞噬、消化及糖酵解等功能,减弱对炎症区的浸润与吞噬活动。②能提高中枢神经系统的兴奋性,出现欣快、激动、失眠等,偶可诱发神经失常。大剂量对儿童能致惊厥。③糖皮质激素能使胃酸和胃蛋白酶分泌增多,提高食欲,促进消化;大剂量应用可诱发或加重溃疡病。

(二)糖皮质激素的临床用途

1.替代疗法

用于急、慢性肾上腺皮质功能减退症(包括肾上腺危象及艾迪生病)、脑腺垂体功能减退症及肾上腺次全切除术后。

2.急性严重感染和炎症

在同时应用足量有效的抗生素控制感染的前提下,主要用于中毒性感染伴休克者,一般感染不用。利用糖皮质激素的抗炎、增强机体对应急的耐受力等作用,迅速缓解症状,使机体度过危险期。对病毒性感染一般不用糖皮质激素治疗,以免减弱防御功能,从而有促进病毒扩散的危险。

早期应用糖皮质激素可防止或减轻脑膜、胸膜、心包、腹膜、关节以及眼部等重要组织器官炎症损害;炎症后期可抑制粘连、阻塞、改善瘢痕过度形成造成的功能障碍。

3.休克的抢救治疗

感染中毒性休克时,在有效的抗菌药物治疗下,可及早、短时间突击使用大剂量糖皮质激素,见效后即停药;对过敏性休克,糖皮质激素为次选药,可与首选药肾上腺素合用;对心源性休克,须结合病因治疗;对低血容量性休克,在补液、补电解质或输血后效果不佳者,可合用超大剂量的糖皮质激素。

4.自身免疫性疾病和过敏性疾病

自身免疫性疾病如类风湿疾病、全身性红斑狼疮、硬皮病、肾病综合征、风湿病、重症肌无力、自身免疫性贫血等,可缓解症状,但不能根治,久用易产生副作用,多采用综合疗法。与其他免疫剂合用用于治疗器官移植术后的排斥反应,也用于其他抗过敏药物无效的过敏性疾病。吸入应用于支气管哮喘。

案例分析

患者,男,25岁,3天前因工作接触花粉出现全身皮肤风团,剧痒,经诊断为荨麻疹,前期采用阿司咪唑、维生素C等治疗,并配伍清热解毒中成药,未见好转。转院后,医生为其增开3日量泼尼松,每次口服10 mg,1日3次,给药后症状明显改善。

分析:

阿司咪唑是抗组胺药 H_1 受体阻断药,可用于荨麻疹的治疗,但本患者病情较重,单用效果不好。配伍抗过敏作用强的糖皮质激素可以迅速改善症状,是合理的治疗方案。

5.血液病

用于治疗急性淋巴细胞性白血病、淋巴瘤、再生障碍性贫血、粒细胞减少症、过敏性紫癜、血小板减少症等。停药后易复发。

6.局部使用

利用其抗炎作用广泛治疗某些皮肤病,如接触性皮炎、湿疹、银屑病、神经性皮炎等。

(三)糖皮质激素的不良反应

(1)医源性肾上腺皮质功能亢进综合征。影响糖、脂肪、蛋白质、水盐代谢,出现一系列代谢紊乱综合征,停药后一般可恢复。必要时可对症治疗。

(2)医源性肾上腺皮质功能不全综合征。长期使用糖皮质激素,通过负反馈机制,抑制肾上腺皮质分泌功能,突然停药,可使原治疗的疾病或控制的症状出现反跳现象或停药症状等,应采取缓慢停药,并提前注射促皮质素等措施。

(3)诱发、加重感染。抗免疫作用,可使体内潜在微生物感染病灶扩散,在治疗严重感染性疾病时,必须给予有效、足够、敏感的抗菌药物。

(4)诱发或加重胃、十二指肠溃疡。促进胃酸分泌,抑制蛋白质合成,减弱黏膜对酸的屏障作用,必要时配伍抗溃疡药物。

(5)其他反应。偶可引起胎儿畸形,一般妊娠前3个月不可使用;妊娠后期大量应用可引起胎儿肾上腺皮质萎缩,出生后产生肾上腺皮质功能不全;个别患者有精神或行为的改变,可能诱发精神病或癫痫。

抗菌药不能控制的病毒、真菌等感染,活动性结核病,骨质疏松症,库欣病,妊娠早期,骨折或创伤修复期,心或肾功能不全,有精神病史者等禁用。

知识链接

糖皮质激素的使用方法

1.大剂量冲击疗法:用于抢救严重感染和各种休克。常选用氢化可的松静脉滴注,首次200~300 mg,1日量可达1 g以上,疗程为3~5 d。

2.一般剂量长程疗法:用于自体免疫系统疾病、肾病综合征、淋巴细胞性白血病等。一般选用泼尼松每次10~20 mg,1日3次。显效后,渐减量至最小维持量,疗程为6~12个月。

3.小剂量替代疗法:用于肾上腺皮质功能减退等。多选用可的松每日12.5~25 mg或氢化可的松每日10~20 mg。

4.隔日疗法:对某些慢性病的长程疗法中采用隔日1次给药法,即将1日或2日的总药量在隔日早晨8时1次给予。此时正值激素分泌高峰,对肾上腺皮质抑制作用较小。隔日服药采用泼尼松、泼尼松龙等中效制剂较好。

二、肾上腺皮质激素类常用药物

氢化可的松 Hydrocortisone

【药理作用及临床应用】 本品为糖皮质激素,具有抗炎、抗毒素、抗过敏、抗休克作用。此外有一定的盐皮质激素活性,具有排钾及水钠潴留作用。用于肾上腺功能不全所引起的疾病、类风湿关节炎、风湿性发热、痛风、支气管哮喘等,也用于过敏性皮炎、脂溢性皮炎、瘙痒症等,以及虹膜睫状体炎、角膜炎、巩膜炎、结膜炎等。还用于结核性脑膜炎,胸膜炎,关节炎,腱鞘炎,急、慢性损伤,腱鞘劳损等。

【不良反应】 见本类药品概述。

【剂型及规格】 片剂:每片 10 mg;20 mg。乳膏剂:每支 25 mg;50 mg;100 mg(10 g)。注射液:每支 10 mg(2 mL);25 mg(5 mL);50 mg(10 mL);100 mg(20 mL)。

醋酸地塞米松 Dexamethasone Acetate

【药理作用及临床应用】 本品抗炎作用和糖代谢作用比氢化可的松要强,水钠潴留、保钠排钾作用相对较弱。主要用于过敏性疾病和自身免疫性疾病,如结缔组织疾病、严重的支气管哮喘、皮炎等过敏性疾病,以及溃疡性结肠炎、急性白血病、恶性淋巴瘤等。

课堂活动

课堂讨论:请同学们根据构效关系讨论一下,醋酸地塞米松的抗炎作用强于氢化可的松,而水钠潴留作用弱的原因是什么?

【注意事项】 见本章概述部分。

【剂型及规格】 片剂:每片 0.75 mg。乳膏剂:每支 2 mg(4 g);2.5 mg(5 g);5 mg(10 g)。注射液:每支 25 mg(0.5mL);5 mg(1 mL);25 mg(5 mL)。

难点释疑

糖皮质激素不良反应的预防措施

合理使用糖皮质激素的关键是预防或减少不良反应的发生,主要有以下几点:

1.糖皮质激素在大剂量时对糖、蛋白质、脂肪、电解质的代谢有显著影响,出现一系列症状,在合理使用剂量的同时,应注意给予高蛋白、低脂肪、低糖、低盐饮食。

2.为避免反跳现象,糖皮质激素停药要缓慢减量,必要时提前给予 ACTH 促进内源性激素恢复释放。

3.糖皮质激素抗炎不抗菌,抑制免疫功能作用强,在治疗微生物感染时必须给予有效、足量的抗感染药物,如抗生素等。停药时要继续保留使用抗生素一段疗程,防止感染的复发。

4.长期使用的患者,应定期全面查体,及时发现不良反应。

其他糖皮质激素类药物见表10-4。

表 10-4　其他糖皮质激素类药物

药物名称	用途、主要不良反应
泼尼松 prednisone	用途:临床上可用于各种急性严重细菌感染、严重的过敏性疾病、结缔组织疾病、肾病综合征、严重的支气管哮喘、血小板减少性紫癜、粒细胞减少症、急性淋巴性白血病、神经性皮炎、湿疹等 主要不良反应:见本章概述部分
曲安西龙 triamcinolone	用途:适用于类风湿关节炎,其他结缔组织疾病、支气管哮喘、过敏性皮炎、神经性皮炎、湿疹等,尤适用于对皮质激素禁忌的伴有高血压或水肿的关节炎患者 不良反应:同地塞米松
倍他米松 betamethasone	用途:多用于治疗活动性风湿病、类风湿关节炎、红斑性狼疮、严重支气管哮喘、严重皮炎、急性白血病等。也用于某些感染的综合治疗 不良反应:同地塞米松

点滴积累

1.肾上腺皮质激素类药物种类一般分为短效、中效、长效、外用等。糖皮质激素的作用较多,重点是“四抗”,即抗炎、抗毒、抗免疫、抗休克,其临床用途主要是严重的感染、休克和过敏性疾病。

2.肾上腺皮质激素的不良反应多而重,包括激素水平紊乱导致的一系列症状和诱发加重新的疾病等。

3.激素具有“双刃剑”特点,既是许多疾病的主要治疗药物,又会带来严重的不良反应,应合理应用。

 目标检测

一、单项选择题

1.黄体酮属于哪一类甾体药物?(　　　)

A.雌激素　　　　　　　　　　　　B.孕激素

C.雄激素　　　　　　　　　　　　D.糖皮质激素

2.遇到硝酸银生成白色沉淀的药物是(　　　)。

A.雌二醇　　　　　　　　　　　　B.黄体酮

C.甲睾酮 　　　　　　　　　　　　D.炔诺孕酮

3.当甾环上 C_{10}、C_{13} 位均有甲基，C_{17} 位又有乙基时则该化合物为(　　　)。

A.雌甾烷 　　　　　　　　　　　　B.雄甾烷

C.孕甾烷 　　　　　　　　　　　　D.炔甾烷

4.以下哪个药物的稀乙醇溶液加三氯化铁试液，生成蓝绿色络合物，后变成黄色？
(　　　)

A.己烯雌酚 　　　　　　　　　　　B.苯甲酸雌二醇

C.戊酸雌二醇 　　　　　　　　　　D.炔雌醇

5.以下哪个药物单独应用较大剂量可作为速效避孕药？(　　　)

A.炔诺酮 　　　　　　　　　　　　B.黄体酮

C.氯地孕酮 　　　　　　　　　　　D.甲羟孕酮

6.将睾酮的 17β-OH 酯化得到的长效药物是(　　　)。

A.苯丙酸诺龙 　　　　　　　　　　B.丙酸睾酮

C.甲睾酮 　　　　　　　　　　　　D.米非司酮

7.以下具有抗早孕作用的药物是(　　　)。

A.米非司酮 　　　　　　　　　　　B.黄体酮

C.甲睾酮 　　　　　　　　　　　　D.甲羟孕酮

8.以下具有抗炎作用的药物是(　　　)。

A.地塞米松 　　　　　　　　　　　B.醋酸雌二醇

C.黄体酮 　　　　　　　　　　　　D.苯丙酸诺龙

9.以下哪项不是糖皮质激素的作用？(　　　)

A.抗炎作用 　　　　　　　　　　　B.抑制免疫作用

C.抗毒作用 　　　　　　　　　　　D.中枢抑制作用

10.糖皮质激素用于中毒性休克的治疗是因为它能(　　　)。

A.增加毛细血管对缩血管物质的敏感性

B.稳定溶酶体膜,减少心肌抑制因子形成

C.抗免疫作用,抑制机体免疫反应

D.兴奋呼吸中枢,恢复自主呼吸

11.肾上腺皮质激素生理活性的必需基团是(　　　)。

A.4-烯-3-酮 　　　　　　　　　　B.C-17 位羟甲基酮基

C.C-21 位羟基 　　　　　　　　　D.C-11 位羟基

12.糖皮质激素的用途不包括(　　　)。

A.各种休克 　　　　　　　　　　　B.严重感染

C.骨质疏松 　　　　　　　　　　　D.严重炎症

13.糖皮质激素的不良反应不包括(　　　)。

A.诱发和加重感染 　　　　　　　　B.诱发和加重溃疡

C.医源性肾上腺皮质功能亢进综合征 　D.中枢抑制

二、多项选择题

1.甾体药物的结构包括（　　）。

    A.性激素　　　　　　　　　　B.肾上腺皮质激素　　　　　　　　C.雌甾烷

    D.雄甾烷　　　　　　　　　　E.孕甾烷

2.下列药物中有 4-烯-3-酮结构的是（　　）。

    A.雌二醇　　　　　　　　　　B.己烯雌酚　　　　　　　　　　　C.黄体酮

    D.炔诺酮　　　　　　　　　　E.甲睾酮

3.下列药物哪些不属于雄激素类？（　　）

    A.醋酸地塞米松　　　　　　　B.黄体酮　　　　　　　　　　　　C.雌二醇

    D.甲睾酮　　　　　　　　　　E.苯丙酸诺龙

4.严重感染使用糖皮质激素的主要目的是（　　）。

    A.提高机体的免疫力

    B.降低病毒的扩散速度

    C.抑制细菌的生长繁殖

    D.增强机体对应急的耐受力

    E.利用糖皮质激素的抗炎作用

5.糖皮质激素临床应用于（　　）。

    A.血液病

    B.急性严重感染

    C.自身免疫性疾病

    D.过敏性疾病

    E.神经性皮炎

三、简答题

1.性激素类药物主要有哪些？临床主要用途是什么？

2.糖皮质激素的药理作用、不良反应有哪些？如何合理使用？

四、实例分析

    患者，女，28 岁，半年前出现双侧面颊和鼻梁蝶形红斑，双手指间关节轻度肿胀，诊断为系统性红斑狼疮。主要治疗措施是泼尼松片 60 mg/d，分 3 次口服。

试分析：

    ①系统性红斑狼疮为什么用糖皮质激素治疗？说明用药依据。

    ②患者使用激素时应如何进行用药指导？要注意什么问题？

第十一章 维生素

维生素是维持人体正常生理代谢所必需的一类微量、低分子有机化学物,主要参与集体能量转移和物质代谢调节,许多维生素是酶的辅基和辅酶的一部分。大多数维生素在人体内不能自身合成,一般情况下,人体需要通过摄取天然食物中的维生素或维生素原(维生物原是指在体内代谢或微生物作用下转变为微生物的有机物,即维生素前体)来满足人体的需要,并在体内保持一定的平衡。

在正常情况下,人体一般不会产生维生素缺乏,但在营养不良、患有某些疾病、服用某些药物或特殊生理时期(如妊娠、哺乳期)等情况下,对维生素的需求量增大,导致维生素缺乏,应予及时补充,否则将产生维生素缺乏的疾病,如缺乏维生素 A 易患夜盲症,缺乏维生素 D 易患佝偻病、骨软化病、骨质疏松,缺乏维生素 B_1 易患脚气病。维生素为人体每天必需的微量营养物质,其需求量有一定的范围,过量服用会导致不良反应,甚至产生中毒,应合理使用维生素类药物。维生素一般具有外源性、特异性、微量性和调节性等特点。

> ### 知识链接
>
> #### 维生素的发现
>
> 中国早在公元前 2600 年就有关于谷皮煎汤防治脚气病的记载。1747 年,苏格兰医生林德发现柠檬能治维生素 C 缺乏症。1912 年,波兰科学家丰克从米糠中分离得到治疗脚气病的白色物质,这种物质被丰克称为"维持生命的营养素",简称 vitamin(维他命),也称维生素。随着科学的发展,越来越多的维生素种类被人们认识和发现,形成了一个大家族。

目前发现的维生素有 60 多种,其化学结构各异,理化性质和生理功能各不相同,其中13 种被世界公认,国际上通常按其溶解性将其分为脂溶性维生素和水溶性维生素两大类。临床常用脂溶性维生素有维生素 A、D、E 和 K 等,常用水溶性维生素有 B 族维生素、叶酸、烟酸、烟酰胺维生素 H 和维生素 C 等。

第一节 脂溶性维生素

脂溶性维生素包括维生素 A、D、E 和 K 等，大多数易溶于有机溶剂而难溶于水，已被机体吸收利用，主要通过胆汁排泄，在体内消除较慢，易于蓄积，摄入过多会引起毒副作用。

一、维生素 A

1913 年美国学者提出，在动物来源的食物，如肝、奶、蛋黄、黄油中存在一种营养必需品，并命名为维生素 A。1931 年从肝油中分离出视黄醇，同时阐明其化学结构，并命名为维生素 A_1。后来又从淡水鱼中分离得到维生素 A_2。

维生素 A 通常称为维生素 A_1，维生素 A_2 又称为去氢维生素 A。目前发现的有 6 种异构体，其中全反式维生素 A_1 最稳定、活性最强。《中国药典》中收载的是维生素 A_1 醋酸酯。

维生素 A_1 主要以棕榈酸酯的形式存在于海水鱼类、哺乳动物中，其中占体内维生素 A 总量的 95%。维生素 A_2 主要存在于淡水鱼中，其生物活性仅为维生素 A_1 的 30%~40%。

一些植物中含有维生素 A 原，如 β-胡萝卜素、玉米黄素等，人体中 2/3 的维生素 A 来自 β-胡萝卜素，在小肠经酶作用后得到 2 分子的维生素 A_1。这些物质作为维生素 A 原，在体内转化为维生素 A，可视为人体维生素 A 的来源。

维生素 A 过去主要从鱼肝油中提取，现多用合成法制得。

维生素 A 醋酸酯 Vitamin A Acetate

【性状】 本品为黄色棱状结晶，不溶于水，为脂类化合物，其稳定性比维生素 A 好。临床上常将本品或其棕榈酸酯溶于植物油中应用。

本品分子中具有不饱和双键，易被空气氧化。在光照、空气、加热及重金属离子存在的情况下，可生成环氧化合物，使药物失去活性。

维生素 A 醋酸酯的稳定性高于维生素 A，且在植物油中较空气中稳定，生产中常用其棕榈酸酯或醋酸酯溶于植物油，同时加入脂溶性抗氧剂，如维生素 E、对羟基叔丁基茴香醚（BHA）或叔丁基对甲酚（BHT）等，储存在铝制容器中，充氮气，阴凉、干燥处保存。

在长期储存中，即使在暗处或氮气中，也会部分发生顺反异构化，使效价降低。

【药理作用及临床应用】 ①构成视觉细胞内感光物质。维生素 A 醋酸酯在体内经酶水解成维生素 A，进一步氧化为 11-顺式黄醛，与视蛋白结合构成能感受弱光和暗光的视紫红质（存在于视网膜干细胞中，是人在微弱光线中视觉能力必须依赖的一种重要物质）。②促进正常的生长发育。③维持上皮组织结构的完整和健全。维生素 A 是维持一切上皮组织健全所必需的物质，缺乏时会使上皮细胞的功能减弱，导致皮肤的弹性下降、干燥粗糙、失去光泽。在眼部，由于泪腺上皮角化、泪液分泌受阻，导致角膜干燥，即干眼病，因此维生素 A 又称为抗干眼病维生素。④维生素 A 类化合物对多种肿瘤形成有预防和抑制作用(抑癌机制尚不清楚),并能增强机体的免疫反应与抵抗力等。

临床上主要用于因维生素 A 缺乏引起的夜盲症、干眼病、结膜炎、角膜软化、皮肤干燥、粗糙及黏膜抗感染能力降低的治疗。维生素 A 及其衍生物具有一定的抗癌作用,用于上皮癌与食管癌的防治,还用于妊娠、哺乳期妇女和婴幼儿的适量补充。

【不良反应】 长期大剂量服用导致维生素 A 过多,甚至发生急性中毒(成人 1 次服用 100 万 IU,儿童 1 次服用 30 万 IU)或慢性中毒(10 万 IU/d 连续 6 个月以上),表现为食欲缺乏、皮肤发痒、毛发干枯、脱发、口唇皲裂、烦躁、颅内压增高、婴儿前囟宽而隆起、低热、高血钙、骨痛等。过量服用可导致肝、肾损害,孕妇可致胎儿畸形。

【剂型及规格】 维生素 A 软胶囊:每粒 5 000 U;2.5 万 U。维生素 AD 软胶囊:每丸含维生素 A 1 500 U 与维生素 D 500 U;维生素 A 3 000 U 与维生素 D 300 U;维生素 A 10 000 U 与维生素 D 1 000 U。

知识链接

维生素 A 醛及维生素 A 酸

维生素 A 分子结构中具有高度的特异性,分子结构中 4 个双键必须与环状结构共轭,否则会使活性消失;增长与缩短脂肪链或增加双键均会使活性降低;双键部分或全部被氢化,均会使活性消失。将醇羟基氧化为醛(维生素 A 醛),其活性不变,转化为羧酸(维生素 A 酸)时活性为维生素 A 的 1/10。经试验证明,维生素 A 酸及其衍生物在防癌及抗癌方面有较好的疗效,目前维生素 A 酸作为诱导急性早幼粒细胞白血病的首选药。

二、维生素 D

维生素 D 是抗佝偻病维生素的总称。目前已知的至少有 10 种,它们都属于固醇衍生物。其中重要的天然的维生素 D 有两种,分别为 D_2 和 D_3。

在植物油与酵母中含有不被人体吸收的麦角固醇,经日光与紫外线照射后,可转化为人体所利用的维生素 D_2,人体皮肤下面所含的 7-脱氢胆固醇,经日光照射后可转化为维生素 D_3,多晒太阳可以预防佝偻病。肝、奶、蛋黄及鱼肝油均含有丰富的维生素 D_3。

20 世纪 80 年代,人们通过研究维生素 D_2、D_3 的体内代谢,发现它们必须在体内进行一系列的代谢转化,才能成为具有活性的物质。进一步开发出骨化三醇、阿尔法骨化醇,具有作用迅速的特点,更适合于老年人补钙。

维生素 D_2 Vitamin D_2

维生素 D_2 又名骨化醇、麦角固醇。本品在紫外线照射或露置在日光下储存均可生成超固醇和速固醇,储存时应避光。本品与滑石粉和磷酸氢钙接触可发生异构化,生成异骨化醇和速固醇。

【剂型及规格】 维生素 D_2 注射剂:5 mg(1 mL);10 mg(2 mL)。维生素 D_2 胶丸:每粒 0.125 mg;0.25 mg。

维生素 D_3 Vitamin D_3

维生素 D_3 又名胆骨化醇。本品其稳定性强于维生素 D_2,但与空气和光仍可变质,宜遮光、充氮保存。

【药理作用及临床应用】 维生素 D_3 在体内并无生理活性,必须先在肝中经 25-羟化酶作用生成 25 羟基维生素 D_3,经血液转运至肾近曲小管上皮细胞线粒体中经 1α-羟化酶再进一步羟化,形成 $1\alpha,25$-$(OH)_2$-D_3 才具有生理活性。促进小肠黏膜对钙、磷的吸收,增加肾小管对钙、磷的重吸收,维生素 D_2、D_3 的代谢途径相同,在人体中具有相似的生理活性。维生素 D 与甲状旁腺素和降钙素具有协同作用,维持体内血钙、血磷的平衡。

临床上主要用于佝偻病的防治、骨软化症及老年性骨质疏松症等,还用于因免疫反应异常导致的疾病如银屑病的治疗。

【不良反应】 长期过量服用出现高血钙,可引起肾损害、钙沉着,出现多尿、多饮、夜尿、恶心、呕吐、低热、骨与关节痛等。一般成人 5 万~15 万 IU/d,儿童 2 万~5 万 IU/d,长期连续使用可发生中毒。

【剂型及规格】 维生素 D_3 注射液:5 mg(1 mL);10 mg(1 mL)。维生素 D_3 注射液:3.75 mg(0.5 mL);7.5 mg(1 mL);15 mg(1 mL)。

课堂活动

1.讨论分析肾脏 1α-羟化酶丧失的老年人不能补充维生素 D_2 或 D_3 治疗骨质疏松的原因,选用何种药物疗效好?

2.为了促进宝宝的健康成长,医生和护士建议家长应带婴幼儿经常到户外多晒太阳,讨论分析一下这样做的依据。

三、维生素 E

维生素 E 是一类与生殖功能有关的维生素,具有抗不孕作用,又称为生育酚。其结构分为生育酚和生育三烯酚两类。它们各有 4 个同系物,共有 8 种异构体,分别是 α、β、γ、δ 生育酚及 α、β、γ、δ 生育三烯酚。其中 α-生育酚的活性最强,δ-生育酚活性最小。它们分布于动植物中,以麦芽胚油、花生油、玉米油中含量最为丰富。一般以 α-生育酚代表维生素 E。

天然维生素 E 有 3 个 R 型手性碳,为右旋体。1936 年分离出维生素 E,并于 1938 年成功合成,人工合成品为外消旋体。现常用的为人工合成消旋体,其活性为天然品的 40%。《中国药典》中收载的为 α-生育酚的醋酸酯。

维生素 E 醋酸酯 Vitamin E Acetate

【药理作用及临床应用】 《中国药典》中称维生素 E。①促使腺垂体分泌,促进腺激素,促进精子生成和活动,增强卵巢功能,促进卵泡增多,增强黄体酮的作用,具有抗不育症功能;②能降低机体组织对氧的消耗,增强细胞线粒体功能,具有清除体内含氧自由基的功能,减轻氧自由基对细胞膜的损伤,改善脂质代谢;③对生物膜有稳定、保护及调控、抗氧化等作用,综合表现为抗衰老作用。

临床常用于习惯性流产、先兆性流产、不育症;防治动脉粥样硬化,改善进行肌营养不良症及抗衰老;早产儿溶血性贫血治疗;可外用于冻疮、多形性红斑、色素性紫癜性皮肤病;应用于治疗小腿性疼挛和间歇性跛行等。

【不良反应】　维生素 E 不良性反应较少,长期大量使用可引起视力模糊、乳腺肿大、腹泻、头晕、流感样症状、头痛、恶心及胃痉挛、乏力软弱。个别患者有皲裂、唇炎、口角炎、胃肠功能紊乱、肌无力、妇女可致月经过多或闭经等,停药后消失。

【剂型及规格】　片剂:每片 5 mg;10 mg;100 mg。注射剂:5 mg(1 mL);50 mg(1 mL)。胶丸剂:每丸 5 mg;10 mg;50 mg;100 mg。

课堂活动

课堂讨论:维生素 A 常制成油溶液制剂,制剂中加入适量的维生素 E 的目的是什么?在储存过程中应注意什么?

四、维生素 K

维生素 K 是一类具有凝血作用的维生素的总称。它广泛分布于动植物中,在肠道中的细菌也能合成。维生素 K 为形成活性凝血因子 II、凝血因子 VII、凝血因子 XI 和凝血因子 X 所必需,维生素 K 缺乏时会导致出血病症或凝血时间延长。

维生素 K 最早于 1929 年由丹麦化学家从动物肝和麻子油中发现并提取。已知有维生素 $K_1 \sim K_7$ 七种。其中,维生素 $K_1 \sim K_4$ 属于 2-甲萘醌类衍生物,维生素 $K_5 \sim K_7$ 属于萘胺类衍生物。维生素 K_1、K_2 主要存在于绿色植物中,是天然存在的,属脂溶性维生素;维生素 K_3、K_4 为化学合成品,溶解于水,可用于口服或注射,其中维生素 K_3 的化学活性最强。所有维生素 K 的化学性质都较稳定,能耐酸、耐热,正常烹调中只有很少损失,但对光敏感,也易被碱和紫外线分解,要避光保存。

维生素 K_3 Vitamin K_3

【药理作用及临床应用】　又名亚硫酸氢钠甲萘醌。①促进血液凝固。人体内第 II、VII、IX、X 凝血因子由无活性型向活性型的转变,这一反应需要 γ-羧化酶,维生素 K 为该酶的辅助因子,维生素 K 缺乏将导致凝血酶原过低,可见出血倾向和凝血酶原时间延长。临床常用于维生素 K 缺乏所引起的出血性疾病,如新生儿出血、肠道吸收不良所致维生素 K 缺乏及低凝血酶原血症等。维生素 K 又称凝血维生素。②参与骨骼代谢。维生素 K 参与合成 BGP(维生素 K 依赖蛋白质),BGP 能调节骨骼中磷酸钙的合成。特别对于老年人来说,他们的骨密度和维生素 K 成正相关。经常摄入大量维生素 K 的绿色蔬菜的女性能有效降低骨折的危险性。

【不良反应】 较大剂量可致新生儿、早产儿溶血性贫血、高胆红素血症及黄疸；红细胞 6-磷酸脱氢酶缺乏症患者可诱发急性溶血性贫血；大剂量使用可致肝损害。肝功能不全的患者可用维生素 K_1。

【剂型及规格】 注射剂：2 mg(1 mL)；4 mg(1 mL)。

点滴积累

1.常用的脂溶性维生素有 A、D、E 和 K 等。

2.维生素 A、D、E 均易发生氧化失效；维生素 A、K 可发生异构化而失效；维生素 A 在叶酸性下还可发生脱水等化学反应。

3.维生素 A、D、E 和 K 均用于相应的维生素缺乏症。过量使用可引发毒性反应。

第二节　水溶性维生素

水溶性维生素主要包括维生素 B_1、维生素 B_2 和维生素 C 等,是一类能溶于水的有机营养分子,常是辅酶或辅基的组成部分,其中包括在酶催化中起着重要作用的 B 族维生素以及维生素 C(抗坏血酸)等。

一、B 族维生素

B 族维生素包括许多化学结构及生理作用完全不同的物质,主要有维生素 B_1(硫胺)、维生素 B_2(核黄素)、维生素 B_6(钴胺素)、烟酸及烟酰胺、生物素、叶酸、泛酸、维生素 B_{12} 等(表 11-1)。

表 11-1　常见的 B 族维生素的名称与临床应用

名　称	临床应用
维生素 B_2	用于口角炎、唇炎、阴囊炎、眼睑炎等症
维生素 B_6	妊娠呕吐、放射病及抗癌药所致的呕吐、异烟肼中毒、脂溢性皮炎及糙皮病等
烟酸及烟酰胺	可用于癞皮症的治疗,大剂量有降血脂的作用
生物素	治疗婴儿皮脂性皮炎

续表

名　称	临床应用
叶酸	治疗巨幼红细胞性贫血
泛酸	脚灼热综合征的治疗
维生素 B$_{12}$	主要用于治疗恶性贫血和其他营养性巨细胞型贫血,也用于治疗三叉神经痛、多发性硬化症及其他神经性疾病

维生素 B$_1$ Vitamin B$_1$

维生素 B$_1$ 主要存在于动物内脏、肉类、豆类和粮食作物中。

【化学性质】　又名盐酸硫胺。其水溶液显酸性。本品的干燥固体性质稳定,但其水溶液与空气中的氧接触,易被氧化成具有蓝色荧光的硫色素而失效,光照,金属离子如铜、铁等均能加速其氧化。在碱性溶液中容易分解变质,遇光和热效价下降,应置于避光、阴凉处保存。

本品在碱性条件下,噻唑环被氧化开环,破坏生成硫醇型化合物而失效。本品注射剂不能与碱性药物如磺胺类钠盐、氨茶碱注射液配伍使用。

本品溶解于氢氧化钠溶液中,生成硫醇化合物,进一步被铁氰化钾氧化成硫色素,产物溶于正丁醇中,显蓝色荧光,加酸呈酸性,荧光即消失,再加碱,荧光又复现。此反应为维生素 B$_1$ 的专属反应。

本品水溶液遇 $NaHSO_3$、$NaHCO_3$ 均发生分解,$NaHSO_3$ 不可用于维生素 B$_1$ 的抗氧剂。苯巴比妥钠、$NaHCO_3$ 等碱性药物不可与该药配伍。

本品分子中含有嘧啶环和噻唑环,能与某些生物碱沉淀试剂作用生成沉淀,如与碘化汞钾反应生成黄色沉淀,与碘试液生成红色沉淀。

【药理作用及临床应用】　维生素 B$_1$ 进入体内,转变为有生物活性的硫胺焦磷酸酯,为脱羧酶辅酶组成部分,影响碳水化合物的正常代谢(特别是糖代谢)及神经组织的供能,影响神经细胞膜髓鞘磷脂合成及核酸的合成,影响胆碱能神经的传导,维持正常的心脏系统功能,又称为维生素 B$_1$ 的神经炎素。

临床主要用于防治脚气病,还可作为感染、高热、甲状腺功能亢进、心肌炎、神经炎、营养不良等的辅助治疗。

【不良反应】　推荐剂量的维生素 B$_1$ 几乎无毒性,但大剂量使用可出现头痛、疲倦、烦躁、食欲缺乏、腹泻、水肿。注射给药偶见过敏反应,静脉注射偶可致过敏休克甚至致死,一般不宜静脉注射。肌内注射应预先做皮试。

【剂型及规格】　片剂:每片 5 mg;10 mg。注射剂:50 mg(1 mL);100 mg(2 mL)。

二、维生素C

维生素 C Vitamin C

本品广泛存在于柠檬、柑橘、新鲜蔬菜及其他许多植物中。药用品由化学合成得到。

【性状】 本品为白色结晶或结晶粉末；无臭，味酸，MP190~192 ℃。熔融时同时分解。久置色渐变微黄，易溶于水。

【化学性质】 本品水溶液显酸性。酸性较弱，一般表现为一元酸。

在空气中的氧化速度由 pH 值和氧的浓度决定，在酸性条件下稳定性强于碱性，并受重金属离子催化，催化顺序为 $Cu^{2+}>Cr^{2+}>Mn^{2+}>Zn^{2+}>Fe^{3+}$。

在空气、光线、温度等的影响下，氧化生成去氢维生素 C，在一定条件下发生脱水、水解和脱羧反应而生成糖醛，聚合呈黄色。这是本品在生产储存过程中变色的主要原因。酸、碱都可以催化此反应进行。

在生产中，为防止药物变质，在制片剂时采用干法制粒；配置注射液时应使用 CO_2 饱和的注射用水，pH 值控制在 5~6，并加入 EDTA-2Na 和焦亚硫酸钠等作为稳定剂，通入 CO_2、N_2 等置换安瓿液面上的空气。

【药理作用及临床应用】 ①参与胶原蛋白的生成，降低毛细血管的通透性及脆性；②促进抗体的生成，提高机体的免疫力；③促进核酸、血红蛋白、红细胞的合成；④降低血清胆固醇的含量，在多种生物氧化和还原的过程中起重要的作用；⑤参与神经递质的合成；⑥具有明显的抗肿瘤活性。

临床上主要用于维生素 C 缺乏的防治、克山病的治疗、各种传染性疾病及过敏性紫癜的辅助治疗，同时广泛用于制药机食品工业的添加集合抗氧剂。

【不良反应】 推荐剂量未见不良反应。长期服用 1 日 2~3 g 可引起停药后维生素 C 缺乏症；长期过量服用偶可引起尿酸盐、半胱氨酸或草酸盐的泌尿系统结石；过量服用可引起腹泻、皮肤红而亮、头痛、尿频、恶心、呕吐、胃部不适（如胃痉挛、反酸）等反应。

【剂型及规格】 片剂：每片 25 mg；50 mg。注射剂：0.1 g（1 mL）；0.25 g（2 mL）；0.5 g（5mL）；2.5 g（20 mL）。

🗙 点滴积累

1.维生素 B_1 在酸性溶液中稳定，在碱性溶液中不稳定，易被氧化和受热破坏。临床主要用于防治脚气病，还可作为感染、高热、甲状腺功能亢进、心肌炎、神经炎、营养不良等的辅助治疗。

2.维生素 C 分子中具有连二烯醇结构，分子具有酸性和强还原性，易被氧化为去氢维生素 C。分子中因具有内酯的结构可发生水解。临床主要用于维生素 C 缺乏症的防治，克山病的治疗、各种传染病及过敏性紫癜的辅助治疗,同时广泛用于制药机食品工业的添加集合抗氧剂。

目标检测

一、单项选择题

1.在维生素 E 的异构体中活性最强的是(　　)。

　A.α-生育酚　　　　　　　　　　　　B.β-生育酚

　C.γ-生育酚　　　　　　　　　　　　D.δ-生育酚

2.维生素 K 中活性最强的是(　　)。

　A.维生素 K_1　　　　　　　　　　　B.维生素 K_2

　C.维生素 K_3　　　　　　　　　　　D.维生素 K_4

3.被称为盐酸硫胺的维生素是(　　)。

　A.维生素 B_1　　　　　　　　　　　B.维生素 B_2

　C.维生素 B_6　　　　　　　　　　　D.维生素 B_4

4.可溶于水的脂溶性维生素是(　　)。

　A.维生素 A　　　　　　　　　　　　B.维生素 D_2

　C.维生素 E　　　　　　　　　　　　D.维生素 K_3

5.对维生素 A 的结构中的伯醇基进行醋酸酯化,其目的是(　　)。

　A.增强其药理活性　　　　　　　　　B.提高药物的化学稳定性

　C.有利于药物吸收利用　　　　　　　D.降低药物毒性

二、多项选择题

1.通常所说的维生素 A 的活性化合物为(　　)。

　A.维生素 A_2　　　　　　　B.维生素 A_1　　　　　　　C.维生素 A 酸

　D.视黄醛　　　　　　　　　E.脱水维生素 A

2.下列属于 B 族维生素的是(　　)。

　A.维生素 B_1　　　　　　　B.维生素 B_2　　　　　　　C.烟酸

　D.泛酸　　　　　　　　　　E.维生素 B_{12}

3.下列哪些与维生素 D 类相符?(　　)

　A.是脂溶性维生素

　B.为水溶性维生素

　C.是固醇衍生物

　D.临床主要用于预防和治疗佝偻病、骨质软化等疾病

　E. 阿法骨化醇在体内可转化为骨化三醇,适合老年人补钙

4.下列哪些与维生素 B_2 相符？（　　　）

　　A.可用于治疗唇炎、舌炎和脂溢性皮炎

　　B.在碱性溶液中极易分解氧化

　　C.在体内具有传递氧和电子的生理功能

　　D.必须在体内磷酸化才能产生活性物质

　　E.为脂溶性维生素

5.关于维生素 E 的叙述,不正确的是(　　　)。

　　A.天然品为左旋体

　　B.与生育功能有关的维生素

　　C.将生育酚结构中的酚羟基进行酯化,可增强其化学稳定性

　　D.维生素 A 可促进维生素 E 的吸收

　　E.可用于油溶性制剂的抗氧化

6.关于维生素 B_1 的叙述,正确的是(　　　)。

　　A.水溶液易水解氧化生成硫色素

　　B.与碱性药物配伍,作用增强

　　C.注射剂中常加入亚硫酸氢钠作抗氧剂

　　D.能与某些生物碱沉淀剂发生沉淀反应

　　E.临床上主要用于脚气病的防治及多种疾病的辅助治疗

三、简答题

1.维生素药物中,水溶性维生素与脂溶性维生素分别包括哪些?

2.简述维生素 A 的药理作用。

3.简述维生素 C 注射液变黄或片剂出现黄斑的原因。

第十二章 生物药物简介

20世纪中叶以来,随着医学、生命科学、药学等学科的不断进步,生物药物也得到突飞猛进的发展,并以其生物特性(针对性强、活性高、不良反应少等)在临床实践中表现出巨大的优势,越来越多地受到医学工作者们的关注和重视,成为临床常用药物的一个重要组成部分。

第一节 生物药物概述

生物药物(bio-pharmaceuticals)是指通过综合运用物理学、化学、生物学、生物化学以及药学等学科的原理与方法,利用生物体、生物组织或器官等制成的药物。

一、生物药物的分类

(一)按药物的化学属性分类

主要依据生物化学理论,按照生物药物的化学组成进行分类,一般可分为蛋白质类药物(包括蛋白质、酶及辅酶等)、氨基酸及其衍生物类药物(包括多肽、氨基酸等)、核酸及其衍生物类药物(包括核酸、核苷酸等)、糖类药物、脂类药物等。

(二)按药物的制备手段分类

一般可分为生物制品(biological products)、生化药物(biochemical drugs)和生物技术药物(bio-tech drugs)等。

1.生物制品

生物制品是指以生物(包括人源)组织或组织内容物、代谢产物等为原料,采用传统或现代生物学工艺或分离纯化技术制备,并在生物分析技术控制下制成的生物活性制剂,包括疫苗、免疫球蛋白、免疫血清、抗原、变态反应原、细胞因子、激素、酶等,多应用于免疫学领域。

2.生化药物

生化药物是指从动物、植物及微生物中提取的,或通过生物化学半合成方法制备的,或用现代生物技术制得的生命基本物质,如氨基酸、多肽、蛋白质、酶、辅酶、多糖、核苷酸、脂类和生物胺等,以及其衍生物、降解物、结构修饰物等。

3.生物技术药物

广义而言,生物技术药物与生物药物为同一概念,本节内所指的生物技术药物是其狭义概念。狭义而言,生物技术药物是指采用基因工程技术或其他创新生物技术产生的治疗药物,如利用 DNA 重组技术制备的细胞因子、纤溶酶原激活剂、重组血浆因子、生长因子、融合蛋白、受体等蛋白或多肽类药物。

✂ 知识链接

DNA 重组技术

DNA 重组技术(recombinant DNA technique)是指在一定的条件下,通过人工手段于体外重新组合脱氧核糖核酸(DNA)分子,并将它们引入适当的细胞中进行增殖和表达的遗传操作。这种操作可把 DNA 中的目标基因组合到载体上,并使之在受体细胞中增殖和表达,从而获得目标基因的表达产物。

(三)按药物的天然程度分类

一般可分为天然生物活性物质、半合成药物、全合成药物等。值得注意的是,目前仍没有一种方法能够全面、系统地涵盖所有的生物药物。上述方法一般都是根据实际需要,按照习惯进行的分类。

二、生物药物的特点

(一)药理学特点

1.药理活性强

生物药物均为生物活性物质或其类似物,一般能够以活性体的形式直接参与体内的生理生化反应中去,作用直接、迅速。此外,生物药物作为生物活性分子,与机体的亲和力明显强于化学药物,在体内的吸收、分布、代谢速度也较快。生物药物的药理学活性一般强于化学药物,其用药剂量远低于化学药物。

2.治疗针对性强

生物药物一般是以生物活性分子的形式直接给入患者体内,药物直接针对体内的某一特定的生理生化反应起效,作用专一且靶向性明确;而化学药物一般作用于机体的一个器官、一个系统甚至是产生全身作用,作用广泛但针对性差,容易引起广泛的不良反应。

3.毒性低

生物药物一般取材于生物体乃至人体,如糖类、脂类、蛋白质等本身就是人体的营养物质,与机体亲和力强,毒性低。

4.在某些领域具有不可替代性

机体的生理、病理特性,在某些特定疾病的诊断、预防、治疗方面,一些生物药物(如疫苗)具有化学药物不可替代的作用,这种现象在免疫学领域表现尤为明显。

5.不良反应较多且具有一定特征

由于生物药物多来源于生物体,在制备、纯化的过程中,一些生物活性较强的杂质(如异体蛋白、多肽等)往往很难完全去除或灭活,因此在临床上生物药物的不良反应时有发生,但一般都是以超敏反应为主,这也成为目前阻碍生物药物临床应用的瓶颈之一。

(二)生产、使用、检测过程中的特点

1.不稳定性

相对于化学药物分子,生物分子往往具有复杂的空间结构(如蛋白质分子共有四级结构),而维系这些高级结构的键力一般都较弱,在高温、酸碱、酶等的作用下表现出较差的稳定性。一旦高级结构破坏,这些结构中具有的特定活性部位也会随之消失,药物的生物活性也就不复存在。在生产和使用过程中应当注意理化、生化因素对药物分子的影响,避免药物失活。

此外,生物药物多是机体内的基本营养物质,营养价值高,易染菌、腐败。在生产和使用过程中应保持低温、无菌,避免染菌造成的药效下降和不良反应。

2.低剂量性

由于生物药物中的激素、酶、细胞因子等在机体内表现出极高的生物活性,此类药物的临床应用剂量都极低,因此在生产过程中应当注意精确保证剂量的准确度。

(三)制剂过程中的特点

1.给药途径的特殊性

大多数生物药物对消化酶的耐受性较差,此类药物在制剂过程中多制备成注射剂、透皮贴剂、气雾剂等剂型(尤以注射剂最为常见),这就对生物制剂的均一性、安全性、稳定性、有效性提出更为严格的要求,在制剂过程中应当综合考虑药理化性质、检验方法、剂型、剂量、处方、储存方式等多方面因素。

2.辅料选择的特殊性

如前所述,生物药物分子稳定性较差,易于染菌,在辅料的选择上有着化学药物更为严苛的条件。例如,蛋白质类药物制剂的生产过程中要避免接触通过沉淀蛋白质防止微生物生长的防腐剂(如硫柳汞、甘油等),更不应在制剂处方中加入此类防腐剂。

3.包装材料的特殊性

生物制剂的保存条件较为苛刻,通常需要低温、密闭保存,应注意包装材料的稳定性、低温性能、密闭性等,同时还应充分考虑包装材料中的特定成分(如金属离子)对生物药物性质的影响。

点滴积累

1.生物制品、生化药物和生物技术药物的区别主要在于制备手段不同。生物制品一般以传统或现代生物学工艺或分离纯化技术制备;生化药物一般以生物化学半合成方法或现代生物技术制备;生物技术药物一般以基因工程技术或其他创新生物技术制备。

2.生物药物的药理学特点包括药理活性强、治疗针对性强、毒性强、不可替代性、不良反应较多且具有一定特征。

3.生物药物在使用过程中,应当注意其不稳定性及低剂量,在制剂过程中则应注意其在给药途径、辅料选择、包装材料等方面的特殊性。

第二节　常用的生物药物

一、氨基酸、多肽及蛋白质类药物

(一)激素类药物

胰岛素(insulin)是由胰岛 B 细胞受内源性或外源性物质(如葡萄糖、乳糖、核糖、精氨酸、胰高血糖素等)刺激而分泌的一种小分子蛋白质(双肽链,共含 51 个氨基酸残基)激素。目前临床常用的胰岛素包括动物胰岛素(自猪、牛胰岛素提取而得)、半合成胰岛素(将猪胰岛素 β 链等 30 位氨基酸替代为苏氨酸而得)、人胰岛素(一般用大肠杆菌通过 DNA 重组技术合成而得),其中以人胰岛素纯度最高,应用也比较广泛。

关于胰岛素及其一些激素药物的具体结构及药理作用,本书其他章节已有详述,在此不再赘述。

(二)细胞因子类药物

细胞因子(cytokine,CK)是一类能在细胞间传递信息、具有免疫调节和效应功能的蛋白质或小分子多肽,参与各种细胞的增殖、分化、凋亡和行使功能。目前应用于临床的细胞因子类药物主要有干扰素、白介素、集落刺激因子、肿瘤坏死因子、生长因子、趋化因子等。

干扰素 Interferon(IFN)

IFN 是最早发现的一类细胞因子,其化学本质是具有多种功能的活性蛋白质(主要是糖蛋白),由于其可以干扰病毒的复制而得名。干扰素分为 IFN-α(由白细胞产生)、IFN-β(由成纤维细胞产生)、IFN-γ(由活化的 T 细胞产生)。

【药理作用及临床应用】　干扰素是一种广谱抗病毒药,但其并不直接杀伤或抑制病毒;主要通过细胞表面受体作用诱导细胞产生抗病毒蛋白,从而抑制病毒的复制;增强自然杀伤细胞(NK 细胞)、巨噬细胞和 T 细胞的活力,调节机体免疫功能,增强机体抗病毒能力。临床适应证包括各种病毒感染(包括乙肝、丙肝、尖锐湿疣等)、Hairy 细胞白血病、Kaposi 肉瘤等。

【不良反应】 常见有高热、感冒样综合征、神经系统症状、诱发自身免疫性疾病等,还可引起骨髓抑制、白细胞及血小板减少等,一般停药后可自行恢复。

目前,应用于临床的干扰素主要有聚乙二醇干扰素 α-2a 注射液、聚乙二醇干扰素 α-2b 注射剂、注射用重组人干扰素 α-2a 等。

肿瘤坏死因子 Tumor Necrosis Factor(TNF)

TNF 是一种能够直接杀伤肿瘤细胞而对正常细胞无明显毒性的细胞因子,是迄今为止所发现的直接杀伤肿瘤作用最强的生物活性因子之一。20 世纪 80 年代,对 TNF 进行临床试验时曾因严重的不良反应而被迫放弃,后采用 TNF-α 病灶内注射或器官灌流取得了较满意的疗效。20 世纪末,随着一些高效低毒 TNF-α 变构体的出现,其临床应用越来越广泛。

【药理作用及临床应用】 ①抗肿瘤作用:通过细胞溶液对肿瘤细胞起到直接杀伤或抑制作用,还可导致肿瘤组织血管损伤和血栓形成而造成其出血及坏死;②免疫调节作用:增强中性粒细胞的吞噬能力,促进 T 细胞等一些免疫对肿瘤的杀伤作用;③抗感染:TNF 临床主要用于小细胞肺癌、胃癌、B 细胞淋巴瘤及一些晚期转移癌的治疗。

【不良反应】 主要有注射局部疼痛、局部红肿硬结等。本药可导致内毒素性休克、恶病质等的发生。

目前我国已批准上市的 TNF 类药物有注射用重组改构人肿瘤坏死因子等。

(三)抗体药物

抗体(antibody,Ab)是指机体的免疫系统在抗原刺激下,由 B 淋巴细胞或记忆细胞增殖分化成的浆细胞所产生的,可与相应抗原发生特异性结合的免疫球蛋白。抗体药物是指以抗体物质为主要活性成分的药物。1980 年,Behring 和北里柴三郎发现了可特异中和外毒素的血清结合(白喉抗毒素),从而建立了血清疗法,开创了抗体药物之先河。目前,临床上仍以破伤风抗毒素血清为首选预防和治疗破伤风。

从免疫学角度而言,一般将抗体药物分为多克隆抗体、单克隆抗体、基因工程抗体等。目前,多克隆抗体由于其成分的不均一性已少用于临床,而临床应用较广的为单克隆抗体(又称单抗),基因工程抗体又称第三代抗体,为目前全球抗体药物研发的主要方向。

🔧 **知识链接**

单克隆抗体与基因工程抗体

单克隆抗体(monoclone Ab)是指由识别一种抗原决定簇的细胞克隆所产生的均一性抗体,又称第二代抗体。以其特异性高、亲和力强、效价高、血清交叉反应少等优点,已经在基础研究、临床诊断及治疗、免疫预防等领域发挥了重要作用。但目前绝大多数单克隆抗体是鼠源的,临床重复给药时体内会产生人抗鼠抗体,使临床疗效减弱或消失。

基因工程抗体(gene engineering Ab)是将抗体基因结构及功能与 DNA 重组技术相结合,根据研究者的意图在基因水平对抗体分子进行切割、拼接或修饰,甚至人工全合成后导入受体细胞表达,产生新型抗体,也称第三代抗体。此类抗体为人源抗体,可有效改善鼠源单克隆抗体的缺陷,但目前人-人杂交瘤技术目前尚未突破,限制了此类抗体的研发与应用。

目前,我国上市的单克隆抗体药物主要用于乳腺癌、头颈部肿瘤、肺癌、消化道肿瘤以及器官移植的抗排斥治疗等。

免疫球蛋白 Immunoglobulin(Ig)

免疫球蛋白是一组具有抗体活性的蛋白质。人体内的免疫球蛋白主要以丙种球蛋白(γ-球蛋白)的形式存在,有 IgG、IgA、IgM、IgD 和 IgE 五种结构。

【药理作用及临床应用】 注射用(除特别标明外均为肌内注射)丙种球蛋白是以健康人血浆为原料,经分离提纯而得,可补充机体内抗体,并有免疫调节作用,可增强机体免疫力。

本品主要用于治疗免疫缺陷病,如先天性丙球缺乏症、易变型免疫缺陷症、免疫球蛋白合成异常的细胞缺陷症。还可用于治疗大面积烧伤、严重创伤感染,以及败血症或内毒素血症。也可用于甲肝、麻疹、水痘、带状疱疹、脊髓灰质炎等感染性疾病的预防。

需要注意的是,丙种球蛋白对上呼吸道感染、流感等常见病毒感染并无预防作用,更不是"万能"的营养药、"补药",绝大多数人体内并不缺丙种球蛋白,临床上应注意避免丙种球蛋白的滥用。

【不良反应】 可有恶心、呕吐、腹痛、腹泻等消化道反应。偶见荨麻疹、喉头水肿、发绀及过敏性休克等过敏反应。注射部位偶见发红、疼痛、硬结等。

案例分析

患儿刘某,8 岁,男性,因体质较差,频繁出现上呼吸道感染,其父母听说丙种球蛋白可以增强儿童免疫力,故在某诊所为其注射丙种球蛋白。数月后,刘某在学校组织的一次体检中被发现转氨酶异常升高,原因不明,经某三甲医院感染科检查,结果提示刘某患有丙型肝炎。经医生排查,刘某很可能是注射了不洁血制品导致的丙肝病毒感染。

分析:

丙种球蛋白是由健康人血浆经低温乙醇法分离提取并经病毒灭活处理的免疫球蛋白制品。一旦制造药品的血源受到污染,患者注射后感染传染病(如本例中的丙肝)的概率极大,临床不乏此类实例。现代传染病学认为丙种球蛋白不能大量、广泛地作为预防用药,丙种球蛋白的临床应用必须有明确的用药指征,切忌滥用药物。现今,临床上使用丙种球蛋白非常严格,主要应用于某些免疫缺陷病的治疗,预防用药一般仅用于甲肝、麻疹、脊髓灰质炎等少数病毒感染,而对一般的病毒感染及细菌感染则无预防作用。

（四）新型疫苗

疫苗（vaccine）是指为了预防、控制传染病的发生，用于人体预防接种的预防性药物。传统疫苗一般是由微生物的菌苗、毒素、类毒素等制成，而新型疫苗则包括基因工程疫苗（engineering vaccine）、合成肽疫苗、遗传重组疫苗等。

基因工程疫苗是指利用 DNA 重组生物技术，把天然的或人工合成的保护性抗原基因定向插入细菌、酵母菌或哺乳动物细胞中，并使之充分表达，利用表达的抗原产物制得的疫苗。例如，可将编码乙型肝炎表面抗原的基因插入酵母菌基因组，制成 DNA 重组乙型肝炎疫苗。

二、酶及辅酶类药物

酶（enzyme）是催化特定化学反应的蛋白质、核酸或其复合体。辅酶（coenzyme）是酶的辅因子，本身无催化作用，但可在酶促反应中起传递电子、原子或某些功能基团的作用。酶和辅酶在机体生化反应中的特殊作用，被广泛作为临床用药。

依据其在临床上的应用，可分为消化酶类药物、纤溶酶类药物、抗肿瘤酶类药物、抗菌酶类药物、其他酶类药物及辅酶类药物等。

（一）消化酶类药物

消化酶类药物主要包括胃蛋白酶、胰蛋白酶等，主要用于酶类缺乏所导致的消化不良的治疗。详见本书第五章第一节内容，在此不再赘述。

此外，目前临床上还将各类消化酶（胰蛋白酶、糜蛋白酶、胶原酶、菠萝蛋白酶、α-淀粉酶、胰脱氧核糖核酸酶等）用于治疗创面损伤、消炎抗水肿、慢性溃疡、压疮、稀化痰液及毒蛇咬伤等。其主要机制是利用酶解作用分解病灶部位的纤维蛋白凝结物，达到清除创面坏疽、腐肉和利于痰液咳出等作用。

（二）纤溶酶类药物

纤溶酶类药物主要包括链激酶、尿激酶等，可激活纤溶酶原为有溶解纤维蛋白活性的纤溶酶，催化纤溶过程，具有溶解血栓及抗凝血的功能。详见本书第五章第三节内容，在此不再赘述。

（三）抗肿瘤酶类药物

对肿瘤有诊断或治疗作用的酶类药物包括 L-天门冬酰胺酶、神经氨酸苷酶、纤维蛋白酶等。

L-天门冬酰胺酶

【药理作用及临床应用】　本品是一种用于治疗恶性肿瘤的酶类药物，对白血病疗效尤佳。L-天门冬酰胺酶可分解天门冬酰胺（组成人体蛋白质的 20 种氨基酸之一），从而阻碍肿瘤细胞的蛋白质合成。对恶性淋巴瘤、急性粒细胞型白血病和急性单核细胞白血病具有较好疗效。单独应用时缓解期短，易产生耐药性，临床上大多与其他药物合并应用，疗效较为满意。

难点释疑

为什么 L-天门冬酰胺酶不会对人体正常细胞的蛋白质代谢产生影响？

恶性肿瘤细胞内缺乏天门冬酰胺合成酶，而 L-天门冬酰胺可分解外源性天门冬酰胺，阻碍肿瘤细胞蛋白质合成而导致其死亡。机体正常细胞内含有天门冬酰胺合成酶，可自身合成天门冬酰胺，正常细胞蛋白质合成不受此药影响。

【不良反应】 常见的有食欲减退、恶心等消化道症状以及骨髓抑制（发生率为 40% ~ 50%）。偶见头痛、头昏、嗜睡、精神错乱等神经系统不良反应。有过敏反应。本品有致畸作用。肝、肾功能严重不全者禁用。

（四）抗菌酶类药物

溶菌酶

【药理作用及临床应用】 溶菌酶（lysozyme）又称胞壁质酶（muramidase），可水解细菌细胞壁中的黏多糖，破坏细菌细胞壁，还可直接结合带有负电的病毒蛋白质，具有抗菌、消炎、抗病毒等作用。临床常用于慢性鼻炎，急、慢性咽喉炎，口腔溃疡，水痘，带状疱疹和扁平疣等。

【不良反应】 偶见轻微的过敏反应。

（五）其他酶类药物

超氧化物歧化酶（SOD）

超氧化物歧化酶是机体内清除自由基的重要物质，可以清除炎症发生过程中产生的过氧化物自由基，从而有强大的抗炎作用。在临床上主要用于治疗各类炎症，特别是对类风湿关节炎、慢性多发性关节炎疗效满意，还可用于心肌梗死、心血管病、肿瘤患者以及放射疗法引起的炎症性疾病的治疗。

此外，SOD 还以其高效的抗衰老作用被广泛应用于化妆品领域。

（六）辅酶类药物

辅酶 A

【药理作用及临床应用】 辅酶 A 为体内乙酰化反应的辅酶，对糖、脂类及蛋白质的代谢起重要作用，对脂类代谢的促进作用尤为重要，可激活营养物质在体内的代谢，改善能量供给。

临床上常用于治疗白细胞减少症及原发性血小板减少性紫癜，也用于脂肪肝，急、慢性肝炎，冠状动脉硬化，慢性动脉炎，心肌梗死，新生儿缺氧，慢性肾功能减退引起的肾病综合征及尿毒症的辅助治疗。

【禁忌证】 急性心肌梗死患者禁用。

辅酶 Q10

【药理作用及临床应用】 辅酶 Q10 在人体内呼吸链中质子移位及电子传递中起作

用,可促进氧化磷酸化反应,保护生物膜的结构完整性。具有细胞代谢激活、抗氧化和非特异性免疫增强作用,可用于提高机体免疫力、抗氧化、延缓衰老等。

医学上广泛用于作为充血性心力衰竭、冠心病、高血压、心律不齐等心血管系统疾病的辅助治疗药物。

【不良反应】 可见恶心、呕吐、胃部不适、食欲减退等胃肠道反应。偶见荨麻疹及一过性心悸。

三、核酸类药物

核酸类药物是一类结构与核酸、核酸衍生物、核酸衍生物的聚合物相同或类似的药物的统称,包括核酸、寡核苷酸、核苷酸,乃至核苷、碱基等。

核酸类药物一般分为两类:第一类是具有天然结构的核酸类物质(天然大分子),主要用于缺乏核酸的特殊体质(如长期膳食结构不合理、消化系统功能紊乱、术后感染等)人群的治疗或保健,也可用于糖尿病、心脑血管病、部分癌症的辅助治疗。需要指出的是,核酸并非机体的营养物质,膳食中的核酸在消化道内会被彻底降解,人体内的核酸不能从消化道直接摄取,口服核酸药物的生物利用度很差,且口服核酸过多还会引起痛风、结石等疾病。核酸类药品、核酸类保健品并非人人适合,应当避免盲目用药。

课堂活动

当前,市面上有很多保健品宣传其含有核酸成分,尤其适合老年人保健,试分析讨论该种宣传是否合理。

第二类是核苷酸、核苷、碱基的类似物或聚合物(多为合成的较小分子),是临床上治疗病毒感染(包括艾滋病)、肿瘤等疾病的重要手段,也用作干扰素诱导剂,临床应用较为广泛。本节中将重点介绍此类药物。

(一)抗病毒药物

抗病毒药物包括利巴韦林、阿昔洛韦、齐多夫定等,均为机体正常核苷酸的类似物,通过选择性抑制病毒 DNA 多聚酶、HIV 反转录酶等酶类活性达到抗病毒效果。其中,利巴韦林为广谱抗病毒药物,阿昔洛韦为单纯疱疹病毒感染的首选药,齐多夫定为 HIV 感染的首选药。其主要临床应用及不良反应等详见第八章第五节。

(二)抗肿瘤药物

抗肿瘤药物包括氟尿嘧啶、阿糖胞苷、巯嘌呤等,作用机制类似核酸类抗病毒药物,通过抑制肿瘤细胞 DNA 多聚酶等核酸合成酶而干扰细胞核酸合成,达到抑制肿瘤细胞增殖的效果,也可直接掺入靶细胞新合成的 DNA、RNA 分子中,通过影响其核酸功能发挥药效。但本类药物的选择性不强,往往对健康细胞也有影响,不良反应较为常见。其主要临床应用及不良反应等详见第九章第二节。

（三）其他

胞二磷胆碱

胞二磷胆碱又称胞磷胆碱,化学结构为胞嘧啶核苷二磷酸胆碱,为当前临床用量最大的神经激活药。

【药理作用及临床应用】　胞二磷胆碱是合成卵磷脂的主要辅酶,能够促进脑细胞呼吸作用,并能增强上行网状结构激活系统的功能,降低脑血管阻力,有改善脑组织血液循环、改善脑功能、促进苏醒等作用。此外,本药物还有抗磷脂酶 A 作用,与蛋白分解酶抑制合用可保护和修复胰腺组织。临床用于治疗颅脑损伤和脑血管意外所导致的神经系统后遗症,并可用于帕金森综合征和阿尔茨海默病的辅助治疗。对急性颅脑外伤、急性卒中、外科手术后引起的神经损伤、意识障碍、青光眼等有较满意的治疗效果,还可促进脑卒中偏瘫患者的上肢运动功能的恢复,也可与蛋白分解酶抑制剂合用治疗胰腺炎。

【不良反应】　偶见失眠、皮疹、头痛、兴奋等不良反应。

聚肌胞苷酸

聚肌胞苷酸又称聚肌胞,为多聚肌苷酸和多聚胞苷酸形成过程中的一种双链多聚核苷酸,是一种干扰素诱导剂。

【药理作用及临床应用】　聚肌胞可诱导干扰素的产生,并能增加抗体形成、刺激巨噬细胞的吞噬作用,作用类似于干扰素,具有广谱抗病毒和免疫调节功能。

临床常用于病毒感染性疾病和肿瘤的辅助治疗,如静脉注射用于慢性乙肝,肌内注射用于流行性出血热、水痘、带状疱疹、婴幼儿秋季腹泻、小儿上呼吸道感染、肿瘤辅助治疗,局部注射用于扁平疣等各种疣类,滴眼用于病毒性角膜炎,滴鼻用于预防流感等。

【不良反应】　几乎全部患者用药后均会出现口干、头晕、头痛、恶心、肌痛、发冷等不良反应。静脉注射后偶见一过性药物热。极少数患者出现较为严重的过敏反应。

反义寡核苷酸

反义寡核苷酸是由人工合成的、与靶基因或 mRNA 某一区段互补的核酸片段,可以通过碱基互补原则结合于靶基因或 mRNA 上,从而封闭基因或阻碍其表达,起到治疗疾病的作用,包括反义 DNA、反义 RNA、核酸 3 类。

基因疫苗

基因疫苗包括 DNA 疫苗及 RNA 疫苗,但 RNA 极易降解,难以用作药物,临床上现用的基本均为 DNA 疫苗。DNA 疫苗是将编码外源性抗原的基因插入含真核表达系统的质粒上,然后将质粒通过注射等方法直接导入体内,让其在宿主细胞中表达抗原蛋白,诱导机体产生免疫应答,从而不断刺激机体免疫系统产生抗体,达到防病的目的。

继传统疫苗和基因工程疫苗之后,基因疫苗被称为第三代疫苗。1995 年,美国食品药品管理局(FDA)批准了世界上第一例 DNA 疫苗(艾滋病 DNA 疫苗)的临床试验。目前,多种基因疫苗(癌症、流感、乙肝等疫苗)均已进入临床研究阶段,具有非常广阔的发展前景。

四、糖类及脂类药物

(一)糖类药物

临床应用的糖类药物可分为单糖类药物(如 D-甘露醇)、寡糖类药物(如阿卡波糖)和多糖类药物(如香菇多糖)。前两类药物现一般采用化学合成方法制备,严格意义上不属于生物药物,本节中仅讨论多糖类药物。

香菇多糖

香菇多糖(lentinan)是从优质香菇实体中提取的有效活性成分,其活性成分是具有分支的 β-(1,3)-D-葡聚糖,主链由 β-(1,3)糖苷键连接的葡萄糖基组合,沿主链随机分布着由 β-(1,6)糖苷键连接的葡萄糖基支链,分子呈梳状结构。

【性状】　本品一般为白色冻干块状物。

【药理作用及临床应用】　具有免疫增强活性,并可通过免疫增强功能发挥抗肿瘤、抗感染作用。

临床常用作恶性肿瘤放、化疗的辅助治疗手段,用于姑息治疗消化道肿瘤、恶性淋巴瘤、小细胞肺癌等,还可用于对抗肿瘤并发症(癌性胸腹水等)。

此外,还可用于乙肝、艾滋病、抗药性肺结核等感染性疾病。

【不良反应】　可见食欲缺乏、恶心、呕吐、胸闷、气短、头痛、头晕、皮疹、出汗、发热、肌内注射部位疼痛等。偶见外周血细胞减少。过敏反应极少见。

除香菇多糖外,还有很多其他种类的真菌多糖(灵芝多糖、猴头菇多糖等)以及黄氏多糖、海藻多糖等在临床上也有着广泛的应用,它们的药理活性一般均为免疫调节、抗肿瘤、抗菌、抗病毒、抗氧化等作用,常用作肿瘤、感染性疾病等的治疗。

(二)脂类药物

归属于生物药物的脂类药物类似于糖类药物,多来源于生物体的脂类大分子,如深海鱼油、月见草油等。

深海鱼油为深海鱼类体内不饱和脂肪的简称,富含 EPA(二十碳五烯酸)、DHA(二十二碳六烯酸)等活性成分,可在人体内转化为高密度脂蛋白(HDL)发挥调节血脂的药理作用。临床上主要用于高脂血症的辅助治疗,还有一定的预防阿尔茨海默病、改善视力的作用。

月见草油是从月见草种子中提炼出来的油脂,其主要活性成分为 γ-次亚麻油酸(又称γ-亚麻酸、GLA、人体必需脂肪酸),还含有维生素 C、E、B_6、B_5 及多种微量元素。γ-亚麻酸在体内可转化为前列腺素 E_1,月见草油具有一定的抗炎、抗血栓作用,还可用于缓解女性经前综合征。

五、生物制品类药物

生物制品类药物是以人或动物组织为原料制备的一类生物活性制剂。生物制品类药物往往是由多种活性成分混合组成的药物,如疫苗、免疫血清等。

卡介苗

卡介苗是预防结核的特异性活疫苗,属特异性免疫制剂。目前,临床应用的卡介苗是一种减毒疫苗,利用牛型结核杆菌在特种培养基中多代移种后制备而成,对人体无致病作用,但仍能诱导机体产生免疫力。我国规定,新生儿出生后即接种卡介苗,以后每 4 年作 1 次结核菌素试验复查,阴性者加种,直到 15 岁为止。

卡介苗原仅用于预防结核,后在临床应用中又发现其还具有促进巨噬细胞吞噬功能的作用,是一种非特异性免疫增强剂。现常采用瘤内注射、胸腔内注射及皮肤划痕等方法用于肿瘤的辅助治疗,对恶性黑色素瘤、肺癌、急性白血病、恶性淋巴瘤均有一定疗效。

此外,卡介苗还可用于小儿哮喘性支气管炎的治疗、小儿感冒的预防以及成人慢性气管炎的防治。

麻疹疫苗

麻疹疫苗是预防麻疹的特异性疫苗,属特异性免疫制剂。制备方法是用麻疹病毒减毒株接种鸡胚细胞,经培养后收获病毒培养液,而后冻干而得。应用范围包括 8 月龄以上的易感人群及接触患者后的应急接种,属我国新生儿强制接种疫苗范畴。

流感全病毒灭活疫苗

流感全病毒灭活疫苗是将流感病毒接种于 9~10 日龄鸡胚尿囊腔中,培养 1~2 d 后收获尿囊液,经灭活和无菌试验合格后,采用超速离心等方法进行浓缩和纯化得到的病毒原液。接种该疫苗可有效减少发生流感的概率,减轻流感症状,还可防止肺炎、心肌炎等流感并发症的发生。

此外,百白破混合制剂、流脑疫苗等多种疫苗均属生物制品类药物,其制备与应用方法基本类似于前几种疫苗,在此不再一一详述。

免疫血清

又称抗血清,是指含有某种特定抗体的血清制剂。临床常用的包括抗毒素、抗病毒血清等。抗血清是利用抗原(如毒素、病毒等)多次免疫动物,诱导其产生抗体,再提取、精制其血清,利用血清中的抗体对抗侵入机体的毒素、病毒等,起到治疗作用。

常见的抗血清有破伤风抗毒素血清、抗狂犬病毒血清、抗蛇毒血清、白喉抗毒素血清等。

🖈 **点滴积累**

1.干扰素可用于某些病毒感染(包括乙肝、丙肝、尖锐湿疣等)、Hairy 细胞白血病、Kaposi 肉瘤的治疗,常见不良反应包括高热、感冒样综合征、诱发自身免疫性疾病及一些神经系统症状。

2.常见酶类药物可分为消化酶类药物、纤溶酶类药物、抗肿瘤酶类药物、抗菌酶类药物、其他酶类药物及辅酶类药物。

3.L-天门冬酰胺酶对恶性淋巴瘤、急性粒细胞型白血病和急性单核细胞白血病等肿瘤具有较好疗效,但单独应用时缓解期短,且易产生耐药性,临床上大多与其他化疗药物合用。

4.聚肌胞苷酸可诱导干扰素的产生,能增加抗体形成、刺激巨噬细胞的吞噬作用,作用类似于干扰素,具有广谱抗病毒和免疫调节功能,临床常用于病毒感染性疾病和肿瘤的辅助治疗。

5.香菇多糖具有免疫增强活性,并可通过免疫增强功能发挥抗肿瘤、抗感染作用,临床常用作恶性肿瘤放、化疗的辅助用药。

 目标检测

一、单项选择题

1.下列不属于生物药物药理学特点的是(　　　　)。
　　A.不良反应少　　　　　　　　　　B.药理活性强
　　C.针对性强　　　　　　　　　　　D.毒性低

2.在生物药物制剂过程中,无须特殊注意的是(　　　　)。
　　A.避免染菌　　　　　　　　　　　B.保持低温
　　C.不可使用玻璃器皿　　　　　　　D.保持适中的 pH 值

3.不属于生物药物的常见给药途径的是(　　　　)。
　　A.口服　　　　　　　　　　　　　B.肌内注射
　　C.透皮　　　　　　　　　　　　　D.吸入

4.根据干扰素的药理活性,其适应证包括(　　　　)。
　　A.上呼吸道感染　　　　　　　　　B.红斑狼疮
　　C.2 型糖尿病　　　　　　　　　　D.病毒性肝炎

5.以下患者适用丙种球蛋白的是(　　　　)。
　　A.运动员甲,运动所致腰部肌肉拉伤
　　B.老年人乙,患冠心病
　　C.中年女性丙,患带状疱疹
　　D.小学生丁,患流行性感冒

6.目前,治疗艾滋病的首选药物是(　　　　)。
　　A.拉米夫定　　　　　　　　　　　B.阿昔洛韦
　　C.齐多夫定　　　　　　　　　　　D.利巴韦林

7.香菇多糖对抗肿瘤的主要机制为(　　　　)。
　　A.直接杀伤作用　　　　　　　　　B.免疫增强作用
　　C.阻碍新生血管形成　　　　　　　D.破坏肿瘤细胞核苷酸代谢

二、多项选择题

1.以下酶类药物中,可在化妆品中用作抗衰老成分的是( )。

    A.L-天门冬酰胺酶   B.超氧化物歧化酶

    C.尿激酶   D.胃蛋白酶

    E.辅酶 Q10

2.属于胞二磷胆碱适应证的是( )。

    A.帕金森综合征   B.急性卒中

    C.术后神经损伤   D.阿尔茨海默病

    E.青光眼

3.属于我国新生儿强制接种疫苗的是( )。

    A.卡介苗   B.麻疹疫苗

    C.流感疫苗   D.艾滋病疫苗

    E.甲肝疫苗

三、简答题

1.简述生物药物的药理学特点。

2.简述生物药理的化学属性分类,并各举一例。

3.简述 L-天门冬酰胺酶治疗恶性肿瘤的作用机制。

四、实例分析

重组乙型肝炎疫苗的使用中要求:"应准备有肾上腺素等药物,……接受注射者注射后应在现场休息片刻。"试分析提出上述要求的原因是什么,并从生产方面分析产生该原因的因素有哪些。

参考文献

［1］曹红.临床药物治疗学［M］.北京：人民卫生出版社，2011.

［2］陈新谦，金有豫，汤光.新编药物学［M］.17 版.北京：人民卫生出版社，2011.

［3］许军，李伟.药物化学［M］.武汉：华中科技大学出版社，2011.

［4］杨世杰.药理学［M］.2 版. 北京：人民卫生出版社，2010.

［5］姜远英.临床药物治疗学［M］.3 版.北京：人民卫生出版社，2011.

［6］余细勇，杨敏.实用临床药物［M］.上海：复旦大学出版社，2009.

［7］陈小平，王效山.新药发现与开发［M］.北京：化学工业出版社，2012.

［8］丁丰.实用药物学基础［M］.北京：人民卫生出版社，2013.